眼前节修复与重建图谱
——角膜、青光眼和晶状体手术挑战

Video Atlas of Anterior Segment Repair and Reconstruction
—Managing Challenges in Cornea，Glaucoma，and Lens Surgery

主　编　（印度）阿马尔·阿加瓦尔

Amar Agarwal，MS，FRCS，FRCOphth

Chairman and Managing Director

Dr. Agarwal's Eye Hospital and Eye Research Centre

Chennai，Tamil Nadu，India

（印度）普里亚·纳朗

Priya Narang，MS

Director

Narang Eye Care and Laser Centre

Ahmedabad，Gujarat，India

主　审　张东昌
主　译　戴　超

北方联合出版传媒（集团）股份有限公司
辽宁科学技术出版社
·沈　阳·

©2023 辽宁科学技术出版社。
著作权合同登记号：第 06-2021-272 号。

图书在版编目（CIP）数据

眼前节修复与重建图谱：角膜、青光眼和晶状体手术挑战 /（印度）阿马尔·阿加瓦尔（Amar Agarwal），（印度）普里亚·纳朗（Priya Narang）主编；戴超主译. — 沈阳：辽宁科学技术出版社，2023.6
ISBN 978-7-5591-2935-2

Ⅰ. ①眼… Ⅱ. ①阿… ②普… ③戴… Ⅲ. ①眼外科手术—图谱 Ⅳ. ①R779.6-64

中国国家版本馆CIP数据核字（2023）第035621号

出版发行：辽宁科学技术出版社
　　　　　（地址：沈阳市和平区十一纬路25号　邮编：110003）
印　刷　者：辽宁新华印务有限公司
经　销　者：各地新华书店
幅面尺寸：210mm×285mm
印　　张：14.5
插　　页：4
字　　数：310千字
出版时间：2023年6月第1版
印刷时间：2023年6月第1次印刷
责任编辑：吴兰兰
封面设计：顾　娜
版式设计：袁　舒
责任校对：栗　勇

书　　号：ISBN 978-7-5591-2935-2
定　　价：198.00元

投稿热线：024-23284363
邮购热线：024-23284357
E-mail:2145249267@qq.com
http://www.lnkj.com.cn

译者名单

主　审　张东昌　山西爱尔眼科医院

主　译　戴　超　山西爱尔眼科医院

副主译　魏　莉　大同爱尔眼科医院

　　　　席海杰　山西爱尔眼科医院

译　者（按姓氏汉语拼音排序）

　　　　陈双双　山西爱尔眼科医院

　　　　范乔娇　大同爱尔眼科医院

　　　　冯　芳　山西爱尔眼科医院

　　　　冯　薇　山西爱尔眼科医院

　　　　高丽媛　山西爱尔眼科医院

　　　　贾亚丁　山西爱尔眼科医院

　　　　苏金凤　山西爱尔眼科医院

　　　　王艳华　山西爱尔眼科医院

　　　　谢淑丽　山西爱尔眼科医院

　　　　张　璨　山西爱尔眼科医院

校　对　陈双双　戴　超　范乔娇　魏　莉　张东昌

主译简介

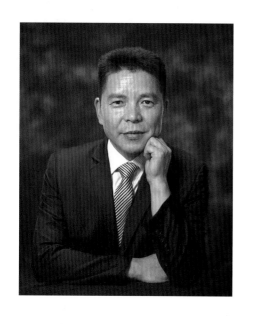

戴超，爱尔眼科医院集团山西省区副总院长、爱尔眼科医院集团青光眼学组副组长，副主任医师。1986年考入第三军医大学（现陆军军医大学）军医系首届6年制本科，1992年大学毕业留校先后在第二、第一附属医院眼科工作，历任住院医师、主治医师、讲师、副主任医师、副教授、硕士研究生导师、眼科党支部书记等。2008年11月—2011年2月，于英国伦敦大学学院（UCL）神经研究所博士后期间，在著名神经科学家Geoffrey Raisman教授实验室研究视神经损伤及修复。2018年1月—2019年7月，任青岛新视界眼科医院院长；2019年8月至今，任爱尔眼科医院集团山西省区副总院长。主要从事青光眼视神经损伤机制及其修复研究，擅长青光眼早期诊断、疑难复杂青光眼诊疗、屈光性白内障及角膜移植手术。开展复合小梁切除术、ExPRESS青光眼引流钉植入术、恶性青光眼根治术、微导管辅助360°小梁切开术、XEN（赞宜）青光眼引流管植入术、房角镜辅助KDB刀小梁剔除术、Ahmed青光眼阀植入术、高能超声睫状体成形术（UCP）、睫状体激光光凝术、各种青光眼白内障联合手术、飞秒激光辅助白内障超声乳化联合多功能性人工晶状体植入术、角膜移植等眼前节手术。

历任中华医学会眼科学分会第十一届、十二届青光眼学组委员，中国医师协会眼科医师分会第一届青光眼学组委员，全军眼科学专委会第五届青光眼学组委员，重庆市医院协会眼科管理专委会第一届副主任委员，重庆市医师协会眼科医师分会第一届青光眼学组副组长及重庆市医学会眼科学专委会第六届青光眼学组副组长。主持国家自然科学基金面上项目2项和重庆市自然科学基金1项，中华医学会全国医学教育技术优秀成果奖三等奖1次，荣立个人三等功1次。青光眼视神经损伤机制研究中首次提出了视神经筛板异构学说。发表论著30余篇。"十二五"国家重点出版项目、国家出版基金项目"当代医学名家经典手术（二期）"收录了《小梁切除联合白内障超声乳化人工晶体植入术》《白内障超声乳化人工晶体植入联合ExPRESS植入术》《结合不拆除式可调节缝线的ExPRESS植入术》《青光眼引流阀植入术》共4部手术视频；获授权国家发明专利3项及实用新型专利6项。

引言

Dr.Amar Agarwal 及 Dr.Priya Narang 将眼前节手术技巧中最突出的教学点汇总于本书中。

本书集各位眼前节修复及重建领域学者和专家的智慧与创造性于一体，涵盖了众多空间视觉和解剖学知识。无论是理论层面，抑或是手术操作技巧层面，均有助于新技术的发展，也会为更多的从业者提供指引。

书中的内容广泛涵盖了眼前节修复与重建方面的手术技巧，可以让我们对现阶段各种复杂视觉紊乱情况做出更快更全面地了解。书中所描述的精妙手术技巧，抑或是手术的价值成果，都让我十分惊喜。

在这本书里，既有如后弹力层前膜角膜内皮移植术（PDEK）这种不可思议的角膜移植方法介绍，还有例如正确固定人工晶体位置，通过生物胶人工晶体黏合术进行虹膜加固等虹膜重建术的方法详解，令人受益匪浅。有了这本书，我们会对眼前节修复与重建的方方面面有更深刻的了解。

书中还有大量的图片和视频，可以辅助我们更加深入透彻地理解各种手术技巧的细节。

非常感谢各位学者、老师及我的朋友 Dr.Amar Agarwal 及 Dr.Priya Narang 对此书的付出，感谢你们可以整理出这样一本图书，为此领域的发展做出如此的贡献。这本书，是各位眼科学方向的医生及从业者必不可少的参考图书，也必将成为经典。

Marcony R. Santhiago，医学博士，哲学博士
圣保罗大学眼科学教授
巴西，圣保罗；
南加利福尼亚大学眼科学副教授
美国，加利福尼亚州，洛杉矶市

谨以此书献给 Dr. Kevin Miller，一位身经百战的医生，一位举世无双的人，一位不可多得的好友。

Amar Agarwal 和 Priya Narang

如果没有他，这个领域便不会有所发展。多亏了他的奉献，才使得本书得以出版。

Amar Agarwal 和 Priya Narang

序言

《眼前节修复与重建图谱——角膜、青光眼和晶状体手术挑战》这本书，在相关视觉紊乱的诊疗层面具有深刻意义。眼前节修复与重建与大部分眼前节方向医生息息相关，本书中所述的各类问题也会在工作中有所涉及。各位资深的学者及专家为我们提供了无价的信息，使得我们可以对眼前节手术有更深刻的理解。我们希望通过这本书，可以让读者以最简单易懂的方式接触到世界范围内的眼前节手术最新成果。

本书提供了纸质版及电子版，可以让更多的读者有机会对眼前节手术有所了解。我们希望这本书能够成为各位学者、专家、专业方向专家的参考文献，为各位教授及眼科学医生提供更多的技术指导。谨对为本书提供无私支持和帮助的所有作者们致以最诚挚的谢意！

Dr. Amar Agarwal，理学硕士，英国皇家化学会会士，英国皇家眼科学院院士
Dr. Priya Narang，理学硕士

主编简介

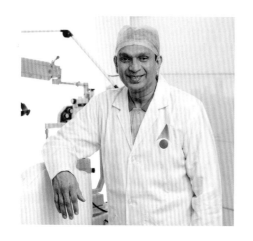

Dr.Amar Agarwal，理学硕士，英国皇家化学会会士，英国皇家眼科学院院士，现为全世界范围内拥有 75 家分支机构的 Dr. Agarwal 眼科医院及眼科研究中心董事长、总经理。他是超声乳化术的先驱者，在双手超声乳化术、小切口白内障手术及微小切口超声乳化术方面成绩斐然。他率先尝试生物胶人工晶体黏合术，运用此项技术成功借助纤维蛋白胶将人工晶体植入无囊袋眼后房。他是人工晶体支架技术的领路人，运用此项技术将三襻人工晶体植入虹膜与核之间，有效防止核掉入后囊撕裂口情况的发生。

他是后弹力层前膜角膜内皮移植术的领军人物，他设计了一种新型器械——戳卡前房维持器，工作原理类似套管戳卡，可以保持液体稳定注入前房。他首创了四环单结瞳孔成形术处理虹膜缝合，为闭角型青光眼、硅油注入引发的闭角型青光眼以及散瞳后的虹膜缝合提供了更好的选择。针对高度散光患者，他还研发了小孔瞳孔成形术（Pinhole Pupilloplasty）。

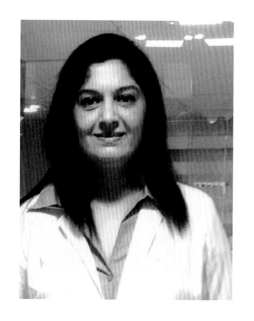

Dr. Priya Narang，Narang 眼健康护理及激光中心总监。1998 年，Dr. Priya Narang 在印度艾哈迈达巴德 B. J. 医学院完成了眼科方向硕士学习。她发表了众多文章，编著了多册图书。她是 Thieme 出版集团近期发行的《白内障术后欠佳疗效的优化策略》一书的首席编辑。2016 年 Dr. Priya Narang 在美国眼科学院教学课程 "Focal Nodal Point" 中担任顾问。她的视频连续 3 年入选美国眼科学会 "全球视频大赛"。

Dr. Priya Narang 是生物胶人工晶体黏合术技术及四环复合单结瞳孔成形术技术的先驱，《印度眼科杂志》及很多国际顶尖杂志的撰稿人，受聘于美国白内障和屈光手术学会、美国眼科学会、国际眼科协会及印度眼科学论坛，声望享誉世界。印度眼内植入术和屈光手术大会向 Dr. Priya Narang 授予金牌，以感谢其在眼科领域的卓著贡献。她的论文《后房眼内晶体胶原纤维胶辅助巩膜固定术》，获得 2013 年度《印度眼科杂志》最佳论文奖。

Dr. Priya Narang 为眼科领域的各类新型技术及设备的发展做出了巨大的贡献，2019 年度着手进行的 "新型虚拟现实视野分析仪" 的临床试验，她也投身其中。

编者名单

Amar Agarwal, MS, FRCS, FRCOphth
Chairman and Managing Director
Dr. Agarwal's Eye Hospital and Eye Research Centre
Chennai, Tamil Nadu, India

Ashar Agarwal, MS, FRCS
Consultant
Department of Retina
Dr. Agarwal's Group of Eye Hospitals and Eye
  Research Centre
Chennai, Tamil Nadu, India

Ashvin Agarwal, MS
Executive Director
Department of Cornea and Cataract
Dr. Agarwal's Group of Eye Hospitals and Eye
  Research Centre
Chennai, Tamil Nadu, India

Athiya Agarwal, MD, DO
Director
Department of Cataract and Cornea
Dr. Agarwal's Group of Eye Hospitals and Eye
  Research Centre
Chennai, Tamil Nadu, India

Sreelakshmi P. Amar, MD
Junior Resident
Department of Ophthalmology
Dr. Rajendra Prasad Centre for Ophthalmic Sciences
All India Institute of Medical Sciences
New Delhi, India

J. Fernando Arevalo, MD, PhD, FACS
Edmund F. and Virginia B. Ball Professor of
  Ophthalmology
Retina Division
Wilmer Eye Institute;
Chairman
Department of Ophthalmology
Johns Hopkins Bayview Medical Center
The Johns Hopkins University School of Medicine
Baltimore, MD, USA

James T. Banta, MD
Staff Ophthalmologist
Bend Ophthalmology
Bend, OR, USA;
Voluntary Associate Professor
Department of Ophthalmology
Bascom Palmer Eye Institute
University of Miami Leonard M. Miller School of Medicine
Miami, FL, USA

Alexandra Z. Crawford, MBChB
Visiting Instructor
Department of Ophthalmology and Visual Sciences
University of Maryland School of Medicine
Baltimore, MD, USA

Rachel H. Epstein, MD
Chicago Cornea Consultants Ltd
Chicago, IL, USA

David R. Hardten, MD
Director
Department of Corneal Surgery
Minnesota Eye Consultants;
Adjunct Professor
Department of Ophthalmology
University of Minnesota
Minneapolis, MN, USA

John C. Hart, Jr., MD
Professor
Oakland University/William Beaumont School of
  Medicine
Rochester, MI, USA;
Co-chief of Anterior Segment Surgery
Department of Ophthalmology
William Beaumont Hospital
Royal Oak, MI, USA

Soosan Jacob, MS, FRCS, DNB
Director and Chief
Dr. Agarwal's Refractive and Cornea Foundation;
Senior Consultant
Cataract and Glaucoma Services
Dr. Agarwal's Group of Eye Hospitals and Eye
  Research Centre
Chennai, Tamil Nadu, India

Bennie H. Jeng, MD
Professor and Chair
Department of Ophthalmology and Visual Sciences
University of Maryland School of Medicine
Baltimore, MD, USA

Vinanti Kangale, MS
Fellow
Cornea and Refractive Services
Dr. Agarwal's Group of Eye Hospitals and Eye
  Research Centre
Chennai, Tamil Nadu, India

Harmit Kaur, MS
Ophthalmic Consultant
Dr. Daljit Singh Eye Hospital
Amritsar, Punjab, India

Ferenc Kuhn, MD
President
International Society of Ocular Trauma
Birmingham, AL, USA;
Research Director
Helen Keller Foundation for Research and Education
Birmingham, AL, USA

Dhivya Ashok Kumar, MD, FICO, FRCS, FAICO
Senior Consultant
Oculoplasty, Uvea, and Oncology Services
Dr. Agarwal's Group of Eye Hospitals and Eye
    Research Centre
Chennai, Tamil Nadu, India

Prafulla K. Maharana, MD
Assistant Professor
Department of Ophthalmology
Dr. Rajendra Prasad Centre for Ophthalmic Sciences
All India Institute of Medical Sciences
New Delhi, India

Ishani P. Majmudar
Medical Student
Honors Program in Medical Education
Northwestern University
Evanston, IL, USA

Parag A. Majmudar, MD
President and Chief Medical Officer
Chicago Cornea Consultants Ltd;
Associate Professor
Department of Ophthalmology
Rush University Medical Center
Chicago, IL, USA

Jodhbir S. Mehta, PhD, FRCOphth, FAMS, FRCS(Ed)
Head
Corneal and External Eye Disease Service;
Senior Consultant
Refractive Service
Singapore National Eye Centre;
Deputy Executive Director
Head
Tissue Engineering and Stem Cells Group
Singapore Eye Research Institute;
Deputy Vice Chair
Ophthalmology and Visual Sciences Academic Clinical
    Programme
SingHealth Duke-NUS Academic Medical Centre;
Professor
Duke-NUS Graduate Medical School;
Adjunct Professor
School of Material Science and Engineering
School of Mechanical and Aerospace Engineering
Nanyang Technological University;
Adjunct Professor
Department of Ophthalmology
Yong Loo Lin School of Medicine
National University of Singapore
Singapore, Singapore

Ritu Nagpal, MD
Research Officer
Department of Ophthalmology
Dr. Rajendra Prasad Centre for Ophthalmic Sciences
All India Institute of Medical Sciences
New Delhi, India

Priya Narang, MS
Director
Narang Eye Care and Laser Centre
Ahmedabad, Gujarat, India

Gregory S. H. Ogawa, MD
Partner
Eye Associates of New Mexico;
Assistant Clinical Professor
University of New Mexico School of Medicine
Albuquerque, NM, USA

Hon Shing Ong, FRCOphth, MSc, FRCS (Ed)
Associate Consultant
Corneal and External Diseases Department
Singapore National Eye Centre;
Stem Cells and Tissue Engineering Department
Singapore Eye Research Institute
Singapore, Singapore

Walter T. Parker, MD
Cornea, External Disease, Cataract, and Refractive Surgery
Alabama Ophthalmology Associates, P.C.
Birmingham, AL, USA

Pranita Sahay, MD
Senior Resident
Department of Ophthalmology
Dr. Rajendra Prasad Centre for Ophthalmic Sciences
All India Institute of Medical Sciences
New Delhi, India

Namrata Sharma, MD, DNB, MNAMS
Honorary General Secretary
All India Ophthalmological Society;
Professor
Cornea and Refractive Surgery Services
Dr. Rajendra Prasad Centre for Ophthalmic Sciences
All India Institute of Medical Sciences
New Delhi, India

Indu Singh, MS
Ophthalmic Consultant
Dr. Daljit Singh Eye Hospital
Amritsar, Punjab, India

Kiranjit Singh, MS
Ophthalmic Consultant
Dr. Daljit Singh Eye Hospital
Amritsar, Punjab, India

Ravijit Singh, MS
Ophthalmic Consultant
Dr. Daljit Singh Eye Hospital
Amritsar, Punjab, India

Michael E. Snyder, MD
Board of Clinical Directors
Cincinnati Eye Institute;
Chair
Clinical Research Steering Committee;
Associate Professor
Department of Ophthlamology
University of Cincinnati
Cincinnati, OH, USA

Sanjana Srivatsa, MS, FPRS
Fellow
Cornea and Refractive Services
Dr. Agarwal's Group of Eye Hospitals and Eye
    Research Centre
Chennai, Tamil Nadu, India

Claudia Perez Straziota, MD
Clinical Assistant Professor
Department of Ophthalmology
The Cleveland Clinic Cole Eye Institute
Cleveland, OH, USA

Sonal Tuli, MD
Professor and Chair
Department of Ophthalmology
University of Florida
Gainesville, FL, USA

Fasika A. Woreta, MD, MPH
Director
Eye Trauma Center;
Assistant Professor
Department of Ophthalmology
Residency Program Director
Wilmer Eye Institute
Johns Hopkins University School of Medicine
Baltimore, MD, USA

Shin Yamane, MD
Assistant Professor
Department of Ophthalmology
Yokohama City University Medical Center
Yokohama, Japan

目录

视频

第一部分
角膜重建

I

第一章 角膜缘干细胞移植术的"演变与技术发展"

Ritu Nagpal, Prafulla K. Maharana, Pranita Sahay, Sreelakshmi P. Amar, Namrata Sharma

张 璨 / 译
魏 莉 范乔娇 / 校

概述

干细胞是"多能性细胞",能够分化和增殖成多个细胞系,在修复过程中起着重要的作用。它们存在于角膜(角膜缘)、结膜、虹膜、睫状体、小梁网、晶状体、视网膜、脉络膜、巩膜和眼眶。干细胞在角膜缘干细胞缺乏相关疾病中的作用已经在一些研究中得到了确认,但在其他视网膜疾病,如:年龄相关性黄斑变性、视网膜色素变性和遗传性黄斑变性、视神经疾病和青光眼等方面,关于干细胞作用的研究仍在进一步进行。对于此前无法治愈的一些疾病,干细胞提供了解决方案,使这类患者得以重见光明。

关键词:角膜缘干细胞,角膜缘干细胞缺乏,培养的角膜缘上皮细胞移植,单纯角膜缘上皮细胞移植

1.1 前言

角膜缘干细胞的识别、采集、扩增和移植,是眼科领域里程碑式的创新,为各种眼表病变提供了切实有效的治疗方法。

核标记研究显示,角膜缘上皮干细胞是角膜上皮基底细胞的一个亚群,与基底细胞有一定的差异。角膜上皮干细胞主要位于一个称为"角膜缘"的区域,并与其他类型的上皮干细胞(手掌、皮肤、头发、肠)在分布位置、色素保护和生长特性方面有共同的特征,这些特征对保持其"干细胞特性"方面起着重要的作用[1]。这些干细胞聚集在角膜缘上皮的基底区。色素沉着和丰富的血管分布,为干细胞的生存提供一个特定的微环境[1],并提供着保护和滋养作用。通过胸腺嘧啶标记可看到,这些细胞通常是慢周期细胞,但在对损伤和肿瘤生长因子的反应中被刺激增殖[1]。通过不对称分裂的过程,这些细胞产生了被称为瞬时扩增细胞(Transient Amplifying Cells,TAC)的子代细胞。与干细胞不同的是,TAC能够有限快速分裂。TAC最终会分裂形成一个个子代细胞,称为终末分化细胞(Terminally Differentiated,TD)[1]。研究人员和临床医生利用干细胞的这些特性,在体外培养这些细胞,并将它们移植到患处,从而用少量细胞覆盖大片缺陷区域。

角膜上皮是一种结构特殊,其基底细胞具有很强的再生能力,再生周期为6~8天。根据Thoft的X、Y、Z假说,角膜上皮细胞的数量在正常情况下不会发生改变[2]。它由3个分离且独立的部分实现调节,X:参与基底上皮细胞的增殖;Y:参与外周上皮细胞向中心运动;Z:代表从表面丢失的上皮细胞。为了达到正常的内稳态,上皮细胞损失的数量必须与形成的数量相平衡,平衡公式如下:$X+Y=Z^2$。

角膜缘是结膜和角膜上皮这两种不同上皮细胞之间的过渡区域。它包裹着角膜上皮干细胞,这些干细胞位于特殊的隐窝样结构中,称为Vogt栅栏[3]。这些干细胞向中心迁移,在外周基底层和角膜上皮产生TAC。这些细胞在垂直移动到角膜上皮的基底上层时成为更加成熟的TD细胞[4]。

角膜缘干细胞移植术(Limbal Stem Cell Transplantation,LSCT)是目前角膜缘干细胞缺乏症(Limbal Stem Cell Deficiency,LSCD)的标准疗法。对于单侧损伤患者,供体组织取自未受影响的对侧眼(自体),而对于双侧损伤患者,供体组织取自活体亲属或尸体(同种异体)。与同种异体组织相比,使用自体组织的明显优势是没有免疫排斥,从而避免了长期全身免疫抑制剂的使用[5, 6]。摘取角膜缘组织也有诱发供区并发症的潜在风险,如结膜化、穿孔、丝状角膜炎和瘢痕形成[7-16]。随着时间的推移,各种LSCT外科手术技术不断发展和改进,减少了出现这些并发症的可能,使手术疗效得以最大化。

1.2 角膜缘干细胞移植术的演变

在1905年,Eduard Konrad Zirm为一名双侧严重石灰烧伤的患者实施了首例全层角膜移植术[17]。术后初期植片非常清晰,但后期失败了。经过一段时间的研究,现在我们意识到,因上皮愈合的问题,眼表疾病患者进行角膜移植术预后极差。

维持正常的角膜上皮稳态是植片存活的必要前提。基于我们目前的认知,上皮细胞的不断更新是

由位于角膜缘上皮基底层的干细胞完成的。然而，在 20 世纪 70 年代末刚刚开始此领域研究，人们认为结膜是角膜上皮更新的来源。

Shapiro 等在动物实验中观察到，摘除角膜上皮后 4~5 周，源自结膜的上皮细胞覆盖了裸露的角膜表面，形态上转变为正常的角膜上皮[18]。角膜上皮受损，会导致结膜上皮有丝分裂率上升，这一现象更加印证了前面的假设[19]。基于这些发现，人们提出了结膜移植的概念[20]，针对双侧眼表疾病患者采用角膜上皮移植替代结膜移植[21]。此两种手术技术都基于"角膜上皮的更新源于周边角膜或结膜"这一认知。

Lavker 和 Sun 通过上皮干细胞研究实验，进一步修正了这一假设[22]。1986 年，有研究发现，表达 64K 角蛋白是角膜上皮细胞分化晚期的标志，从而提出上皮干细胞位于角膜缘基底层的假设[23]。64K 角蛋白，在角膜上皮各层均有表达，而在角膜缘上皮中，仅在基底上层表达，这一现象说明这些细胞在分化上比角膜基底细胞更原始。而结膜上皮细胞 K3 表达呈阴性，说明结膜和角膜是两种不同类型的细胞系。

Kenyon 和 Tseng[24] 曾提出自体角膜缘移植的想法，他们在 1990 年实施了首例角膜缘上皮干细胞的临床移植，通过此次尝试，发现自体角膜缘移植比结膜移植更有效[25]。Pellegrini 等首次使用从 2mm² 角膜缘活体组织材料中提取并培养的干细胞实施手术，使得 LSCT 取得了革命性进展[26]。这项开创式的技术，缩小了可用于移植角膜缘组织的大小。该技术被推广为体外培养角膜缘干细胞移植术（Cultivated Limbal Epithelial Transplantation，CLET）。Sangwan 等尝试使用角膜缘活体组织[27]替代体外培养的角膜缘干细胞进行移植，并对此技术进行了改进，这种技术被称为简化角膜缘上皮移植术（Simple Limbal Epithelial Transplantation，SLET）。

1.3 角膜缘干细胞移植术适应证

LSCT 是一种针对 LSCD 患者的成熟眼表重建技术。LSCD 由原发性或继发性疾病引起。原发性疾病是因基质微环境不足以支持干细胞功能而引发。病因包括先天性无虹膜、先天性红斑角皮病、伴有多种内分泌缺陷的角膜炎、神经营养性角化病和慢性角膜炎。继发性疾病多常见于各种损伤，包括对角膜缘干细胞造成急性或慢性破坏的损伤，这些因素包含化学损伤、热损伤、紫外线和电离辐射损伤，如 Stevens-Johnson 综合征和晚期眼部瘢痕性类天疱疮等自身免疫疾病以及多次手术后、冷冻疗法后、长期

佩戴角膜接触镜、广泛 / 慢性微生物感染等[28-31]。

1.4 角膜缘干细胞缺乏症的临床表现和诊断

LSCD 患者就诊时会主诉视力下降、畏光、流泪、眼睑痉挛，以及因上皮细胞损伤引起的反复发作的疼痛。裂隙灯下检查可能会发现包括角膜反射迟钝、上皮不规则、角膜缘栅栏缺失、厚纤维血管翳和角膜瘢痕等现象。荧光素染色检查显示，结膜上皮比角膜上皮更具渗透性[32]。结膜化的角膜表面与相邻的正常角膜上皮相比，更薄、更不规则，因此容易出现反复糜烂[33, 34]。在部分干细胞缺乏的患眼中，可见角膜和结膜上皮的交界处有一条分界线，角膜上皮通过微小的"芽状突起"向结膜区延伸[35, 36]。

LSCD 最好的临床诊断依据是：角膜组织学上存在结膜上皮杯状细胞[2, 37]。免疫组化显示存在结膜上皮，角膜上皮分化标志物角蛋白 K3 缺失。

1.5 角膜缘干细胞缺乏症的处理

术前评估

详细的术前评估是 LSCD 患者进行手术的重要前提。手术前应注意患者症状的严重程度、结膜化的程度（全结膜化或部分结膜化）、眼睑粘连的程度、角膜瘢痕的数量和角膜薄化的严重程度。前节光学相干断层扫描（AS-OCT）有助于评估覆盖纤维血管翳和残留角膜基质的厚度。角膜基质明显变薄的眼睛需要配合干细胞移植术联合进行板层或全层角膜移植术（视频 1.1）。

角膜表面外周部分结膜化但无症状的患者，可

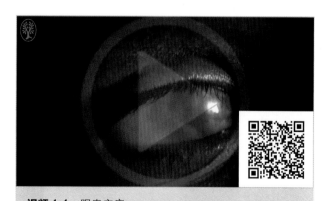

视频 1.1 眼表疾病
https://www.thieme.de/de/q.htm?p=opn/tp/311890101/9781684200979_video_01_01&t=video

能不需要任何干预。根据我们现有的认知，角膜和结膜上皮表型细胞共存于角膜表面，结膜上皮细胞不会出现向角膜上皮表型细胞转变[33, 34]。

角膜缘干细胞部分缺陷累及视轴和角膜缘干细胞全眼缺陷的患者需要行角膜缘干细胞移植术。不同种类的干细胞移植方式及其效果、并发症、治疗方式及其发展情况，依照进展顺序，我们会在后面进行一一说明。

结膜移植术

该技术使用结膜上皮细胞植片作为角膜上皮的来源。对于单侧眼表损伤的眼睛，可从未受伤的对侧眼中获取结膜植片。通常情况下，在眼睑覆盖区的 4 个象限各取 1 片结膜分别移植到 LSCD 眼的 4 个象限。去除病变眼的血管翳组织后，将植片的基底部缝合固定在角膜缘上，顶端用连续缝合固定，要注意避免损伤到角膜基质。结膜上皮细胞植片中再生上皮细胞迁移生长，并逐渐覆盖上皮缺损区表面。此种移植术的优势在于可以迅速阻止眼表情况的恶化，从而防止进一步的角膜溃疡和瘢痕形成[7]。

角膜上皮细胞移植术

此种手术方式针对双眼受损的患者，当患者自体无健康结膜可用时，可作为结膜移植术的替代方法。角膜上皮细胞移植术取用角膜上皮和下层基质组成的供体植片作为角膜上皮的载体[21]。将 4 个植片均匀地放置在角巩膜缘周围，用尼龙线缝合到巩膜上。供体植片上皮向中央迁移生长，逐渐覆盖上皮缺损区域。

自体角膜缘结膜移植术（Conjunctival Limbal Autograft，CLAU）

自体角膜缘结膜移植术，从未受伤的对侧眼取角膜缘植片植入去除病变血管翳组织的患眼。取邻近角膜缘的两个结膜植片，每个植片约 4 个点位，长度约 3mm×10mm。Kenyon 和 Tseng 报道了 26 例，其中 22 只眼在 7~21 天的时间内出现了上皮生长[24]，无一例出现感染、植片衰竭或植片脱落等情况。手术的成功，主要是因为移植组织中存在角膜缘上皮。

有报道角膜缘捐赠者更容易患 LSCD[36]。Miri 等对 50 例取材 CLAU 角膜缘组织的供体眼的变化进行了长期评估[38]，从上和下象限采集了约 2 个点位邻近角膜缘的结膜组织约 3mm×3mm，所有供体部位均在 2 周内出现取材区边缘再上皮化，在出现再上皮化的组织中，10 只眼的 17 处表现为结膜上皮覆盖，5 只眼的 7 处表现为角膜上皮覆盖，所有眼的取材部位均有瘢痕形成。进行术后早期观察，发现丝状角膜炎、荧光素染色阴性、结膜下出血的情况，但均无任何长期影响，无任何取材的供体眼出现角膜上皮不稳定或愈合有问题的迹象。

大多数研究发现，取材 5~6 个点位的角膜缘并未见出现取材部位长期不愈合报道[39-42]。为了减少取材区并发症的发生率，在角膜缘组织大量取材时建议使用羊膜[43, 44]。虽然我们尚不清楚切除多少数量的供体角膜缘是安全的，但它需要与角膜缘组织的增殖潜能相平衡。

体外培养角膜缘干细胞移植术（Cultivated Limbal Epithelia Transplantion，CLET）

CLET 是取代直接移植角膜缘组织，并对角膜缘上皮干细胞进行体外培养扩增后移植的手术方式。现有研究报道，该手术方式与自体角膜缘结膜移植术同样有效，且需要的供体组织更少，对供眼更安全[3, 24, 26, 45, 46]。但体外培养会增加额外的实验室成本，也会增加对于使用异种生物材料进行培养相关理论上的风险[3, 45, 47]，以及将各种感染转移给患者和处理供体组织的实验室人员的风险。鉴于这些原因，角膜缘组织捐献者筛选和培养物交叉污染等环节都应该严格把控，避免风险。所有组织捐献者都应该进行人类免疫缺陷病毒 1 型和 2 型、人类 T 细胞白血病淋巴瘤病毒、乙型和丙型肝炎病毒及梅毒的筛查。干细胞的培养技术大致可分为两类：组织培养技术和悬浮培养技术。

根据各种研究报告，CLET 的总体成功率为 50%~100%[1]，无论是供体组织来源（自体或异体）、培养技术（组织或悬浮）或是手术适应证的临床效果，都是具有可比性的[3, 45]。

手术过程分两个阶段进行：第一阶段是供体眼取角膜缘活体组织片，第二阶段是将培养扩增的干细胞移植到眼表。

角膜缘的活体组织取材

角膜缘活体组织采集通常在球周麻醉下进行。从角膜缘后 3mm 处切开结膜，进行结膜下剥离，过程中需要注意避开下面的眼球筋膜鞘。在透明的角膜内继续剥离约 1mm，然后在色素线（Vogt 栅栏）后方切除结膜，随后切除角膜缘及 1mm 的透明的角膜组织。将两种组织放置在组织培养基中，运送到实验室进行进一步处理。术后患者需局部使用抗生素和糖皮质激素，并遵医嘱逐渐减少使用剂量。

对于双侧眼表损伤的患者，角膜缘上皮细胞取自冷藏在眼库中的尸体角膜。供体年龄不超过 40 岁，摘除时间不超过 6h。

悬浮培养技术

Pellegrini 等对此项技术进行了第一例报道，他们成功运用连续培养的角膜缘干细胞生成自体角膜上皮植片并进行眼表修复[26]。培养的上皮细胞取自对侧健康眼 1~2mm² 全层活体组织标本。结果发现，1mm² 角膜缘活体组织样本中含有的干细胞足以支持整个角膜表面修复。

取活体角膜缘组织，切碎，用胰蛋白酶溶解，然后与经致死剂量辐射过的 3T3-J2 细胞混合，放入 Dulbecco-Vogt Eagle's 和 Ham's F12 培养基（3:1 混合物）进行培养。培养基由胎牛血清（10%）、胰岛素（5mg/mL）、转铁蛋白（5mg/mL）、腺嘌呤（0.18mmol/L）、氢化可的松（0.4mg/mL）、霍乱毒素（0.1nmol/L）、三碘甲状腺原氨酸（2nmol/L）、表皮生长因子（10ng/mL）、谷氨酰胺（4mmol/L）、青霉素链霉素（50IU/mL）组成。从融合的二次培养物中制备植片，将植片放置在凡士林纱布或软性角膜接触镜上，确保每个植片大约含有 2.0×10^6 个细胞。

组织培养技术

组织培养技术制备简单，且酶处理不会损伤角膜上皮，是目前阶段比较理想的技术。Sangwan 等报道了使用组织培养技术进行自体 CLET 的 10 余年研究结果[48]。在所有的病例中，71% 的患者可以成功实现眼表修复，100% 的患者体外扩增成功，没有一例患者需要重复采集活体组织。无任何供体眼出现眼表 LSCD 的临床症状或体征，供体部位在 10~14 天内愈合，无瘢痕形成。

将获得的角膜缘活体组织切片置于人角膜上皮细胞（Human Corneal Epithelium，HCE）培养基中转运至实验室[1, 2, 3]。培养基为改良 Eagle 培养基 /F12 培养基（1:1），含 10% 自体血清、2mM L- 谷氨酰胺、100U/mL 青霉素、100mg/mL 链霉素、2.5mg/mL 两性霉素 B、10ng/mL 重组人表皮生长因子和 5mg/mL 重组人胰岛素[14]。用 0.25% 的重组胰蛋白酶 14 和乙二胺四乙酸溶液对人羊膜（Human Amniotic Membrane，HAM）片（3cm×4cm）去上皮 15min。在严格的无菌条件下，将角膜缘活检组织切成小块，移植到去上皮的 HAM 上，基底膜朝上。采用 HCE 培养基培养，在 37℃，5%CO₂，95% 空气的环境中进行培养。10~14 天后，融合细胞层形成，培养就完成了。

体外培养的干细胞移植

通常在角膜缘活体组织切片采集后培养 10~21 天进行移植。从角膜缘外 2~3mm 处开始，将纤维血管翳与角膜表面完全剥离，必要时松解睑球粘连。用羊膜植片（Amniotic Membrane Graft，AMG）覆盖修整后的眼表，然后将培养的角膜缘上皮细胞片铺在角膜上，再用 10-0 缝线行间断缝合或纤维蛋白胶固定植片。手术结束时放置角膜绷带镜。

术后护理

术后治疗旨在控制炎症、预防感染、对植片进行机械性保护、防止排斥反应。一般来讲，术后需要使用广谱抗生素和糖皮质激素，并在 3 个月的周期内逐渐减量。少数临床医生为了减少早期异体移植排斥的风险，倾向于口服 1 个月的糖皮质激素[例如，倍他米松或泼尼松龙 1mg/（kg·d）][49]。也有少数医生尝试静脉滴注甲泼尼龙[3]。我们可以通过放置治疗性角膜接触镜或使用高嵌层羊膜移植来对植片进行机械性保护。

所有接受异体细胞移植的患者都需要全身性的免疫抑制治疗。常用的免疫抑制剂包括环孢素 A 和环磷酰胺，疗程从 6 个月到终身不等。同种异体 LSCT 后全身免疫抑制剂的最佳剂量和持续使用时间仍尚未有定论[5, 8, 49, 50]。术前 48h，口服环孢素剂量为 5~7mg/kg，术后 4~8 周逐渐减少到 1.5~2mg/kg 的维持剂量。此外，术后需要连续 3 周静脉滴注甲基泼尼松龙，随后开始口服糖皮质激素，开始时剂量为 1mg/（kg·d），然后逐周减少到 5mg/d 的维持剂量。开始免疫抑制治疗前，需先进行基线检查，包括全血细胞计数、肝脏和肾脏功能参数，在此后的每 4~6 周都应重复检查这些项目。

并发症

角膜缘干细胞移植术（LSCT）术中及术后都有可能出现并发症。

- 术中并发症：包括松解睑球粘连时引起的直肌损伤、浅表角膜切除术时出血、角膜穿孔（特别是角膜下层较薄且有瘢痕的情况下）[5, 49, 51]。
- 术后并发症：术后并发症包括细菌感染性角膜炎、移植物排斥、新生血管复发和睑球粘连形成以及培养的干细胞脱落[49, 51, 52]。

有报道显示，在同种异体移植术后，尤其是那些进行免疫抑制剂治疗的患者，可能在培养干细胞移植后出现细菌感染性角膜炎[5, 49, 51, 53]。此时可以采用标准处理方案，包括取样微生物检查，使用睫状肌麻痹剂和进行强效局部抗生素治疗。

急性移植物排斥反应，表现为强烈的部分或弥漫性结膜炎、睫状充血、细胞浸润、上皮排斥或弥漫性点状上皮角膜病变以及上皮缺陷[5, 49, 51, 54]。治疗方法为加强局部糖皮质激素、使用睫状肌麻痹剂和静脉注射糖皮质激素。

体外培养角膜缘干细胞移植术（CLET）后的角膜移植术

角膜缘干细胞移植术后可行板层或全层角膜移植术。Fogla 和 Padmanabhan 对 7 只单侧严重化学损伤眼实施了 CLET 联合前部深板层角膜移植术（Deep Anterior Lamellar Keratoplasty，DALK），并报道了相关结果。在对患者进行了平均 16 个月的随访后发现，100% 的眼表达到了较为稳定的状态[55]。在另一项研究中，Basu 等评估了 CLET 联合穿透性角膜移植术（Penetrating Keratoplasty，PK）的效果[51]。这项研究涉及 47 例单侧 LSCD 的患者，他们均进行了穿透性角膜移植术，部分患者为单次联合手术（PK 联合

LSCT，n=12），部分患者进行了二次手术（LSCT 后至少 6 周行 PK 术，n=35）。平均随访 4.2 ± 1.9 年后，二次手术组角膜移植存活率明显提高（80%±6%，平均存活 4 年）。约有 60.5% 的病例同种异体移植失败，这其中有 57.7% 为移植物排斥反应，26.9% 为移植物浸润，15.4% 为永久性上皮缺损。单次联合手术的 LSCD 复发率（58.3%）比二次手术（14.3%）更高。因而作者认为，二次手术的术后效果比单次联合手术更佳。

简化角膜缘上皮移植术（Simple Limbal Epithelial Transplantation，SLET）

SLET 是一种新型外科手术技术（图 1.1~ 图 1.6）。它结合了体外培养与常规 LSCT 的优点[27]。但与 CLET 不同的是，SLET 是将微小的角膜缘组织直接移植于眼表，而不需要在实验室进行体外扩增[27]。对于单侧损伤患者，供体组织取自未受影响的对侧眼（自体），而对于双侧损伤患者，供体组织取自活体亲属或尸体（同种异体）。与 CLET 相比，SLET 仅

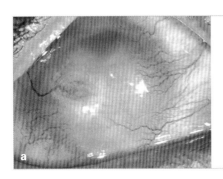
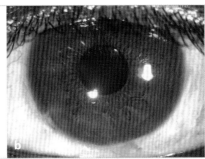

图 1.1 患者右眼和左眼的临床照片。a. 左眼角膜缘干细胞完全缺乏。b. 右眼正常，可用于角膜缘干细胞移植

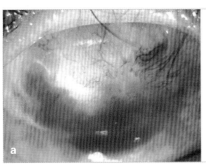
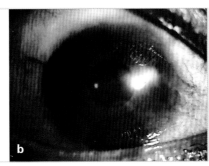

图 1.2 单侧完全性 LSCD 眼的术前（a）及术后（b）临床照片。患者实施 SLET，术后 5 年随访，眼表情况稳定。BCVA 从术前 HM-CF 提高到 20/20。BCVA. 最佳矫正视力；HM-CF. 手动 - 指数；LSCD. 角膜缘干细胞缺乏症；SLET. 简化角膜缘上皮移植术

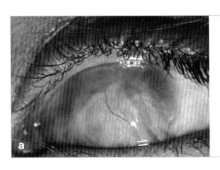
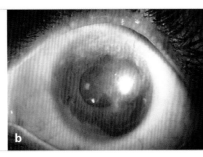

图 1.3 单侧完全性 LSCD 眼的术前（a）及术后（b）临床照片。患者实施 SLET，术后 6 个月随访，眼表情况稳定。LSCD. 角膜缘干细胞缺乏症；SLET. 简化角膜缘上皮移植术

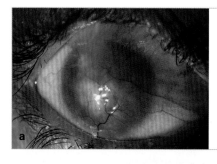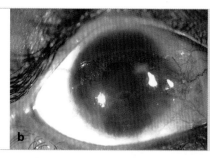

图1.4 单侧完全性LSCD眼的术前（a）及术后（b）临床照片。患者实施SLET，术后随访1年，眼表情况稳定。LSCD.角膜缘干细胞缺乏症；SLET.简化角膜缘上皮移植术

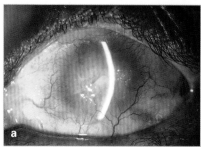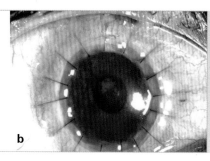

图1.5 伴有中央角膜瘢痕的完全性LSCD患者左眼术前（a）和术后（b）照片。患者进行体外培养角膜缘干细胞移植后行大深度前板层角膜移植术，术后眼表情况稳定。LSCD.角膜缘干细胞缺乏症

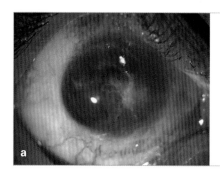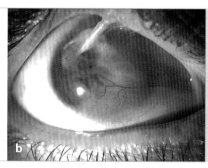

图1.6 术后并发症：出现结膜化再生（a）和局灶性睑球粘连（b）

需进行一次手术，角膜缘活体组织切片和移植都在同一时间进行。Sangwan等于2012年率先将此项技术运用于临床并进行了报道[27]。

自体SLET被认为是一种有效、可靠、可重复的手术技术，可用于眼表烧伤后长期的眼表再生修复和视力恢复。Basu等[56]曾对多达125只眼进行了追踪随访，其报道显示，其中76%的眼表情况可以维持稳定。比较儿童和成人群体，即犹如比较训练有素的人和见习新手一样的存活分析，也显示了类似的结果，免疫组化结果显示再生上皮细胞具有角膜上皮细胞表型。根据随访结果，所有病例的供区上皮缺损在术后1周内愈合，没有发生任何眼部供区并发症。大约18.4%的眼睛有渐进性角膜结膜化。SLET在如酸损伤、广泛睑球粘连、体外培养角膜缘干细胞移植联合角膜移植术及术后植片脱落等情况下，失败率较高。

亦有学者对既往CLET失败患者实施SLET的结果[57]进行了研究。在平均随访2.3年时间中，对于既往CLET失败过1~2次的患者，80%的病例通过SLET成功重建了稳定眼表。总体来讲，在所有年龄组中实施SLET比重复进行CLET更加有效。即使经过多次活检，也并未发现一例并发症。SLET使用未经实验室处理的新鲜组织用于移植，因而术后效果更佳。此外，与CLET手术技术类似，SLET的活体取材组织会分为两部分，置于两个不同的培养板上进行培养，其中一个用于移植，另一个做储备。因此，SLET中用于移植的角膜缘干细胞的有效数量会是CLET的2倍。

手术方法

在上方角膜缘上标记一个2mm×2mm的区域，将该区域的周边角膜缘切开，而后在结膜下剥离至角膜缘处，并向透明角膜延伸浅层剥离约1mm。切除角膜缘组织，放入平衡盐溶液中。

在采集角膜缘组织前准备好受体植床，行360°球结膜环状切开，去除血管翳。用纤维蛋白胶将人羊膜（HAM）植片固定在眼表上，确保其边缘完全固定在周边结膜下方。使用止血钳将角膜缘组织轻轻

放置在羊膜上,用 Vannas 剪刀将其分成 8~10 片。将微小的角膜缘移植组织上皮层向上放置,沿周边分布在角膜的中周部,避开视轴。使用纤维蛋白胶将移植植片与羊膜组织黏合,而后放置绷带镜遮盖术眼[27]。

术后局部使用抗生素和糖皮质激素,并逐渐减量。上皮缺损愈合后将绷带镜取下。

并发症

SLET 的并发症可能发生在术中血管翳剥离和切除的过程中,也可能发生在术后初期或后期。

术中并发症包括:在角膜极薄且有瘢痕的眼睛中切除血管翳时发生的角膜穿孔,以及切除睑球粘连时发生的直肌损伤。术后早期并发症包括:因角膜绷带镜移位导致的角膜缘植片损伤、羊膜下出血、羊膜移位、无菌性或感染性角膜炎引起的角膜溶解穿孔。接受同种异体干细胞移植的眼睛应监测术后排斥反应的体征和症状。迟发术后并发症包括复发睑球粘连和角膜表面结膜化。

同种异体 SLET

同种异体 SLET 是针对双侧 LSCD 的一种可行治疗方法[58]。角膜缘活体组织可以取自亲属的活体捐赠者或尸体捐赠者。从尸体获得的角膜缘细胞在体外增殖潜能较低[59],体内角膜上皮化率较低,因而取自活体捐赠者的角膜组织更佳。

因植片组织的同种异体性,移植物排斥反应是术后需要关注的一个重要问题,应注意正确区分排斥反应和 LSCD 复发这两种情况。鉴别这两种症状是非常重要的,移植物排斥反应可进行全身免疫抑制控制,而 LSCD 复发则需要进行再次手术。判断失误时,会导致急性排斥反应的患者接受注定会失败的二次植片移植手术,或是 LSCD 复发的患者进行不必要的免疫抑制治疗。

同种异体移植物排斥反应通常表现为急性症状,如睫状充血,广泛性角膜缘周围血管迂曲,血管向植片区域内生长,伴随广泛性结膜化或大面积上皮缺损。这些症状在给予静脉冲击治疗及局部强效激素治疗后可迅速好转[31, 42, 58]。

SLET 后的角膜移植术

LSCT 术后成功重建眼表后,无论是板层角膜移植还是穿透性角膜移植,都能取得良好的效果。Singh 等对 11 例(16 岁以下)单侧严重化学损伤的儿童自体 SLET 后行 DALK 的效果[60]进行了研究报道,11 只眼中有 9 只(81.82%)眼表情况稳定,2

只眼 SLET 失败,需要再次手术[61]。Gupta 等对 7 例单侧眼表烧伤患者 SLET 后行 PK 的术后初期效果进行了研究报道。SLET 与 PK 平均间隔时间为 9 个月。在平均 15 个月的随访中,7 例眼 SLET 均获得成功,其中 6 例眼植片保持透明。

微小简化角膜缘上皮移植术(mini-SLET)

mini-SLET 是一项新技术,于 2015 年首次运用于无法进行自体结膜移植的翼状胬肉患眼。术中结合微小简化角膜缘上皮移植术(mini-SLET),使用 AMG 覆盖裸露巩膜区,为角膜缘区域提供干细胞[62]。翼状胬肉涉及局部 LSCD 或功能紊乱,基于此理论,我们提出了这个概念[63, 64]。

手术涉及翼状胬肉及下层眼球筋膜切除。用 AMG 覆盖巩膜裸露区域,覆盖范围较裸露部分大 1mm。用纤维蛋白胶将 AMG 固定,确保其边缘完全固定在周边结膜下方。从同侧眼取 2mm×2mm 的角膜缘活组织,用 Vannas 剪刀切成 8~10 片,沿角膜缘结膜侧分布于 AMG 上。将这些角膜缘移植物黏胶固定,再覆盖一层小尺寸的羊膜,然后使用绷带镜固定于眼表。术后局部使用抗生素和糖皮质激素。

Hernández-Bogantes 等对 10 例翼状胬肉患者行 mini-SLET 手术进行跟踪,术后效果良好[62]。随访 8 个月,所有患者均未出现纤维血管生长复发。1 例患者在羊膜和结膜交界处发生化脓性肉芽肿,使用糖皮质激素后症状消失。

参考文献

[1] Cotsarelis G, Cheng SZ, Dong G, Sun TT, Lavker RM. Existence of slow-cycling limbal epithelial basal cells that can be preferentially stimulated to proliferate: implications on epithelial stem cells. Cell 1989; 57(2):201–209.

[2] Thoft RA, Friend J. The X, Y, Z hypothesis of corneal epithelial maintenance. Invest Ophthalmol Vis Sci 1983; 24(10):1442–1443.

[3] Shortt AJ, Secker GA, Notara MD, et al. Transplantation of ex vivo cultured limbal epithelial stem cells: a review of techniques and clinical results. Surv Ophthalmol 2007; 52(5):483–502.

[4] Taylor G, Lehrer MS, Jensen PJ, Sun TT, Lavker RM. Involvement of follicular stem cells in forming not only the follicle but also the epidermis. Cell 2000; 102(4):451–461.

[5] Burman S, Sangwan V. Cultivated limbal stem cell transplantation for ocular surface reconstruction. Clin Ophthalmol 2008; 2(3):489–502.

[6] Transplantation of ex vivo cultured limbal epithelial stem cells: a review of techniques and clinical results. PubMed—NCBI [online]. https://www.ncbi.nlm.nih.gov/pubmed/17719371. Accessed August 31, 2018.

[7] Di Iorio E, Ferrari S, Fasolo A, Böhm E, Ponzin D, Barbaro V. Techniques for culture and assessment of limbal stem cell grafts. Ocul Surf 2010; 8(3):146–153.

[8] Nakamura T, Inatomi T, Sotozono C, et al. Transplantation of autologous serum-derived cultivated corneal epithelial equivalents for the treatment of severe ocular surface disease. Ophthalmology 2006; 113(10):1765–1772.

[9] Shimazaki J, Higa K, Morito F, et al. Factors influencing outcomes in cultivated limbal epithelial transplantation for chronic cicatricial ocular surface disorders. Am J Ophthalmol 2007; 143(6):945–953.

[10] Di Girolamo N, Bosch M, Zamora K, Coroneo MT, Wakefield D, Watson SL. A contact lens-based technique for expansion and transplantation of autologous epithelial progenitors for ocular surface reconstruction. Transplantation 2009; 87(10):1571–1578.

[11] Kolli S, Ahmad S, Lako M, Figueiredo F. Successful clinical implementation of corneal epithelial stem cell therapy for treatment of unilateral limbal stem cell deficiency. Stem Cells 2010; 28(3):597–610.

[12] Gene expression profile of epithelial cells and mesenchymal cells derived from limbal explant culture [online]. https://www.ncbi.nlm.nih.gov/pmc/articles/PMC2903463/. Accessed August 31, 2018.

[13] The use of human serum in supporting the in vitro and in vivo proliferation of human conjunctival epithelial cells. PubMed—NCBI [online]. https://www.ncbi.nlm.nih.gov/pubmed/15923513. Accessed August 31, 2018.

[14] Mariappan I, Maddileti S, Savy S, et al. In vitro culture and expansion of human limbal epithelial cells. Nat Protoc 2010; 5(8):1470–1479.

[15] Fatima A, Sangwan VS, Iftekhar G, et al. Technique of cultivating limbal derived corneal epithelium on human amniotic membrane for clinical transplantation. J Postgrad Med 2006; 52(4):257–261.

[16] Sangwan VS, Vemuganti GK, Iftekhar G, Bansal AK, Rao GN. Use of autologous cultured limbal and conjunctival epithelium in a patient with severe bilateral ocular surface disease induced by acid injury: a case report of unique application. Cornea 2003; 22(5):478–481.

[17] Zirm EK. Eine erfolgreiche totale Keratoplastik (A successful total keratoplasty). 1906. Refract Corneal Surg 1989; 5(4):258–261.

[18] Shapiro MS, Friend J, Thoft RA. Corneal re-epithelialization from the conjunctiva. Invest Ophthalmol Vis Sci 1981; 21(1 Pt 1):135–142.

[19] Danjo S, Friend J, Thoft RA. Conjunctival epithelium in healing of corneal epithelial wounds. Invest Ophthalmol Vis Sci 1987; 28(9):1445–1449.

[20] Thoft RA. Conjunctival transplantation as an alternative to keratoplasty. Ophthalmology 1979; 86(6):1084–1092.

[21] Thoft RA. Keratoepithelioplasty. Am J Ophthalmol 1984; 97(1):1–6.

[22] Lavker RM, Sun TT. Epidermal stem cells. J Invest Dermatol 1983; 81(1, Suppl): 121s–127s.

[23] Schermer A, Galvin S, Sun TT. Differentiation-related expression of a major 64K corneal keratin in vivo and in culture suggests limbal location of corneal epithelial stem cells. J Cell Biol 1986; 103(1):49–62.

[24] Kenyon KR, Tseng SC. Limbal autograft transplantation for ocular surface disorders. Ophthalmology 1989; 96(5):709–722, discussion 722–723.

[25] Tsai RJ, Sun TT, Tseng SC. Comparison of limbal and conjunctival autograft transplantation in corneal surface reconstruction in rabbits. Ophthalmology 1990; 97(4):446–455.

[26] Pellegrini G, Traverso CE, Franzi aT, Zingirian M, Cancedda R, De Luca M. Longterm restoration of damaged corneal surfaces with autologous cultivated corneal epithelium. Lancet 1997; 349(9057):990–993.

[27] Sangwan VS, Basu S, McNeil S, Balasubramanian D. Simple limbal epithelial transplantation (SLET): a novel surgical technique for the treatment of unilateral limbal stem cell deficiency. Br J Ophthalmol 2012; 96(7):931–934.

[28] Holland EJ, Schwartz GS. Iatrogenic limbal stem cell deficiency. Trans Am Ophthalmol Soc 1997; 95:95–107, discussion 107–110.

[29] Joseph A, Raj D, Shanmuganathan V, Powell RJ, Dua HS. Tacrolimus immunosuppression in high-risk corneal grafts. Br J Ophthalmol 2007; 91(1):51–55.

[30] Sloper CM, Powell RJ, Dua HS. Tacrolimus (FK506) in the management of highrisk corneal and limbal grafts. Ophthalmology 2001; 108(10):1838–1844.

[31] Tsai RJ, Tseng SC. Human allograft limbal transplantation for corneal surface reconstruction. Cornea 1994; 13(5):389–400.

[32] Huang AJ, Tseng SC. Corneal epithelial wound healing in the absence of limbal epithelium. Invest Ophthalmol Vis Sci 1991; 32(1):96–105.

[33] Coster DJ, Aggarwal RK, Williams KA. Surgical management of ocular surface disorders using conjunctival and stem cell allografts. Br J Ophthalmol 1995; 79(11):977–982.

[34] Dua HS, Gomes JA, Singh A. Corneal epithelial wound healing. Br J Ophthalmol 1994; 78(5):401–408.

[35] Dua HS, Forrester JV. The corneoscleral limbus in human corneal epithelial wound healing. Am J Ophthalmol 1990; 110(6):646–656.

[36] Chen JJ, Tseng SC. Corneal epithelial wound healing in partial limbal deficiency. Invest Ophthalmol Vis Sci 1990; 31(7):1301–1314.

[37] Tseng SC. Concept and application of limbal stem cells. Eye (Lond) 1989; 3(Pt 2): 141–157.

[38] Miri A, Said DG, Dua HS. Donor site complications in autolimbal and livingrelated allolimbal transplantation. Ophthalmology 2011; 118(7):1265–1271.

[39] Dua HS, Azuara-Blanco A. Autologous limbal transplantation in patients with unilateral corneal stem cell deficiency. Br J Ophthalmol 2000; 84(3):273–278.

[40] Wylegała E, Tarnawska D, Wróblewska EM. [Limbal stem cell transplantation from HLA-compatible living donors. Long term observation] Klin Oczna 2003; 105(6):378–383.

[41] Ivekovic R, Tedeschi-Reiner E, Novak-Laus K, Andrijevic-Derk B, Cima I, Mandic Z. Limbal graft and/or amniotic membrane transplantation in the treatment of ocular burns. Ophthalmologica 2005; 219(5):297–302.

[42] Rao SK, Rajagopal R, Sitalakshmi G, Padmanabhan P. Limbal allografting from related live donors for corneal surface reconstruction. Ophthalmology 1999; 106(4):822–828.

[43] Han ES, Wee WR, Lee JH, Kim MK. The long-term safety of donor eye for 180 degrees limbal transplantation. Graefes Arch Clin Exp Ophthalmol 2007; 245(5):745–748.

[44] Meallet MA, Espana EM, Grueterich M, Ti S-E, Goto E, Tseng SCG. Amniotic membrane transplantation with conjunctival limbal autograft for total limbal stem cell deficiency. Ophthalmology 2003; 110(8):1585–1592.

[45] Baylis O, Figueiredo F, Henein C, Lako M, Ahmad S. 13 years of cultured limbal epithelial cell therapy: a review of the outcomes. J Cell Biochem 2011; 112(4):993–1002.

[46] Tan DT, Ficker LA, Buckley RJ. Limbal transplantation. Ophthalmology 1996; 103(1):29–36.

[47] Schwab IR, Johnson NT, Harkin DG. Inherent risks associated with manufacture of bioengineered ocular surface tissue. Arch Ophthalmol 1960 2006; 124(12):1734–1740.

[48] Sangwan VS, Basu S, Vemuganti GK, et al. Clinical outcomes of xeno-free autologous cultivated limbal epithelial transplantation: a 10-year study. Br J Ophthalmol 2011; 95(11):1525–1529.

[49] Shortt AJ, Secker GA, Rajan MS, et al. Ex vivo expansion and transplantation of limbal epithelial stem cells. Ophthalmology 2008; 115(11):1989–1997.

[50] Inatomi T, Nakamura T, Koizumi N, Sotozono C, Yokoi N, Kinoshita S. Midterm results on ocular surface reconstruction using cultivated autologous oral mucosal epithelial transplantation. Am J Ophthalmol 2006; 141(2):267–275.

[51] Basu S, Mohamed A, Chaurasia S, Sejpal K, Vemuganti GK, Sangwan VS. Clinical outcomes of penetrating keratoplasty after autologous cultivated limbal epithelial transplantation for ocular surface burns. Am J Ophthalmol 2011; 152(6):917–924.e1.

[52] Rama P, Matuska S, Paganoni G, Spinelli A, De Luca M, Pellegrini G. Limbal stem-cell therapy and long-term corneal regeneration. N Engl J Med 2010; 363(2):147–155.

[53] Marchini G, Pedrotti E, Pedrotti M, et al. Long-term effectiveness of autologous cultured limbal stem cell grafts in patients with limbal stem cell deficiency due to chemical burns. Clin Exp Ophthalmol 2012; 40(3):255–267.

[54] Rama P, Bonini S, Lambiase A, et al. Autologous fibrin-cultured limbal stem cells permanently restore the corneal surface of patients with total limbal stem cell deficiency. Transplantation 2001; 72(9):1478–1485.

[55] Fogla R, Padmanabhan P. Deep anterior lamellar keratoplasty combined with autologous limbal stem cell transplantation in unilateral severe chemical injury. Cornea 2005; 24(4):421–425.

[56] Basu S, Sureka SP, Shanbhag SS, Kethiri AR, Singh V, Sangwan VS. Simple limbal epithelial transplantation: long-term clinical outcomes in 125 cases of unilateral chronic ocular surface burns. Ophthalmology 2016; 123(5): 1000–1010.

[57] Basu S, Mohan S, Bhalekar S, Singh V, Sangwan V. Simple limbal epithelial transplantation (SLET) in failed cultivated limbal epithelial transplantation (CLET) for unilateral chronic ocular burns. Br J Ophthalmol 2018; 102(12):1640–1645.

[58] Bhalekar S, Basu S, Sangwan VS. case report: successful management of immunological rejection following allogeneic simple limbal epithelial transplantation (SLET) for bilateral ocular burns. BMJ Case Rep [online]. 2013. https://www.ncbi.nlm.nih.gov/pmc/articles/PMC3618821/. Accessed September 4, 2018.

[59] Vemuganti GK, Kashyap S, Sangwan VS, Singh S. Ex-vivo potential of cadaveric and fresh limbal tissues to regenerate cultured epithelium. Indian J Ophthalmol 2004; 52(2):113–120.

[60] Singh D, Vanathi M, Gupta C, Gupta N, Tandon R. Outcomes of deep anterior lamellar keratoplasty following autologous simple limbal epithelial transplant in pediatric unilateral severe chemical injury. Indian J Ophthalmol 2017; 65(3):217–222.

[61] Gupta N, Farooqui JH, Patel N, Mathur U. Early results of penetrating keratoplasty in patients with unilateral chemical injury after simple limbal epithelial transplantation. Cornea 2018; 37(10):1249–1254.

[62] Hernández-Bogantes E, Amescua G, Navas A, et al. Minor ipsilateral simple limbal epithelial transplantation (mini-SLET) for pterygium treatment. Br J Ophthalmol 2015; 99(12):1598–1600.

[63] Cárdenas-Cantú E, Zavala J, Valenzuela J, Valdez-García JE. Molecular basis of pterygium development. Semin Ophthalmol 2016; 31(6):567–583.

[64] Chui J, Coroneo MT, Tat LT, Crouch R, Wakefield D, Di Girolamo N. Ophthalmic pterygium: a stem cell disorder with premalignant features. Am J Pathol 2011; 178(2):817–827.

第二章　穿透性角膜移植术

Rachel H. Epstein, Ishani P. Majmudar, Parag A. Majmudar

张　璨 / 译
魏　莉　范乔娇 / 校

概述

在本章节中，我们会对穿透性角膜移植术（Penetrating Keratoplasty，PK）的背景信息及围手术期管理的基本指导进行探讨。我们会为读者进行详尽的讲解，循序渐进地向大家介绍 PK 这种不可或缺的角膜移植手术方式，并尽可能地提供足够的信息帮助大家成功安全地将此项技术进行临床运用。

关键词：角膜移植，穿透性角膜移植术，手术技巧

2.1 前言

角膜手术有着悠久的历史，有活跃的技术革新时期，也有一段较长的相对停滞期。希腊医生 Galen（130—200）是最早一批有记录的去除浅表角膜瘢痕的人，这也是我们迄今了解到的第一例角膜手术。然而，直到 19 世纪，人们才开始尝试角膜移植术。首例人体角膜移植术采用异种移植，以如今的认知，结果显而易见，一定会失败。Eduard Zirm 于 1905 年首次成功为一位 45 岁的双眼碱烧伤男性患者实施了同种异体角膜移植术。尽管这例手术成功让患者重回工作岗位，但是角膜移植直到 20 世纪中期才开启了新的纪元，这也要归功于现代技术的发展，如：灭菌原理、麻醉技术及药理学的进步、手术显微镜的发展、Paton 医生建立的眼库以及缝合技术的改良。21 世纪的角膜移植术领域，以前板层、后板层的差异化为标志，发生了革命性进展。未来，尤其是在发展中国家，角膜移植术仍然会受到供体组织来源的限制，仍需加强对移植排斥反应的控制，并改善屈光效果，从而实现此项技术的长久发展。飞秒激光、人工角膜、生物工程角膜或三维打印角膜的技术进步，是影响未来角膜移植领域发展轨迹的重要因素[1-4]。

2.2 适应证

在前部深板层角膜移植术（Deep Anterior Lamellar Keratoplasty，DALK）和后弹力层角膜内皮移植术（Descemet's Membrane Endothelial Keratoplasty，DMEK）等板层移植技术广泛应用之前，穿透性角膜移植术（Penetrating Keratoplasty，PK）是圆锥角膜和 Fuchs 角膜内皮营养不良等适应证患者可选的唯一手术方式。目前，对于 Fuchs 角膜内皮营养不良、人工晶体眼角膜水肿等情况，会优先采用后板层技术，如自动取材后弹力层剥除角膜内皮移植术（Descemet's Stripping Automated Endothelial Keratoplasty，DSAEK）和 DMEK。PK 术后失败的患者，也可以采用后板层技术进行治疗。对于前层角膜疾病，如表面瘢痕或圆锥角膜等内皮层并未受到损伤的情况，通常采用如 DALK 的前板层技术。然而，如果 DALK 失败，需及时转行 PK，由此，术者一定要熟练掌握 PK 技术。目前，角膜前后部发生合并病变时，PK 仍是首选手术方式。PK 的主要适应证为全层角膜瘢痕（由沙眼、维生素 A 缺乏和感染性角膜炎引起），据最新的一项系统综述显示，PK 适应证在全球范围内也会因时间和地域有所差异。具体来说，据记载，1980—2014 年期间，PK 的主要适应证分布为：圆锥角膜（欧洲、澳大利亚、中东、非洲和南美）、人工晶状体眼大疱性角膜病变 / 无晶状体大疱性角膜病变（北美）和角膜炎（亚洲）[5]。

2.3 术前注意事项

目前还没有明确的数据可以说明术前预防性使用抗生素的效果。但基于现阶段的普遍共识，此举可能会产生一系列风险，如出现多重耐药性微生物、造成过敏反应及增加患者经济负担等。

一些研究表明，患者眼内炎最常见的感染源是眼周菌群。因此，术前睑缘炎管控以及术中眼睑准备一定要非常谨慎，可清除眼睑周的碎屑，小心地使用剪成两半的透气胶膜、无菌切口胶布或者改良手术洞巾，将睫毛充分覆盖并拉出手术野外。

麻醉

1884 年，Koller 在术中使用可卡因，这应该是眼科手术中最早的麻醉剂[4]。然而，现代眼科麻醉通常

会结合静脉镇静和局部注射中长效麻醉剂（局麻），也就是常说的监护性麻醉（Monitored Anesthesia Care，MAC）。然而，在某些情况下要尽量避免眼周麻醉剂注射，以减少球后间隙及由此导致的后房眼压增高。此时，全身麻醉（全麻）联合气管插管或喉罩吸氧是更好的选择。全身麻醉后，患者无法自主活动，极大地降低了术中开放性操作因眼球运动而引发爆发性脉络膜出血的风险，优势非常明显。Wang 等[6]对 141 例全麻或局麻下的 PK 患者进行了对比，发现全麻状态下术中瞳孔稳定性更好，围手术期并发症也有所减少。

Riddle 等[7]报道了一系列病例，这些患者无论局部麻醉，还是全身麻醉，都可能引发强烈的全身系统性风险。我们选择了表面麻醉，手术很成功，且没有并发症。但大部分 PK 患者不会只给予常规表面麻醉，术者会根据情况选择局部 /MAC 或全身麻醉。无论何种方式，确保眼睑及眼周肌肉的麻痹至关重要，可以防止术中出现因肌肉收缩而导致的眼压波动。

2.4 手术技术

- 以标准无菌方式进行术眼准备。调整开睑器，确保前表面完全暴露，同时尽量减小眼球张力，以免增加角膜钻孔的复杂程度，影响缝线位置（图 2.1）。
- 在小儿、无晶状体眼、人工晶状体眼或联合手术中，可放置巩膜固定环以防止巩膜塌陷。固定环直径约等同于眼睑间距，放置于开睑器内，使用 8-0 薇乔（Vicryl）线缝合固定 4 针，由外周向角膜缘处间断缝合于巩膜深处。固定环放置的过程中既要确保其稳定性，也应适度松弛，可以使用打结钳稍微旋转（图 2.2）。

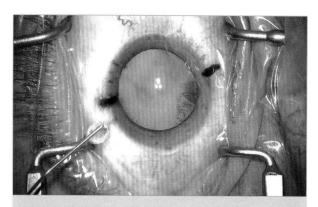

图 2.1 术眼准备及开睑器放置

- 标记受体角膜的几何中心点。有些人会以瞳孔的中心点为视轴，但视轴通常偏鼻侧。一般选取角膜中心和视轴之间的中心点作为 PK 手术的中心点。
  - 使用卡尺测量角膜直径，从中心向水平和垂直方向延伸，从而确定受体和供体环钻的最佳大小，继而在受体上标记出拟进行环钻的区域。行角膜环钻术前，使用环钻在干燥的角膜表面轻轻划定环钻区域（图 2.3）。
  - 植片预期中心位置也可能会根据不同适应证的具体情况发生改变。例如，圆锥角膜患者必须注意避免在变薄的部位进行环钻，同时也要考虑顶点需稍偏鼻侧。
- 在这个关键时刻，术者会根据自己的习惯选择行供体或受体环钻术。受体角膜环钻前，最好提前准备好供体角膜，以减少受体眼角膜的开"天窗"的时间。
  - 供体组织环钻的范围，通常要比受体组织范围大 0.25mm 或 0.5mm。这样可以使组织充分贴附，从而最大限度地减少植床张力及前房角狭窄。但如果遇到圆锥角膜和其他扩张性疾病患眼，我们推荐采用等大植片（与供体环钻相同大小），减少术后近视。
  - 环钻术可以使用负压环钻或非负压环钻完成。也可用飞秒激光辅助制备供体组织和受体组织。然而，由于其成本及实用性等因素，实际临床应用并不是很常见（图 2.4）。
- 供体角膜制备完成后，行受体角膜全层深度环钻。保持环钻与供体角膜垂直，保证切口完全对称。后期我们需要使用锋利的手术刀深入前房，近全层深度环钻可为此提供额外的保障，避免眼内压突然变化，从而降低脉络膜上腔出血的风险。如无晶状体手术计划或之前未进行过晶状体手术，此时可以注射缩瞳剂来收缩瞳孔、保护晶状体。此外，前房注射黏弹剂可使虹膜和晶状体在受体角膜切除后保持后房稳定（图 2.5）。
- 使用弯角膜剪剪除受体角膜组织。建议同时使用左右弯曲的角膜剪提高操作灵活性。确保角膜剪尖部始终在视线范围之内，剪切过程中轻微向上，可减少不必要的虹膜损伤（图 2.6）。垂直角度切口可减少术后散光，轻微内倾斜切口可创建后切口面，增强水密性。随后用黏弹剂填充前房，这是非常重要的步骤，可防止虹膜脱垂或术源性损伤。去除剩余标注组织（图 2.7）。
- 在上皮层和基质层交界处用双向有齿镊夹取供

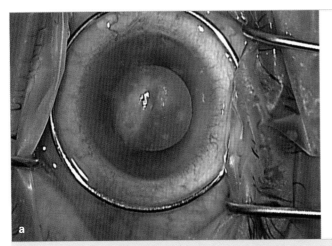
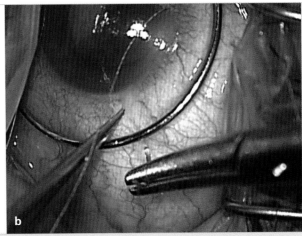

图 2.2 （a，b）选择并用缝线固定 Flieringa 巩膜环

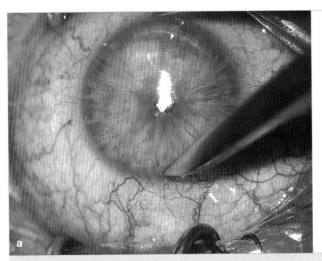
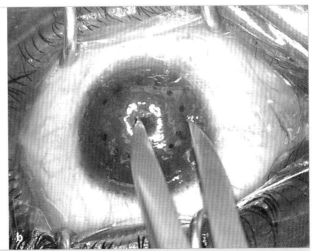

图 2.3 （a）垂直和水平测量白到白。（b）标记几何中心

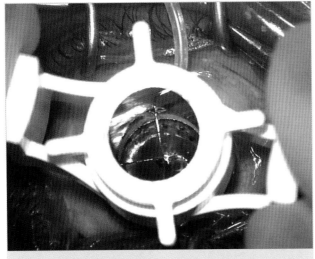

图 2.4 确定环钻中心

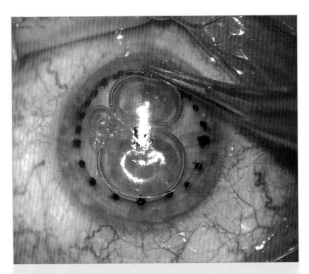

图 2.5 受体组织切除前，用黏弹剂填充前房

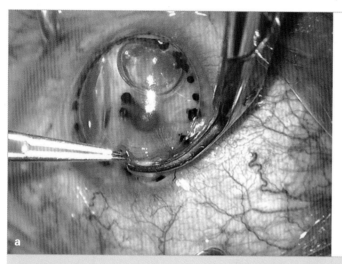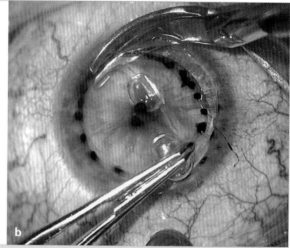

图 2.6 （a，b）使用弯曲角膜剪去除病变的受体角膜

体植片，不要接触内皮层。把植片放置在受体移植孔上，用 10-0 尼龙缝线在 12 点位置固定。调整缝线位置，使得缝合呈放射状。

- 为了使供体植片及受体植床最大限度地对合，最好在供体植片边缘垂直入针，深度达 90% 植片厚度，如有必要，从相邻受体植床出针前可再次拉紧缝线，缝合位置刚好在前弹力层上。如果缝合深度恰当，后弹力层上会出现褶皱。缝合时应当从供体植片入针，受体植床出针，等针距缝合。间断缝合时用"绕三环"法先打第一结，然后再打两个单环结或滑结，这样可以及时固定植片，同时在缝合时调整缝线张力（图 2.8）。

- 第二针缝合在 6 点位置，即距第一针 180° 处。缝合时应确保移植片均匀分布在受体植床的每一个方向，对术后散光情况有着决定性影响。当供体植片嵌入植床时，如 12 点缝合位置向 6 点位置延伸的后弹力层周围形成线状褶皱，表明缝线位置合适。缝线完全穿过受体植床前，可调整供体植片内边缘的角度以进一步调整缝合位置。缝线打结后，前房完成重建，如果有必要，可以在该点替换缝合线，或者立即进行另一条主缝合线缝合（图 2.9）。缝完 3 点再缝 9 点，打结，完成所有主缝合线缝合（图 2.10）。

- 及时填充前房，调整适当的缝线位置和张力，降低虹膜嵌顿在切口内的风险。

- 一般情况下，我们会使用 10-0 尼龙缝线进行 12 点位放射状间断缝合，或是连续缝合，缝合深度为基质层 90% 深度，以确保组织完全附着，不会出现裂口或重叠等情况（图 2.11）。术者根

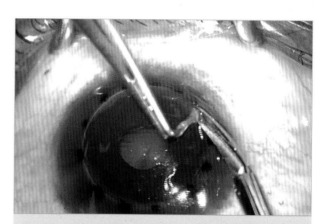

图 2.7 修剪受体组织边缘

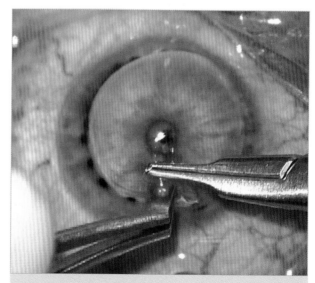

图 2.8 第一针主缝线

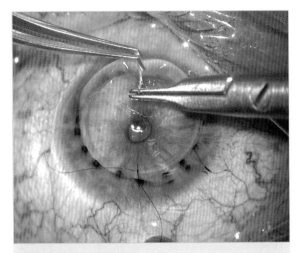

图 2.9　第二针主缝线

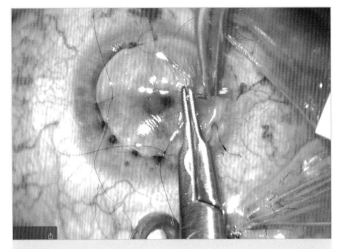

图 2.10　第四针主缝线

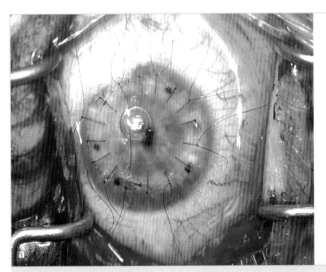
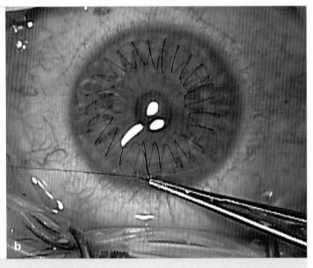

图 2.11　（a）完成间断缝合。（b）连续缝合

据自己的习惯选择使用连续缝合或间断缝合，但有明显的炎症和血管形成时，应优先使用间断缝合。出现此症状的区域缝线松动更早，如果后期缝线断开，可以进行选择性拆除，而不会影响其他区域缝合面的完整。

- 缝线达到所需张力后，修剪并旋转缝线末端，将线结埋入植床或植片侧，不要留在缝合创面内。
- 用纤维素海绵和 / 或荧光素染色评估缝合面水密状态（图 2.12）。再次缝合或使用 10–0 尼龙缝线进行额外间断缝合加固较薄弱的区域解决渗漏问题。
- 取出巩膜固定环。

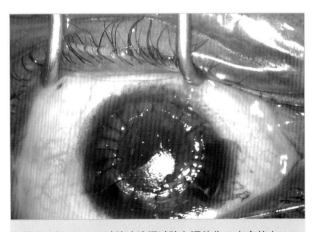

图 2.12　Seidel 试验（渗漏试验）评估伤口水密状态

- 如果存在角膜缘干细胞缺乏症、眼睑异常和 / 或神经病理性角膜病变等情况，可以在术中完成内侧和 / 或外侧眼睑缝合，以促进术后创面愈合。阻塞泪小点、阻塞泪道或者灼烧泪小点等治疗方法也会有一定辅助作用。
- 关于围手术期是否使用糖皮质激素或抗生素，目前仍未能达成共识。术后使用聚维酮碘，联合抗生素 / 糖皮质激素眼膏，包扎术眼。

2.5 术后处理

术后常规药物为局部 1% 泼尼松龙联合局部抗生素，每日 4 次。若为联合白内障手术时，需增加一种非甾体类抗炎药物。出院后需定期复查，通常是术后 1 天，1 周，3 周，7 周，然后是 3 个月随诊。术后应告知患者，如有任何植片排斥和 / 或移植失败的症状，特别是有如下 RSVP 症状，立即随诊：

- 红肿（R）
- 畏光（S）
- 视力下降（V）
- 疼痛（P）

通常情况下，抗生素在术后 1 个月内使用，1% 泼尼松龙会持续使用几个月，用药量遵医嘱逐渐减少。

定期进行角膜地形图检查，观察伤口愈合状况，确定是否调整缝线或拆线。间断缝合患者至少要在 3~4 个月后拆线，以保证伤口稳定。拆线后加大局部糖皮质激素的使用量至每日 4 次，1 周后逐渐减量至每日 1 次，同时适当使用抗生素。

2.6 并发症

2.6.1 术中

脉络膜上腔出血

爆发性脉络膜上腔出血是最可怕的眼科手术并发症之一，发生率为 0.45%~1.08%[8]。根据局部麻醉和全身麻醉的患者病例报道发现，脉络膜上腔出血的风险会因为各种因素而增高，包括先前的内眼手术、青光眼、年龄较大、心动过速、高血压、动脉硬化、抗凝剂使用等，也与所受麻醉方式有一定关联。

合理预防是避免并发症的关键。在术前，术者应与处方医生一起研究抗凝剂应如何定期间断使用，以保证患者安全，优化患者舒适度及维持血液流动稳定。此外，术前眼压控制也非常重要，可使用

Honan 球囊或指压物理降压，或静脉注射甘露醇或利多卡因降低后段压力。

如患者出现明显不适，眼内容物前移，或因脉络膜脱离失去红光反射等，都是脉络膜出血的前兆，此时应立刻关闭眼球切口，保证患者安全。

2.6.2 术后并发症

移植失败

角膜供体研究（Cornea Donor Study，CDS）在 10 年来对 1090 例接受 PK 治疗的患者进行了术后随访，累计移植成功率为 75%[9]。据研究结果显示，角膜内皮失代偿是移植失败最常见的原因之一 [9-13]，占移植失败病例的 24%~45%。

术前术后的各种风险因素都会影响角膜移植的成功率。既往术后排斥反应、术前青光眼病史和大面积植片移植是失败风险较高的相关因素 [13]。

移植物排斥反应

移植物排斥反应是移植失败的另一个常见原因，据研究结果，发生排斥反应的植片多达 34%[9-13]。角膜移植排斥反应可在单独某层或多层同时发生。

角膜血管化可使免疫排斥的风险增加 50% 以上。植床血管化是早期及暴发性排斥反应的主要近端诱因。基于此，我们提出了一种理论，新生淋巴管与血管平行生长，有助于供体和受体抗原呈递细胞及抗原物质进入局部淋巴结，从而加速植片抗原致敏 [14]。

一般情况下，发生于角膜内皮的免疫排斥反应可以每小时 1 次 1% 泼尼松龙治疗 1 周，根据情况逐渐减少用量。如情况严重，需要静脉注射、球结膜下或口服糖皮质激素。

伤口裂开

角膜伤口裂开是 PK 术后的一种慢性风险。有研究机构的数据显示，角膜伤口创面裂开的发生率较低，为 0.6%~5.7%，一旦发生，会对视力造成毁灭性损害 [15, 16]。

2.7 结论

尽管板层角膜移植术和角膜内皮移植术的应用越来越广泛，但 PK 依然是角膜外科医生重要的治疗手段。无论是对患者还是术者，结合精心的术前规划、细致的术中操作和有组织的术后管理，PK 是一种效果极佳的可选治疗方案。

参考文献

[1] Bigger SLL. An inquiry into the possibility of transplanting the cornea, with the view of relieving blindness (hitherto deemed incurable) caused by several diseases of that structure. Dublin J Med Sci 1837;11:408–417.

[2] Von Hippel A. Eine neue Methode der Hornhauttransplantation. Albrecht von Graefes Archiv für Ophthalmologie 1888;34(1):108–130.

[3] Zirm E. Eine erfolgreiche totale Keratoplastik. Arch Ophthalmol 1906;64:580–593.

[4] Crawford AZ, Patel DV, McGhee CNj. A brief history of corneal transplantation: from ancient to modern. Oman J Ophthalmol 2013;6 Suppl 1:S12–S17.

[5] Matthaei M, Sandhaeger H, Hermel M, et al. Changing indications in penetrating keratoplasty: a systematic review of 34 years of global reporting. Transplantation 2017;101(6):1387–1399.

[6] Wang X, Dang G-F, Li Y-M, Li W-F, Wu X-Y. General anesthesia versus local anesthesia for penetrating keratoplasty: a prospective study. Int J Ophthalmol 2014;7(2):278–282.

[7] Riddle HK Jr, Price MO, Price FW Jr. Topical anesthesia for penetrating keratoplasty. Cornea 2004;23(7):712–714.

[8] Mc Neill JI. Penetrating keratoplasty: preoperative considerations; indications and outcomes. In: Krachmer JH, Mannis MJ, Holland EJ, eds. Cornea. Vol. 3, Chapter 127. St Louis: Mosby; 1997:1551–1561.

[9] Mannis MJ, Holland EJ, Gal RL, et al; Writing Committee for the Cornea Donor Study Research Group. The effect of donor age on penetrating keratoplasty for endothelial disease: graft survival after 10 years in the Cornea Donor Study. Ophthalmology 2013;120(12):2419–2427.

[10] Price FW, Jr, Whitson WE, Marks RG. Graft survival in four common groups of patients undergoing penetrating keratoplasty. Ophthalmology 1991;98(3):322–328.

[11] Alldredge OC, Krachmer JH. Clinical types of corneal transplant rejection. Their manifestations, frequency, preoperative correlates, and treatment. Arch Ophthalmol 1981;99(4):599–604.

[12] Maguire MG, Stark WJ, Gottsch JD, et al. Collaborative Corneal Transplantation Studies Research Group. Risk factors for corneal graft failure and rejection in the collaborative corneal transplantation studies. Ophthalmology 1994;101(9):1536–1547.

[13] Dunn SP, Gal RL, Kollman C, et al. Writing Committee for the Cornea Donor Study Research Group. Corneal graft rejection 10 years after penetrating keratoplasty in the cornea donor study. Cornea 2014;33(10):1003–1009.

[14] Regina M, Zimmerman R, Malik G, Gausas R. Lymphangiogenesis concurrent with haemangiogenesis in the human cornea. Clin Exp Ophthalmol 2007;35(6):541–544.

[15] Renucci AM, Marangon FB, Culbertson WW. Wound dehiscence after penetrating keratoplasty: clinical characteristics of 51 cases treated at Bascom Palmer Eye Institute. Cornea 2006;25(5):524–529.

[16] Agrawal V, Wagh M, Krishnamachary M, Rao GN, Gupta S. Traumatic wound dehiscence after penetrating keratoplasty. Cornea 1995;14(6):601–603.

第三章 前部深板层角膜移植术（DALK）

Sanjana Srivatsa, Soosan Jacob

张　璨 / 译
魏　莉　范乔娇 / 校

概述

前部板层角膜移植术（Anterior Lamellar Keratoplasty，ALK）是指针对角膜内皮健康，病损仅涉及前部角膜基质的患者进行移植角膜前层的手术。前部板层角膜移植术可分为前部浅板层角膜移植术（Superficial Anterior Lamellar Keratoplasty，SALK）和前部深板层角膜移植术（Deep Anterior Lamellar Keratoplasty，DALK）。

DALK 即置换除后弹力层前层（Pre-Descemet's Layer，PDL）、后弹力层（Descemet's Membrane，DM）和内皮细胞层外的所有角膜层的手术。这种手术通常针对角膜扩张、非糖尿病相关的浅层和深层角膜瘢痕以及基质营养不良等情况。手术会采用 Anwar 大泡辅助技术。DALK 手术技术包括手工剥离 DALK、飞秒激光辅助 DALK、术中 OCT 辅助 DALK。如出现急性水肿，应在发作期立即手术，可使用 Jacob 改良技术的后弹力层前膜 DALK 进行处理。Jacob 改良技术可以防止愈合过程中基质形成瘢痕，还可以对基质层扩张及变薄部分进行解剖学矫正。该手术同时针对多种晚期扩张病变，在降低角膜接触镜依赖的同时，亦可实现角膜地形图、测量厚度、生物力学、视觉质量及组织结构等方面的改善。通过校正角膜结构及透明度以改善视觉质量，快速恢复视力，完成角膜解剖结构重建。DALK 术后，后弹力层伤口闭合，且损伤区域仍是透明的。手术过程保留受体角膜后弹力层和内皮层，避免了视轴瘢痕，减少了如排斥反应、二次移植等穿透性角膜移植术（Penetrating Keratoplasty，PK）的相关风险。

关键词：前部深板层角膜移植术（DALK），Anwar 大泡辅助技术，急性水肿，Jacob 改良技术，后弹力层前膜 DALK

3.1 前言

1905 年，奥地利眼科医生 Eduard Zird 首次成功完成了人眼角膜移植术[1]。从那以后，许多角膜病变的患者都可以通过 PK 恢复视力。近年来，可以选择部分角膜层进行移植的板层角膜移植术（Lamellar Keratoplasty，LK），被越来越广泛地运用于临床。

前板层角膜移植仅移植角膜前层，对于病损仅涉及基质前部且角膜内皮层健康的患者，如圆锥角膜或前角膜营养不良等情况可以选择此类手术。它可以分为 SALK 和 DALK 两种手术方式[2, 3]。

3.2 前板层角膜移植术（ALK）与穿透性角膜移植术（PK）对比

ALK 有许多优点：

- 它是闭合性的眼球手术，可避免开放性手术的并发症，如术中出血或术后眼内炎等。
- 保留受体内皮细胞，降低了术后排斥反应风险以及长期内皮细胞丢失导致的手术失败概率。即便基质层和上皮层出现排斥，症状也较温和，局部使用糖皮质激素即可，清晰度及视觉功能恢复良好。
- PK 缝合时一定要避开角膜缘，但 ALK 的缝合位置并没有那么重要，因而手术时可以使用尺寸更大的植片。
- 可以更早地拆除缝线，降低缝线相关并发症的风险，视力恢复更快。
- ALK 可降低术后高度散光的发生率。
- 更早停用局部糖皮质激素，减少如白内障或青光眼等由糖皮质激素使用引发并发症的发生。
- 使眼球更坚固，生物力学上更稳定，创伤后破裂的风险更小。
- 因对内皮细胞数量不会产生很大影响，可以选择更大尺寸的植片。
- 随访更容易，降低紧张地担心术后并发症等情况。
- DALK 更适合角膜新生血管风险高的患者，如来自干燥、恶劣环境地区的患者及眼表疾病患者等 PK 术后排斥风险更高的人群。

3.3 前部板层角膜移植术

3.3.1 前部浅板层角膜移植术

SALK 即对角膜前部 30%~50% 的组织进行的移植手术。

适应证

- 感染后/创伤后/屈光性角膜切除术后/化学损伤后的浅表角膜瘢痕。
- 沙眼引起的瘢痕。
- 角膜变性，如 Salzmann 结节变性。
- 角膜前 1/3 的上皮层和基质层营养不良。
- 激光原位角膜磨镶术（Laser-Assisted in Situ Keratomileusis，LASIK）后复发上皮生长。
- 角膜缘皮样瘤切除术 – 偏心 SALK。

SALK 也可以采用其他不同的改良方式进行：
- 显微角膜板层刀辅助的 ALK：用显微角膜板层刀切削供体、受体角膜。去除供体植片的后弹力层及前层，基质层置于受体角膜植床上，并进行缝合[4-6]。
- 飞秒激光辅助的 SALK：使用飞秒激光层状切削供体和受体角膜[7]。
- 准分子激光辅助的 ALK：使用准分子激光消融受体角膜植床的后弹力层及前层，将供体植片贴合于受体植床上，并进行缝合。

3.3.2 前部深板层角膜移植术

DALK 即对除 PDL、DM 和内皮层外的所有角膜组织进行的移植手术。

适应证

- 圆锥角膜扩张、透明边缘性角膜变性、LASIK 术后扩张。
- 非糖尿病相关的浅、深层角膜瘢痕。
- 角膜基质营养不良。
- 黏多糖病。
- 治疗性 DALK。
- 暴露后弹力层的 DALK。
- 改良技术处理初期急性角膜水肿。

禁忌证

- 角膜内皮营养不良。
- 累及内皮并覆盖瞳孔视轴的深层角膜瘢痕。
- 伴有 Fuchs 内皮细胞营养不良的圆锥角膜患者。
- 胱氨酸病累及内皮。
- 感染性角膜炎累及后弹力层或内皮细胞。
- 穿通性眼外伤。

手术技巧

Anwar 首先提出了目前运用最为广泛的"大泡技术"[8-10]。行局部角膜环钻至 80% 厚度。将 26 号针与充满空气的注射器连接，从环钻槽的深度插入基质层，将空气注入角膜基质，形成 1 型气泡，从而将 PDL、DM 和内皮细胞与基质覆盖层隔开。这个大气泡会膨胀到环钻凹槽边缘。此时可以做一个小的穿刺，并将一个小的气泡注入前房，进行大气泡 – 小气泡试验。如果小气泡停留在前房周围，则表明大气泡已经形成，并居于前方中心。反之，如果小气泡漂动到角膜中央，则表明大气泡没有形成。确定形成大气泡后，即可开始前角膜浅层切除术。使用 15° 手术刀打开大气泡空间，用弯曲的 Vannas 剪刀将剩余的前基质层分割成扇形，沿环钻凹槽进行剪切。去除供体角膜植片的后弹力层及内皮层，而后缝合固定在受体植床上（图 3.1）。

其他 DALK 技巧包括：
- 水分离/黏弹剂分离：用于分离角膜基质层与下面各层[11, 12]。
- 手动剥离 DALK：前房注入气泡，一层一层地剥离角膜基质。手术期间可用 Melles 剥离法观察器械与角膜后表面的相对深度。
- 飞秒激光辅助 DALK：用飞秒激光在供体、受体角膜上制作板层切口。也用于侧切口制作，侧切口可以是垂直的，亦可以是蘑菇形或之字形等形状。这些形状的切口，可以使植片和受体植床之间贴合度更好，从而减少角膜缝合，减轻术后散光。然而术后的散光情况，还是取决于术者的缝合技巧。
- 光学相干断层扫描（Optical Coherence Tomography，OCT）辅助 DALK：术中 OCT（intraoperative OCT，iOCT）可用于手术的各个阶段，如确定初始环钻深度、确定注入大气泡时针头深度、确认大气泡是否形成、确定是否有微穿孔和大穿孔、它们的确切位置及缝合后穿孔与基质覆盖层的对应位置、确认后弹力层前层 DALK 后剩余基质层厚度、检测植片缝合后是否有层间积液等等[13]。

前部深板层角膜移植术的并发症

- 微穿孔：在剥离过程中可能会发生，通常不需要转行 PK。可通过前房注射空气和纤维蛋白胶封闭微穿孔，继续手术。
- 大穿孔：发生后无法进行 DALK，需转行 PK。这种情况下，剥除 PDL、DM 和内皮层，缝合全层植片。
- 双前房：无论是否出现微穿孔，房水进入层间便会形成双前房。大穿孔处理不当时，也会形成双前房。对双前房的原因进行鉴别，选择对

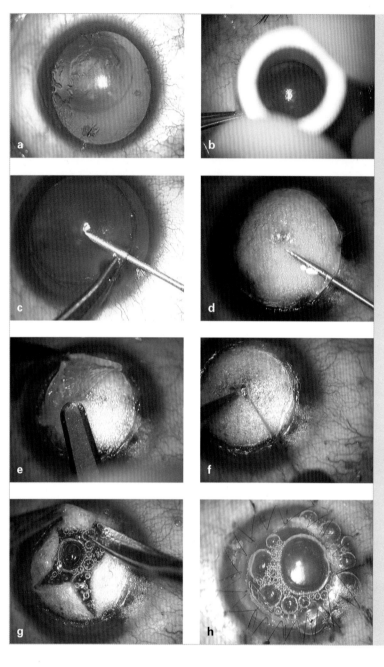

图 3.1 （a）晚期圆锥角膜术前照片。（b）受体角膜局部环钻。（c）26 号针，倾斜插入基质层。（d）注入大气泡。（e）浅表前角膜切除术。（f）使用 15° 手术刀打开大气泡空间。（g）使用 Vannas 剪刀沿环钻凹槽将前基质层切割为扇形并剥除。（h）连续缝合与间断缝合联合，将供体角膜植片缝合到受体植床

应处理方法。微穿孔导致的双前房，可使用纤维蛋白胶 +/- 空气填塞封闭，双前房引流，植片原位缝合。大穿孔引发的双前房，则需转行 PK。

- 后弹力层褶皱：受体植床和供体角膜植片的大小不匹配会导致 DM 褶皱，继而影响视力。为了避免这类情况，建议使用比植床稍大尺寸的供体植片。
- 瞳孔阻滞：当前房的气泡干扰房水循环，导致虹膜膨隆、眼压升高及周边前粘连时，就会发生瞳孔阻滞。
- Urrets−Zavalia 综合征：DALK 术后瞳孔固定及扩张，有时也会由于术后使用阿托品滴眼液而

引发。

前部深板层角膜移植术的缺点

理论上讲，DALK 是一项充满技术难度的手术，学习曲线更长。但随着术者手术经验的累积，技术难度也就不再是问题了。

3.4 改良 Jacob 技术对后弹力层前膜 DALK 急性水肿进行初始治疗

急性角膜水肿继发于 DM 撕裂，是由于房水渗入

基质层形成液体裂隙所致。通常，继发于后弹力层前膜 DALK 术中晚期的急性角膜水肿可通过加压缝合或前房内注气 / 或空气注射处理。然而，使用这些方法，后弹力层撕裂口愈合后会形成瘢痕，而瘢痕的位置，也就是撕裂口的位置会直接影响术后效果。如果瘢痕在视轴，会严重影响视力，需行 PK，也就意味着患者需要承担如排斥反应、二次移植失败等 PK 带来的一切风险。按照常规治疗方法，如果瘢痕位于视轴外，部分患者后期可能会再次进行后弹力层前膜 DALK。是否选择二次手术，与 DM 撕裂发生概率及患者经济情况有关。水肿消失后，患者需要每日限时佩戴角膜接触镜，其余时间无法适应戴眼镜，视力情况也很差。这样，患者便要承担佩戴接触镜引发的相关风险。而对于那些接触镜适应能力差、角膜顶端抵压接触镜和形成瘢痕的患者，还需要辅助特别昂贵的特殊光学镜片。

Soosan Jacob 描述了他在角膜急性水肿初期运用改良后弹力层前膜 DALK 技术的经历[14, 15]。这种改良技术可以作为急性水肿治疗的首选方案，术后效果良好且安全可控。症状出现后立即进行手术，可以对角膜扩张或变薄的角膜进行解剖结构修补，避免基质层愈合所形成的瘢痕。该手术技术可用于多种晚期扩张性角膜病变，在降低接触镜依赖的同时，亦可实现角膜地形图、测量厚度、生物力学、视觉质量和组织结构等方面的改善。通过校正角膜结构及透明度以改善视觉质量，提前快速恢复视力，完成角膜解剖结构重建。DALK 术后，后弹力层伤口闭合，损伤区域仍是透明的。且因手术过程保留受体角膜后弹力层和内皮层，避免了视轴瘢痕，减少了如排斥反应、二次移植等穿透性角膜移植术（PK）的相关风险。这种技术既具有一期手术的优点，也可以避免二次手术的发生率和减少额外费用（图 3.2~ 图 3.4）。

我们将手术过程进行了改进，使用 26 号针头，斜面朝上而不是斜面朝下，针头稍稍远离裂口，很

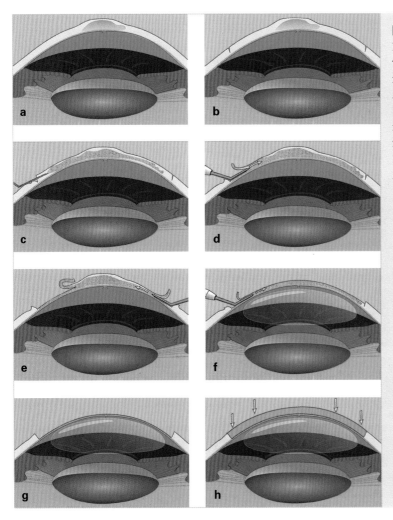

图 3.2 Jacob 改良技术是急性水肿治疗的首选方案。（a）后弹力层撕裂导致急性水肿。（b）受体角膜局部环钻。（c）26 号针斜面向上弯曲制造气肿。（d）以角膜气肿为参照手动剥离受体基质层。（e）从周边向心剥离，避开后弹力层损伤区域。（f）前房充气，借助 Melles 光学识别技术进行更深层剥离。（g）保留部分后弹力层前层，避免前房塌陷。前房空气填塞后弹力层撕裂口，支撑基质覆盖层。（h）将供体植片缝合于受体植床上

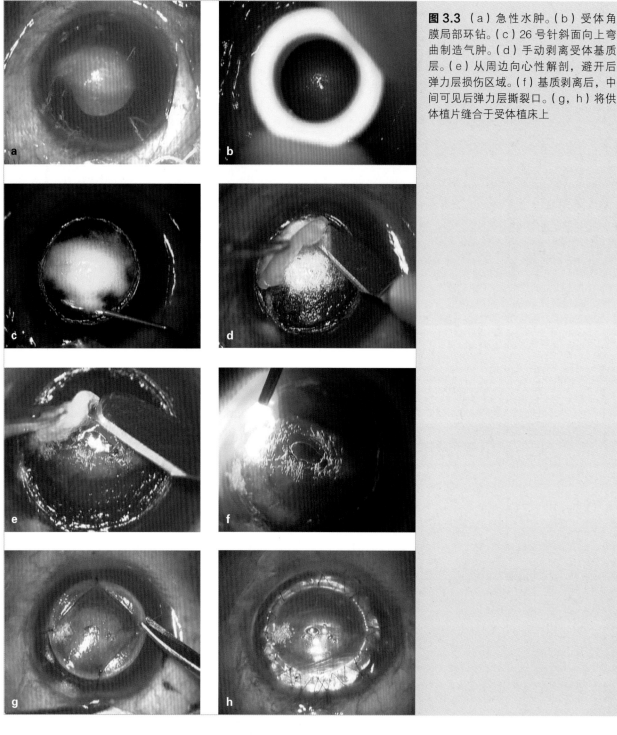

图3.3（a）急性水肿。（b）受体角膜局部环钻。（c）26号针斜面向上弯曲制造气肿。（d）手动剥离受体基质层。（e）从周边向心性解剖，避开后弹力层损伤区域。（f）基质剥离后，中间可见后弹力层撕裂口。（g，h）将供体植片缝合于受体植床上

缓慢地注入少量空气，避免向下注射空气时造成的压力积聚，注入空气是为了制造组织气肿，从而在剥离时作深度参照。然后用钝性剥离器进行向心性手动深层剥离，避开后弹力层损伤区域，该损失区最后剥离。借助组织水肿或 Melles 光学识别技术进行更深层剥离。在后弹力层撕裂位置保留最小厚度基质层，防止前房塌陷。最后，将剥除了 DM 和内皮层的植片缝合到受体植床上，空气填充前房后弹力层撕裂口。对于水肿严重或残留基质层较薄的眼睛，可用锋利的新月形手术刀手动加深钻孔凹槽标记。这种改良技术也可以借助激光角膜切开术（LK）运用于球形角膜和边缘角膜透明变性。

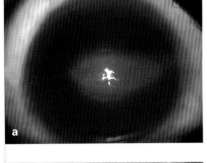
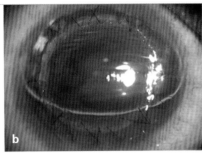
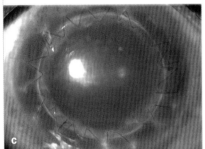
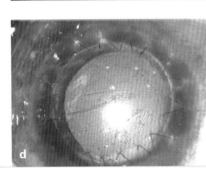

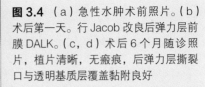

图 3.4 （a）急性水肿术前照片。（b）术后第一天。行 Jacob 改良后弹力层前膜 DALK。（c，d）术后 6 个月随诊照片，植片清晰，无瘢痕，后弹力层撕裂口与透明基质层覆盖黏附良好

参考文献

[1] Zirm E. Eine erfolgreiche totale Keratoplastik. Albrecht von Graefes Archiv für Ophthalmologie 1906;64(3):580–593.

[2] Yeung SN, Lichtinger A, Kim P, Amiran MD, Rootman DS. Retrospective contralateral study comparing deep anterior lamellar keratoplasty with penetrating keratoplasty: a patient's perspective. Can J Ophthalmol 2012;47 (4):360–364.

[3] Tan DT, Mehta JS. Future directions in lamellar corneal transplantation. Cornea 2007;26(9) Suppl 1:S21–S28.

[4] Busin M, Zambianchi L, Arffa RC. Microkeratome-assisted lamellar keratoplasty for the surgical treatment of keratoconus. Ophthalmology 2005;112(6):987–997.

[5] Fogla R, Knyazer B. Microkeratome-assisted two-stage technique of superficial anterior lamellar keratoplasty for Reis-Bücklers corneal dystrophy. Cornea 2014;33(10):1118–1122.

[6] Tan DT, Ang LP. Automated lamellar therapeutic keratoplasty for post-PRK corneal scarring and thinning. Am J Ophthalmol 2004;138(6):1067–1069.

[7] Shousha MA, Yoo SH, Kymionis GD, et al. Long-term results of femtosecond laser-assisted sutureless anterior lamellar keratoplasty. Ophthalmology 2011;118(2):315–323.

[8] Anwar M, Teichmann KD. Deep lamellar keratoplasty: surgical techniques for anterior lamellar keratoplasty with and without baring of Descemet's membrane. Cornea 2002;21(4):374–383.

[9] Anwar M, Teichmann KD. Big-bubble technique to bare Descemet's membrane in anterior lamellar keratoplasty. J Cataract Refract Surg 2002;28(3):398–403.

[10] Reinhart WJ, Musch DC, Jacobs DS, Lee WB, Kaufman SC, Shtein RM. Deep anterior lamellar keratoplasty as an alternative to penetrating keratoplasty a report by the american academy of ophthalmology. Ophthalmology 2011;118(1):209–218.

[11] Manche EE, Holland GN, Maloney RK. Deep lamellar keratoplasty using viscoelastic dissection. Arch Ophthalmol 1999;117(11):1561–1565.

[12] Tsubota K, Kaido M, Monden Y, Satake Y, Bissen-Miyajima H, Shimazaki J. A new surgical technique for deep lamellar keratoplasty with single running suture adjustment. Am J Ophthalmol 1998;126(1):1–8.

[13] Steven P, Le , Blanc C, Lankenau E, et al. Optimising deep anterior lamellar keratoplasty (DALK) using intraoperative online optical coherence tomography (iOCT). Br J Ophthalmol 2014;98(7):900–904.

[14] Jacob S, Narasimhan S, Agarwal A, Sambath J, Umamaheshwari G, Saijimol AI. Primary modified predescemetic deep anterior lamellar keratoplasty in acute corneal hydrops. Cornea 2018;37(10):1328–1333.

[15] Jacob S. Primary pre descemetic DALK for acute hydrops Soosan Jacob with audio. https://www.youtube.com/watch?v=5ZeAXOmVDJw. Last Accessed August 9, 2018.

第四章 自动取材后弹力层剥除角膜内皮移植术

Claudia Perez Straziota

张 璨 / 译
魏 莉 范乔娇 / 校

概述

本章将对自动取材后弹力层剥除角膜内皮移植术（Descemet's Stripping Automated Endothelial Keratoplasty，DSAEK）进行一系列介绍，包括手术技巧和技术精髓、临床效果、术后常规管理，及术后并发症的诊断和处理。本章也会对不同角膜内皮移植术（Endothelial Keratoplasty，EK）的数据进行对比，让读者可以全方位了解不同的EK手术方式。

关键词：角膜内皮移植术，自动取材后弹力层剥除角膜内皮移植术（DSAEK），角膜移植术

4.1 前言

与穿透性角膜移植术（Penetrating Keratoplasty，PK）相比，角膜内皮移植术（Endothelial Keratoplasty，EK）更安全，术后屈光效果可预测性更高，排斥反应风险更低，彻底改变了角膜移植仅能治疗孤立性内皮疾病的领域局限[1]。自1956年首次发表的后板层角膜移植术[2]和1998年Melles发表的EK术以来[3]，EK经历了一系列演变：深板层角膜内皮移植术（Deep Lamellar Endothelial Keratoplasty，DLEK）[4]，后弹力层剥除角膜内皮移植术（Descemet's Stripping Endothelial Keratoplasty，DSEK）[5]，自动取材后弹力层剥除角膜内皮移植术（Descemet's Stripping Automated Endothelial Keratoplasty，DSAEK）[6]，最薄的植片移植——超薄自动取材后弹力层剥除角膜内皮移植术（Ultrathin Descemet's Stripping Automated Endothelial Keratoplasty，UT-DSAEK）和后弹力层角膜内皮移植术（Descemet's Membrane Endothelial Keratoplasty，DMEK）（图4.1）（视频4.1）[7, 8]。在这些千变万化

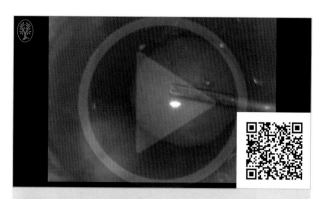

视频 4.1 后弹力层的变化
https://www.thieme.de/de/q.htm?p=opn/tp/311890101/9781684200979_video_04_01&t=video

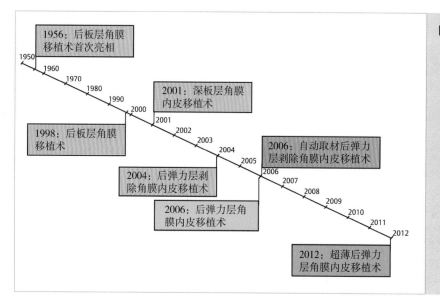

图 4.1 角膜内皮移植技术演变时间轴

1950
1956：后板层角膜移植术首次亮相
1960
1970
1980
1990
2000
1998：后板层角膜移植术
2001：深板层角膜内皮移植术
2001
2002
2003
2004：后弹力层剥除角膜内皮移植术
2004
2005
2006：自动取材后弹力层剥除角膜内皮移植术
2006
2006：后弹力层角膜内皮移植术
2007
2008
2009
2010
2011
2012
2012：超薄后弹力层角膜内皮移植术

的 EK 方式中，DSAEK 仍然是如今临床应用最广泛的角膜移植方式；然而，采用更薄的植片进行移植，特别是 DMEK 和后弹力层前膜角膜内皮移植术（Pre-Descemet's Endothelial Keratoplasty，PDEK），在世界的临床运用越来越多。我们会在其他章节对这些手术技巧重点阐述。

4.2 DSAEK 供体组织制备

EK 供体制备主要是为了获取预期厚度的植片，尽可能保证植片表面平整，以减少术后屈光变化，同时尽量减小对植片内皮细胞造成的损伤。在某些情况下，尽管 DSAEK 植片中心清晰，无明显不规则，但术后视力低于预期。研究发现，这种现象的发生主要与以下两个影响因素有关：植片厚度[9-11]（术前和术后厚度变化）以及由植片 - 植床界面和组织结构不规则引起的高阶像差（Higher Order Aberrations，HOA）[6, 12-14]。

最初的植片制备是手工进行的，直到新的微型角膜刀问世，微型角膜刀比手工制取植片更具优势，可减少供体穿孔的风险，术后视力恢复更快[15]。

自动微型角膜刀制瓣是目前 DSAEK 角膜植片制备的标准方式，自 2006 年以来，眼库开始为全国各地的医生提供预制角膜组织。这些组织与手术室采集的组织，无论在植片质量[16]或术后效果方面[17-19]，都没有差异。预制植片缩短了手术时间，也消除了术前切割供体组织给术者带来的额外压力。

4.2.1 微型角膜刀辅助植片的制备

我们做过一系列尝试，期望通过微型角膜刀单次切削采集更薄的植片，应对如基质脱水等情况[20]。切削前参照列线表进行设置，根据中央角膜厚度放置微型角膜刀头（图 4.2）[21]，供体角膜组织较厚时调整微型角膜刀的平移速度，较慢的平移速度可获得更深的切削，植片更薄（表 4.1）[22]。

与微型角膜刀二次切削相比较，单次切削后采集到的植片厚度变化更大[23, 24]，植片中央比周边薄[22]，DSAEK 术后会出现远视漂移的情况[25]。植片目标厚

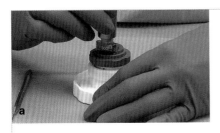
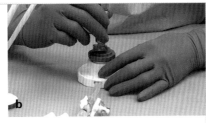
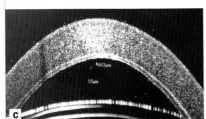

图 4.2 微型板层角膜刀二次切削技术制备 UT–DSAEK 植片。（a）第一刀。（b）第二刀。（c）植片切削完毕后的 OCT 图像。OCT. 光学相干断层扫描；UT–DSAEK. 超薄自动取材后弹力层剥除角膜内皮移植术

表 4.1 在供体角膜组织较厚时调整微型板层刀的平移速度[22]，自动微型板层刀切削 DSAEK 较薄供体角膜组织列线表

角膜厚度（μm）	固定刀尺寸（μm）	推动速度（mm/s）	眼数（n）	厚度（μm）	
				平均值 ±SD	范围
475~500	450	3.0	3	97.00 ± 13.11	85~111
501~525	450	2.0	3	96.20 ± 19.56	67~117
526~550	450	1.5	5	99.11 ± 9.03	86~112
551~575	500	3.0	9	97.06 ± 13.72	74~117
576~600	500	2.0	15	97.00 ± 13.11	85~111
601~650	500	1.5	18	98.44 ± 13.56	73~119
＞651	二次切削：140，RSB 的列线图是一样的	1.5 为 140μm 刀手柄	7	110.57 ± 15.61	88~130

缩写：RSB. 残余基质床

度越薄时，实际采集植片可预测性越低。当目标厚度为90~120μm时，实际植片厚度在10μm差值以内的数量为78%，当目标厚度在90μm以下时仅为48%[26]。然而，根据中央角膜厚度选择适当的微型板层角膜刀头，多数植片厚度都低于131μm[26]。

2009年，Busin等[8]在欧洲白内障和屈光手术学术会议上介绍了UT-DSAEK的概念，并提议在术前使用"微型角膜刀二次切削技术"进行植片准备以获得小于100μm的植片，使植片的制备更加标准化，从而使得植片更薄、更平整[22, 23]。

与单次切削相比，微型角膜刀二次切削采集到的植片更薄，组织结构也更好，术后效果与DMEK相当，但不会出现DMEK术后的陡峭曲线[27, 28]，也不像DMEK那样对前房房水流动有特殊要求。

"微型角膜刀二次切削技术"包含两步：第一次切削为"去膨胀"，用微型角膜刀取300~350μm的角膜前部组织；第二次为调整，以获得100~130μm以下厚度的植片。第二次切削从第一次切削180°的位置开始，反方向进行，以保证植片表面平整。

参考Busin列线表（表4.2）选择刀头[8]，该列线表数据针对残余基质层中心厚度低于100μm的植片。也可以选择其他运算规则进行调整，在第一次切削前参考初始角膜厚度，第二次切削前参考剩余基质床厚度[23]（图4.3）。二次切削技术采集的植片往往更平整，即角膜厚度从中心到周边分布较均匀[23]。

术中需保持标准压力，将输液瓶固定于比人工前房高120cm处，然后在距离入口50cm处夹紧输液管。保持手动微型板层角膜刀均匀、缓慢移动，每次切削时间为4~6s，以保证植片表面平整，最大限

度地减少植片表面的不规则和远视移位。图4.4为不同植片制备过程的OCT图像。微型板层刀二次切削制备UT-DSAEK植片，切削前（图4.4a，c），切削后（图4.4b，d），微型板层刀单次切削制备DSAEK植片，切削前（图4.4e），切削后（图4.4f）。

根据Busin的研究，使用微型角膜刀二次切削技术进行植片采集，100%的植片厚度低于151μm，其中95.6%的植片低于131μm，78.3%的植片低于101μm，只有2.1%的植片发生穿孔[29]。Woodward等[30]使用二次切削技术进行植片采集，23%的二次切削始于一次切削处180°的位置，29%的二次切削始于剩余植床厚度最大的边缘，这两种二次切削方式的穿孔率无显著差异。在获取到的植片中，65%的厚度低于100μm，92%的厚度低于131μm。与Busin[29]报道7%的穿孔率相比，Woodward的穿孔率更高，这可能与第二次切削时选择了更大尺寸的刀头有关。

表4.2 UT-DSAEK微型板层刀二次切削制备植片的Busin列线表[8]

残余基质床（μm）	微型板层刀二次切削的刀头选择（m）
< 151	无第二次切削
151~190	50
191~210	90
211~230	110
> 230	130

缩写：UT-DSAEK.超薄角膜自动取材后弹力层剥除角膜内皮移植术

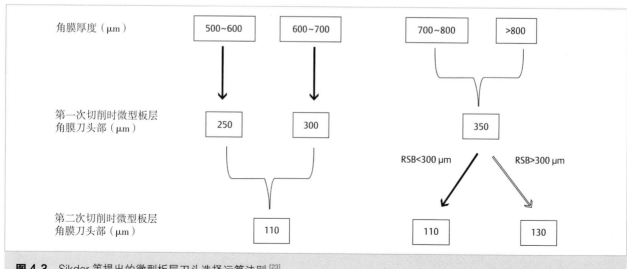

图4.3 Sikder等提出的微型板层刀头选择运算法则[23]

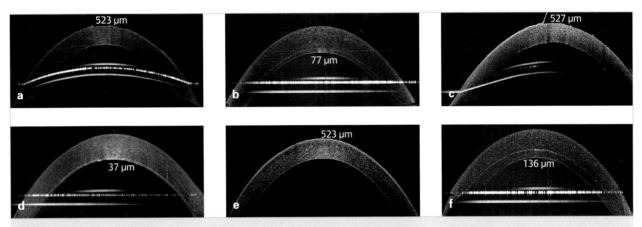

图 4.4　OCT 图像。微型板层刀二次切削制备 UT–DSAEK 植片，（a，c）切削前。（b，d）切削后，微型板层刀单次切削制备 DSAEK 植片。（e）切削前。（f）切削后。DSAEK. 自动取材后弹力层剥除角膜内皮移植术

4.2.2 飞秒激光制备超薄植片

到目前为止，使用飞秒激光制备 DSAEK 植片，尽管在理论上切削深度可预测性更高，术后恢复视力更快，但事实上，与微型角膜刀相比，术后长期视力较差，且再移植率高[31]。这是由于飞秒压平过程中的散射激光发射和高眼压（Intraocular Pressure，IOP），使植片表面扭曲，形成脊[32]，造成飞秒切削在基质界面时形成波状或同心环结构[33, 34]。此外，大面积的气蚀会在术后 12 个月造成内皮细胞丢失率升高至50%~65%[32, 35–37]，植片脱落率高达 40%[31, 36, 38]，与人工环钻相比屈光效果较差[31–33, 36, 38–40]。

将供体角膜内皮侧与飞秒激光 PI 对接，可减少激光发射路径和散射，从而获得更加符合预期厚度且规则的植片；然而，与 PI 对接时即使在内皮表面使用黏弹剂（Ocular Viscoelastic Devices，OVD）辅助[35]，也会使存活的内皮细胞减少 30%[41]。

4.3 手术步骤

在 DSAEK 中最重要的步骤是角膜切削、后弹力层剥离和角膜植片植入。

4.3.1 角膜主切口

为了在手术过程中减少对植片操作，降低内皮细胞损失，我们尝试了多种 DSAEK 移植技术及DMEK 植片植入设备。5mm 的主切口会比 3.0mm 的主切口内皮细胞损失更少[42, 43]，但这种术后差异似乎并没有什么临床意义[42]。

4.3.2 后弹力层剥离

足够的前房深度有助于后弹力层的彻底剥离。

用空气、OVD 或平衡盐溶液填充前房以保持适当深度，不仅便于后弹力层剥离，还可以防止突发性前房塌陷造成的并发症，如角膜接触晶状体导致的晶状体损伤，虹膜脱出，或发生率很低的脉络膜上腔出血。

多数情况下，借助角膜后照明，使用反向 Sinsky 钩手动完成后弹力层剥离。后弹力层剥开后，用眼内镊子剥离后弹力层。

残留的后弹力层碎片可导致明显的切削面混浊及不规则，并造成术后植片脱离。因此，确保后弹力层完全剥离非常重要，可以进行角膜后照明检查角膜植床，或直接检查已剥除的后弹力层来确认剥离是否完全。

飞秒激光技术也在逐步运用于 DMEK 后弹力层剥离，在上皮侧最薄测量点前 100μm 和前房最薄切削点后 100μm 处做一个直径 8~8.25mm 的切口。辅助 "再次注入气泡" 的方法，可降低后弹力层剥离失败率[44–46]，结果较为乐观。内皮细胞损失在飞秒激光辅助后弹力层剥离为 24%，与人工后弹力层剥离的 29% 相差无几[44, 45, 47]。

根据一系列病例数据显示，后弹力层剥除后使用 DSAEK Terry 刮刀刮除植床基质周围组织，可将术后植片脱离率从 50% 降至 4%[48]，且对部分脱离植片复位非常有帮助[49]。

4.3.3 植片植入

通过对内皮细胞丢失的比较，牵引缝线技术似乎并不比单纯使用镊子更具优势[50]，Busin 指南显示，前者的内皮细胞损失相比后者少（分别为 25% 和 34%），但在最终视力和移植失败率方面并无太大差异[51]。因此，只要植入切口保持适当的大小

（5mm），术者可以根据自己的习惯进行。我们研发了一款植片植入装置，借助该装置可以实现小切口植入，减少术中组织操作，从而降低了内皮细胞损伤（术后1年随访患者中内皮细胞损伤平均值为16%）[52]，与之相比，折叠植入法和微型薄板滑动（Sheet Glide）均为35%。

使用微型薄板（Busin Glide）和植入装置辅助植入，可以比折叠植入法更好地保留内皮细胞[51, 53]；但在临床上，这一差异似乎并无意义[42]。因此，术者可以自行选择，最大限度地发挥自身手术技术，减少医源性植片损伤。

清除黏弹剂前主切口缝线，在眼球有压力支撑的情况下进行缝合，可减少术后散光。更重要的是，植片展开前应先收紧缝线，以防植片，尤其是超薄植片从主切口滑出。

植面混浊会造成层间积液[54]。因此，需要彻底清除植片－植床交接面的液体及黏弹剂（OVD）。清除通气切口，可能会增加上皮细胞向下生长进入交界面的风险，故而此方式一直存在争议。我们可以使用钝性器械，如使用 Lindstrom 激光原位角膜磨镶术（LASIK）角膜瓣滚轮，在角膜植片黏附期间"清扫"角膜表面，同时进行前房充气，以清除植面间液体。

根据一系列病例研究结果，术中使用 LASIK 角膜瓣滚轮进行角膜按压或 DSAEK 中行通气切口，植片脱离率为6%，与未使用这些技术时50%的脱离率相比有显著降低[55]。某些情况下，我们很难观察到后弹力层，因而 DMEK 完成前，可使用术中前节 OCT（Anterior Segment OCT，AS-OCT），确认植片是否完全附着[56, 57]。

4.3.4 前房充气

为了降低术后瞳孔阻滞的风险，术前检查时应注意瞳孔散大后的直径。如昏暗条件下瞳孔散大，直径大于所需气泡直径，则可以根据术者的选择决定是否行周边虹膜切除术。如果此二者的直径无法准确对比，或昏暗条件下瞳孔散大后直径较小，可在前房行周边虹膜切除术，防止大气泡造成瞳孔阻滞。对于有晶状体眼患者，术中注意避免损伤晶体囊袋。如果行二期周边虹膜切除术，术后必须立即充分散大瞳孔，以确保瞳孔直径大于前房气泡的直径。

为了进一步降低瞳孔阻滞的风险，植片附着后应进行充分的气液交换。前房气泡应该是自由漂浮的，不与虹膜后空气相连。手术中可通过转动患者头部观察前房内的气泡运动，或在气液交换过程中观察气泡的大小来验证，如果气泡持续减小，说明有空气从虹膜后方持续进入。一旦气泡是自由漂浮的，且已确认虹膜后没有空气，就可以向气泡中充气达到所需大小。如果未行周边虹膜切除术，气泡尺寸应小于瞳孔散大后的直径。

六氟化硫（Sulfur Hexafluoride，SF$_6$）气体也可以部分替代空气支撑供体植片[59, 60]，前者可以在前房停留时间长，具有较高的表面张力和浮力。与使用100%空气相比，使用10%SF$_6$，分离和再起泡率不会有明显不同[61]；然而，使用20%SF$_6$，特别是在 DMEK 术后[62-66]，确实会导致分离率显著降低，瞳孔阻滞风险并未增加[67]，体外试验中角膜毒性的风险也未有显著增长[68]。但一定要注意，请勿使用100%SF$_6$，100%SF$_6$ 在术后会蔓延，导致 IOP 增加，甚至需要另行排出。

术中光学相干断层扫描（intraoperative Optical Coherence Tomography，iOCT）可作为 DSAEK 和 DMEK 的一种辅助手段，详尽且细致地显示植片－植床之间的界面，以帮助术中排除液体、残余黏弹剂、植床后弹力层残留物或空气[54, 69]。由于合理性及经济性原因，iOCT 目前还没有广泛应用，如果可以在手术室常规使用，很可能减少术后层间积液问题。

4.4 常规术后管理

糖皮质激素的突然中止使用是导致移植失败的最常见原因[70]，局部糖皮质激素使用对于预防排斥反应和 EK 植片的长期存活至关重要。EK 术后管理一定要严格把握局部糖皮质激素的使用，尤其是在术后一年内。表4.3概述了移植术后常规管理最令人关注的两个问题：感染和移植物排斥反应。

术后眼内感染最常见病原体为皮肤和眼睑菌群；因此，最常用的办法是局部使用氟喹诺酮类抗生素点眼治疗，每日4次，连续1周。医生也会根据自己的习惯选择其他方案。革兰氏阳性菌覆盖率是术后选用抗生素药物的重要标准。

术后2~4个月内建议使用大剂量糖皮质激素，而后逐月减少。最常用的方案是，术后4个月内每日4次1%醋酸泼尼松龙，逐月缓慢减量。一些医生会在6~12个月后停止使用，而另一些医生会建议长期使用。一项前瞻性随机临床试验显示，持续使用低浓度糖皮质激素（如0.1%氟米龙）的患者与术后一年停用糖皮质激素的患者，PK 植片存活率存在显著差异[71]。EK 术后情况也同样适用于此理论：眼压

表4.3　角膜内皮移植术后常规诊疗及用药

1天	1周	1个月	3个月	4个月	5个月	6个月	12个月
• 确认植片附着 • 排除层间积液 • 检查眼压（IOP）	• 确认植片附着 • 排除层间积液 • 必要时检查前段OCT • 注意IOP	• 注意IOP • 查MRx • 查地形图，如果引起散光，拆线	• 检查MRx • 稳定时给接触镜处方；如果不稳定，用药			• 确认糖皮质激素用药依从性 • 确认角膜水肿吸收	• 确认糖皮质激素用药依从性 • 确认角膜水肿吸收
• 1%醋酸泼尼松龙，每天4次 • 氟喹诺酮，每日4次 • 睡前局部使用抗生素软膏（可选）	• 1%醋酸泼尼松龙，每天4次 • 停止氟喹诺酮类 • 如有处方，停用局部抗生素软膏	• 1%醋酸泼尼松龙，每日4次	• 1%醋酸泼尼松龙，每日4次	• 1%醋酸泼尼松龙，每日4次	• 1%醋酸泼尼松龙，每日4次	• 1%醋酸泼尼松龙，每日4次	考虑1%醋酸泼尼松龙，每日1%相比于改用低浓度糖皮质激素，如每日0.1% FML

缩写：FML. 氟米龙；MRx. 显性折射；OCT. 光学相干断层扫描

和白内障情况无异常的前提下，长期使用低浓度糖皮质激素可提高植片存活率。据研究，DMEK 的排斥率低于 DSAEK，因此，低浓度糖皮质激素药物[72]可用于 DMEK 术后初期及长期管理。

通常，我们建议患者在术后 1 年内规律随诊，术后 1 天，1 周，1 个月和 3 个月及之后每 3 个月 1 次。根据不同患者的情况，随诊时间也会有所变化。初期（术后 1 天和 1 周）术后随诊，主要关注植片 – 植床接合面是否有积液，以确认植片附着完好。之后的随诊，应主要关注角膜水肿是否消除，且由于糖皮质激素使用 3 周后眼压可能升高，因而眼压检查也是必不可少的。

4.5 术后效果

EK 术后的屈光变化和最终视力与植片厚度轻度相关，植片越薄，效果越好。

4.5.1 屈光效果

通常情况下，DSAEK 术后视力 4~6 周后会随着角膜水肿的消除逐渐改善；因此，如果 6 周后 2 次复查的屈光情况都比较稳定，就可以进行验光配镜。然而，在确定配镜前应与患者充分沟通，视力情况可能会随着时间的推移因为角膜重塑而发生一些改变，超过 80% 的患者 6 个月后视力仍会继续改善，达到 20/40 甚至更好。但这种改善可能是很微小的，也可能是非常明显的，这种变化甚至可以持续 3 年之久[73]。

DMEK 术后 6 个月，98% 的患者视力超过 20/40，79% 的患者超过 20/25[74]。12 个月后，41% 的患者最佳矫正远视力（Distance-Corrected Visual Acuity, DCVA）超过 20/20，80% 的患者 DCVA 超过 20/25，98% 的患者 DCVA 超过 20/30[75]。DMEK 术后患者在 3 个月左右屈光情况趋于稳定，较 DSAEK 更早[74]。

有许多报道针对术前和 / 或术后供体植片厚度与术后效果之间的关系尚存在争议[76-80]，这些报道的植片厚度多超过 130μm（术前测量厚度超过 145μm，术后测量厚度超过 142μm）。当我们对术前植片厚度低于 125μm 的病例进行单独分析时，术后视力更好的患者占比更高，他们也拥有更好的术后视力效果[24, 76, 79, 81]。在一些只关于超薄植片移植病例研究结果报道，但这些报道的结果仍然是相互矛盾的。部分角膜植片厚度低于 130μm 的患者视力结果和植片脱离率有显著改善[82, 83]，其余患者的结果显示这二者之间并无显著相关性[10, 84, 85]。目前所得到的证据不足以论证植片厚度，特别是厚度小于 130μm 的植片与术后视力之间的关系，也没有研究能够提供可靠的数据和统计分析来证明或否定这一关系[86]。

EK 术后会恢复角膜内皮细胞"泵"功能使角膜恢复一定程度脱水态而使角膜透明，通常发生在术后 1 个月[11, 80, 85, 87, 88]。这会导致术后角膜光散射减弱，尤其是在上皮下表面和植片 – 植床接合面，可能是视力提高的主要原因。植片厚度与角膜脱水态程度并无直接关联，然而，角膜植片越薄，术后植片的厚度会越快趋于稳定[88, 89]。不同类型 EK 的预后差异，似乎取决于这个脱水态恢复周期，DMEK、UT-DSAEK 和 DSAEK 可以更快获得较好的预后视力。术后 6 个月，DCVA 超过 20/20 的患者，DMEK 为 42%、UT-DSAEK 为 26%、DSAEK 为 11.1%（图 4.5a）。术后同期，高达 91% 的 DMEK 患者 DCVA 超过 20/30，95% 的 DSAEK UT-DSAEK 患者的 DCVA 超过 20/40（图 4.5b）。术后 1 年，DMEK 患者 DCVA 达 20/20 的比例保持稳定，80% 的患者 DCVA 达到 20/25，98% 的患者 DCVA 达到 20/30[75]。同期术后，29% 的 UT-DSAEK 患者和 14% 的 DSAEK 患者的 DCVA 达到 20/20[29, 73]。然而，术后 2 年，DSAEK 与 UT-DSAEK 之间的差距缩小，34% 的 DSAEK 患者和 48.8% 的 UT-DSAEK 患者的视力超过 20/20[29, 73]。

EK 术后有一个远视漂移过程[90-92]。这可能与组织结构和角膜植片因外周厚度增加导致的负透镜效应有关。在相关分析中，植片中心较厚、植片直径较大、负性曲率剖面都会导致较高的折射率偏移，尤其是在植片较厚和负性曲率剖面结合时，这种相关性更强。角膜内皮修复到一定程度时，便会发生这种远视漂移。DSAEK 术后，漂移平均值为 +1.1D（范围：+0.7~+1.5D）[90]。UT-DSAEK 术后，使用微型角膜刀单次切削情况下[88]，该漂移减小到 +0.85D（范围：-4.50~+3.25D），使用微型角膜刀二次切削情况下为 +0.78D（范围：+0~+3.25D）[29]。DMEK 术后也会有远视漂移，但明显降低，为 +0.24D（-1.50~+2.25D）[75]。

尽管不同方式的 EK 术后，角膜前表面地形图

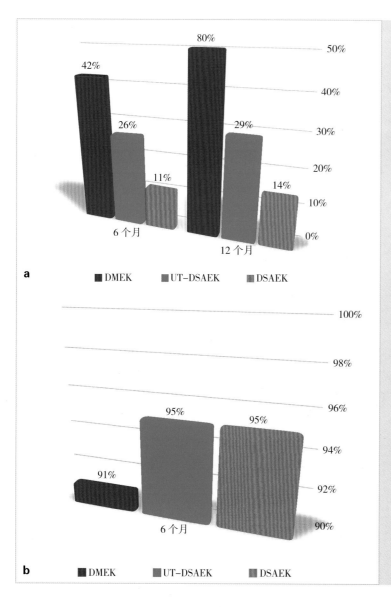

图 4.5 不同 EK 术后 DCVA 情况。术后 6 个月 DCVA 超过（a）20/20 和（b）20/40 的患者百分比，（a）术后 12 个月 DCVA 超过 20/20 的患者百分比。DCVA. 最佳矫正远视力；DMEK. 后弹力层角膜内皮移植术；DSAEK. 自动取材后弹力层剥除角膜内皮移植术；EK. 角膜内皮移植术；UT-DSAEK. 超薄自动取材后弹力层剥除角膜内皮移植术

并无显著差异[13、25、81]。但 DSAEK[11、13、83、92、93] 和 DMEK[89] 术后，角膜后表面 HOA 均会变大，DMEK 术后变化相对较小。UT-DSAEK 术后，HOAs 的变化并无相关研究。

4.5.2 内皮细胞丢失

DSAEK 和 DMEK 术后前 6 个月[75、79]，内皮细胞的密度会逐渐降低[94-96]。EK 术后内皮细胞丢失的主要原因是术中对植片操作过度。EK 供体植片制备的过程中逐渐运用了一些新技术，如微型角膜刀、飞秒激光等，减少了植片马蹄形撕裂的发生[97]，降低了内皮细胞的丢失率。眼库的技术人员会采用标准化方式采集植片，因而其提供的植片内皮细胞较为稳定。

据研究结果显示，DSAEK 术后内皮细胞丢失率较 DMEK 更高。DSAEK 术后 6 个月内皮细胞丢失率为 25%~54%，1 年时为 24%~61%，5 年时为 53%[1、90、96、98]，而 DMEK 术后 6 个月时为 27%~47%[99]，1 年时为 27%，5 年时为 39%[100]。内皮细胞丢失的程度与供者的年龄、性别或诊断无关，也与植片采集 - 植入或植片采集 - 保存的时长无关。内皮细胞丢失程度与供体内皮细胞计数情况的相关性尚有争议，术后 5 年的细胞计数中，这种相关性似乎更为明显[100、101]。在大多数情况下，植片可以保存多年，内皮细胞丢失的情况并不会影响植片的功能。然而，当内皮细胞密度降低到临界阈值以下时，角膜水肿和视力下降的情况便会出现。

4.6 术后并发症

表 4.4 列出了最常见的术后并发症和基本处理方案。早期最常见的并发症包括瞳孔阻滞、层间积液、植片脱位、免疫排斥反应、植片衰竭和植片 - 植床接合面上皮向内生长。

4.6.1 瞳孔阻滞

瞳孔前大气泡或空气进入虹膜后阻塞了房水流动，会导致瞳孔阻滞，这是 DSAEK 手术后可能发生的最具潜在破坏性的并发症之一（图 4.6）。后续的前房狭窄可导致虹膜 - 角膜相贴，并发急性闭角型青光眼和周边虹膜前粘连，从而引发长时间的眼压升高，造成不可逆的视神经损伤。

对患者和家属进行瞳孔阻滞知识宣教，要求他们一旦有任何症状发生时，即刻联系医生随诊。确诊瞳孔阻滞后，应立刻重新散瞳，并将患者置于仰卧位，尝试将空气移至前房并解除阻滞。如果保守治疗无效，应立即手术行气体交换。

4.6.2 层间积液

层间积液多发于术后早期，使用裂隙灯检查时会看到一条细光带。层间积液通常伴有受体眼角膜基质水肿，如果角膜持续水肿，且无明显层间积液，可使用 AS-OCT 辅助诊断并确定积液量（植片 - 植床接合面层间积液量很难在临床上评估）。

据研究结果显示，植片 - 植床接触面中残留的黏弹剂会在层间形成网状混浊（图 4.7a），通常情况下术后会自行消失，不影响视力[102]，但偶尔也会很

表 4.4 DSAEK 术后常见并发症

术后 1 周	术后 1 个月	术后 6 个月
• 瞳孔阻塞（通常是术后第一天） • 界面液体 • 植片脱位	• 糖皮质激素反应引起的高眼压 • 原发性移植物失败：尽管植片附着，但角膜混浊 • 上皮细胞向下生长	• 免疫移植排斥 • 继发性植片衰竭：内皮细胞失代偿或由于免疫排斥反应 • 上皮细胞向下生长

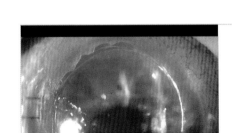
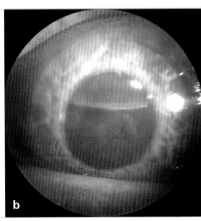

图 4.6 DSAEK 术后（a）前部和（b）后部瞳孔阻滞。DSAEK. 自动取材后弹力层剥除角膜内皮移植术

明显影响视力（图 4.7b，c）[103, 104]。iOCT 显示的层间间隙积液与层间结构混浊、术后植片 – 植床间隙闭合有关[54]。因此，在植入供体植片之前进行彻底的冲洗和抽吸去除黏弹剂，对保证植片附着至关重要。

层间积液可以自行消失，严格控制眼压，必要时采用俯卧位[49]。尽管借助一些技术，如在裂隙灯下使用排气切口，可去除层间积液[105]，但大多数医生更倾向于继续观察，以期植片自发性再附着。如植片确实无法自行再附着，此时必须手术再次注入气泡。

再次注入气泡可以在多种情况下进行，如裂隙灯下、无菌的操作室里，或手术室里。根据最近的研究显示，裂隙灯下使用静脉注射延长导管再次注入气泡进行前方充气，更符合人体工程学，患者术中舒适度更高[106]。无论采用何种技术，多数情况下再次注入气泡都能成功地将植片复位，多数植片仍然保持附着[107]。一定要注意的是，前房有多个泡（"鱼卵"）时，会造成一定的内皮细胞损伤，所以再次注入时应仅注入一个大气泡。如果气泡再次注入失败，可以重复进行，如出现反复失败，应考虑再次行 EK。重复移植也需要清除功能障碍的角膜植床组织，这些组织可能会干扰植片的再附着。

4.6.3 植片脱位

植片脱位（图 4.8a）和植片脱离（图 4.8b，c）是最常见的 DSAEK 和 DMEK 术后并发症[55, 107, 108]。普遍原因是层间积液或黏弹剂和后弹力层残留。其他导致植片脱位的原因有揉眼、未遵医嘱保持仰卧位、眼压异常、高眼压和低眼压[49]。

尽管我们在术中会采用一些方式试图保证植片最大限度附着，但植片或植床固有的风险因素尚未明确[101, 109]，植片脱位仍可能发生。在大量 DSAEK 病例中，因术中采用的植片附着方式及术者的专业水平不同，术后植片脱离和脱位的发生率分别为 2% 和 58%~82%[6, 90, 107, 109, 110]。在发表的病例报告中，UT-DSAEK 术后植片脱离和脱位的发生率为 4%~5%[8, 29, 88]，DMEK 的范围变化较大，为 4%~40%，这可能与术者的学习曲线、手术操作[28, 111-113] 和大量的部分脱位有关[47, 111, 113, 114]。

再次注入空气（或再次注入气泡）可解决大部分的脱位情况，在大量的病例研究和综合分析中，DSAEK 术后脱位率较高，为 35%[68, 90, 115]，UT-DSAEK 术后 3.9%[29]，DMEK 术后可高达 62%（图 4.9）[47, 75, 115]。

相比之下，DMEK 患者的植片脱位率高达 34.6%[99] 和 62%[75]。这些脱位大多发生于植片周围，脱位部分小于 1/3，只有少数病例会完全脱离。AS-OCT 可以很好地观察植片的附着情况，特别是在术后 1h 内。术后 1h 植片完全附着或植片脱位少于 1/3，术后 1

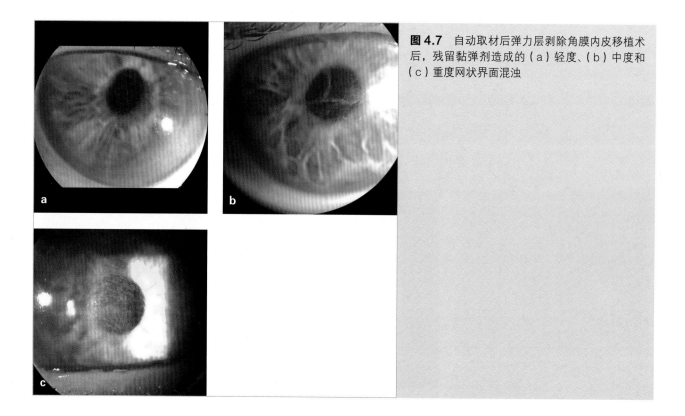

图 4.7 自动取材后弹力层剥除角膜内皮移植术后，残留黏弹剂造成的（a）轻度、（b）中度和（c）重度网状界面混浊

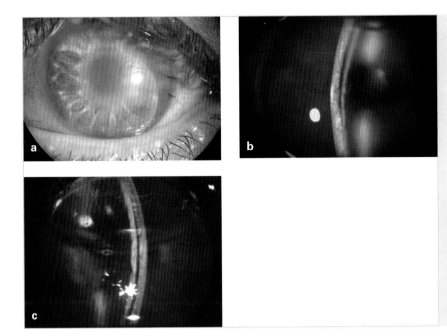

图4.8 自动取材后弹力层剥除角膜内皮移植术后（a）植片脱位、（b）晶状体部分脱位和（c）晶状体全脱位

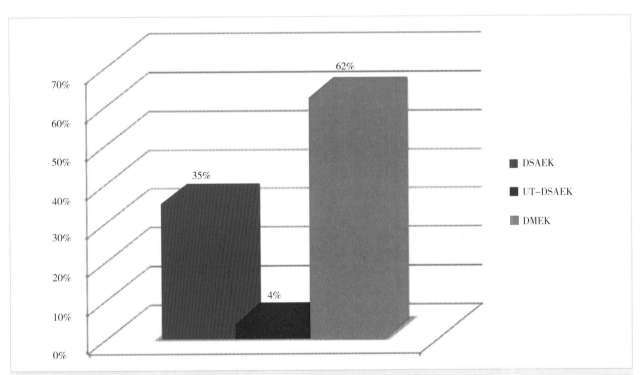

图4.9 病例研究报告中显示的不同 EK 术后再次注入气泡的比例。DSAEK. 自动取材后弹力层剥除角膜内皮移植术；UT–DSAEK. 超薄自动取材后弹力层剥除角膜内皮移植术；DMEK. 后弹力层角膜内皮移植术

周植片完全附着的患者，术后 6 个月后植片附着情况都基本较好[116]。

植片脱离时必须在裂隙灯下仔细检查，确定植片的位置。如果观察不到，可用台盼蓝对 DMEK 植片进行染色。如果植片不在前房，它可能已经掉入后极，此时必须充分散瞳，嘱患者俯卧位，使植片进入前房。处理这类患者时，一定要对前房深度、虹膜位置和残余气泡量进行评估。

一旦确定植片脱离，医生应与患者协商后续处理方案，根据具体情况决定再次注入气泡，还是继续观察以期会自发性再附着。也有报道指出，在 DSAEK 术后植片完全脱离并脱位到后极，在持续俯卧位后完全复位[117]。

4.6.4 移植失败

表 4.5 汇总了两种类型——原发性和继发性移植失败的特点对比总结。内容包含其频率、病因、临床表现、处理方法、可影响因素和术后视力效果。

原发性移植失败

原发性移植失败（图 4.10）是指无论植片是否脱离，因持续的角膜内皮失代偿导致术后角膜水肿无法吸收。根据眼库协会的说法，如果符合以下 3 个标准，则原发性移植失败"理论上可能"归因于生物组织功能障碍：手术时出现角膜水肿且 8 周后仍未吸收，没有已知的术中并发症或术后并发症，没有可以解释这种生物功能障碍的受体因素。手术创伤和过度植片操作导致的内皮细胞丢失或失代偿，即"医源性移植失败"是 DMEK 失败的常见原因。适当的植入切口大小（5mm）、尽量减少对植片的操作、避免植片创伤性植入，可以降低原发性移植失败的风险。

标准 DSAEK 术后原发性移植失败的发生率为 0.86%~5%[90, 118, 119]，UT-DSAEK 术后原发性移植失败的发生率为 0.76%~1.4%[29, 88]，DMEK 术后原发性移植失败的发生率为 4%~8%[75, 114]，后者可能是由于植片操作的复杂性而导致的医源性失败[120]。

大多数情况下，对失败的 DSAEK 植片进行组织病理学研究显示，这些植片的内皮细胞有显著减少、基质层侧或内皮侧有残留物质、受体植床后弹力层残留、偏心环钻后出现全厚层角膜植床[121, 122]。在电子显微镜下观察 DMEK 失败的植片，常见内皮细胞密度降低和后弹力层增厚，并伴有异常的弥漫性内含物。这表明，所有 EK 病例原发性移植失败的主要原因与手术、植片操作及移植前可能存在的内皮细胞功能障碍有关[120]。

继发性移植失败

有研究显示，继发性移植失败（图 4.11）患者，在术后初期确有视力恢复和角膜水肿改善，但之后会出现内皮细胞失代偿，DSAEK 术后患者的继发性移植失败率高达 3.5%[119, 123]，DMEK 术后 1 年的患者继发性移植失败率达 0.7%[75]。

总的来说，DSAEK 术后 5 年植片的平均存活率，无青光眼患者为 94%，在既往接受过药物治疗的青光眼患者中为 93%，在既往接受滤过手术的患者中为 40%[98]。DSAEK 术后内皮细胞丢失和 DMEK 患者免疫排斥反应是继发性移植失败的共同特征[75]。

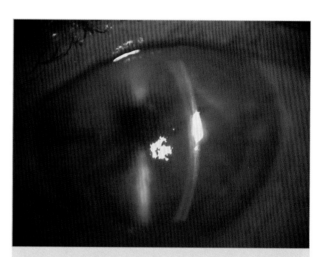

图 4.10 术后 3 个月诊断原发性植片衰竭（眼库使用 L 标记）

表 4.5 原发性和继发性 DSAEK 移植失败的特点

	原发性	继发性
病理学	内皮细胞衰竭	免疫排斥反应 尽管移植了清晰的角膜，但仍不能改善视力（无临床表现）
发病率	DSAEK：5% DMEK：8%	1 年免疫移植排斥反应： DSAEK：4%~9%；DMEK：0.7%~5% 视力情况无改善：DSAEK：2.3%
临床表现	症状：无痛。术后视力无改善 效果：术后角膜水肿无法吸收。基质水肿，基质褶皱，植片附着	症状：疼痛、刺激、畏光、视力下降 效果：免疫排斥反应：角质后沉着物，基质水肿，基质褶皱，前房炎症
治疗	再次手术	外用糖皮质激素积极治疗：1% 醋酸泼尼松龙，每小时 1 次，见效后逐渐减量，每月减少 1 次。如果排斥反应发展到移植失败，再次手术

缩写：DSAEK. 自动取材后弹力层剥除角膜内皮移植术；DMEK. 后弹力层角膜内皮移植术

对 DSAEK 移植失败的植片进行病理组织学检查，大部分都会出现下列情况：基质层或内皮细胞层细胞减少（图 4.12）、永存胚胎样后弹力层、后弹力层碎片残留、部分植片后弹力层脱落、植片 – 植床接合面积液、角膜后纤维膜出现、上皮下生长及植片环钻偏心[124, 125]。相比之下，DMEK 移植失败的植片大多会显示内皮细胞层丢失，值得注意的是，倒置的植片中，不仅内皮细胞层保持完整，而且内皮细胞中似乎有一些代谢活动[126]。

DSAEK 移植失败的处理是一个反复的过程，或者采用与上一次相同的方式再次手术（除后弹力层剥除外），或者进行其他 EK 手术，这种情况下需要用 Terry 刮除刀仔细去除周围基质，DSAEK 术中彻底清除层间空气和液体。术后管理也与之前的方式相同，最初的 2~3 个月严格局部使用糖皮质激素治疗，然后逐月减量，必要时长期局部使用低浓度糖皮质激素。

4.6.5　植片免疫排斥反应

移植术后免疫排斥反应发生率 UT-DSAEK 为 2.1%[29]，DSAEK 为 7.6%[127]，排斥反应发生率降低可能是由于植片基质组织减少，基质组织相关的抗原负荷降低，免疫反应随之下降所致。据研究结果显示，DMEK 术后 6 个月时无免疫排斥反应，1 年和 2 年后排斥反应发生率为 0.7%~0.8%[115, 128]，这些数据

也进一步印证了此理论。

与 DSAEK 相比，UT-DSAEK 术后 12 个月和 24 个月的 Kaplan-Meier 预测排异率较低（图 4.13）[29, 70, 115, 129]，PK 术后第一和第二年，预测排异风险分别为 5%~14% 和 15%~29%[115, 123, 129-131]。与之相比，DMEK 后移植免疫排斥反应的预测概率更低，术后第一年和第二年均为 1%[49, 115]，从免疫反应的角度来看，这为移植前高风险患者或移植免疫排斥反应患者提供了一个更好的选择方向。强化局部糖皮质激素使用仍然是移植免疫排斥反应的标准治疗方法，据研究结果显示，采用上述任何一种治疗方法，术后 6 个月 73.3%~94% 的患者移植排斥反应均得到改善[70, 129]。

术后排斥反应的总风险会随着时间的推移而增加，从第一年的 6% 增加到第二年的 14%，继而增加到第三年的 22%[70, 94, 138]。据报道，非洲裔美国人、年轻患者、诊断非 Fuchs 角膜内皮营养不良的患者、有青光眼病史和既往青光眼手术史的患者，其排斥反应风险更高[70, 119]。然而，突然停止使用糖皮质激素治疗是排斥反应发生的最常见原因[70]。

DSAEK 术后免疫排斥率为 4%~9%[1, 70, 94, 127, 133, 134]。UT-DSAEK 和 DMEK 等使用较薄植片的 EK 术后，排斥率更低[29, 135]，由于移植的基质组织较少，DMEK 后排斥率为 0.7%~5.1%[75, 99, 115]。

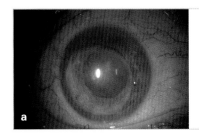
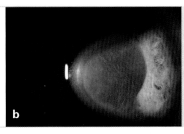

图 4.11　（a，b）继发性移植失败

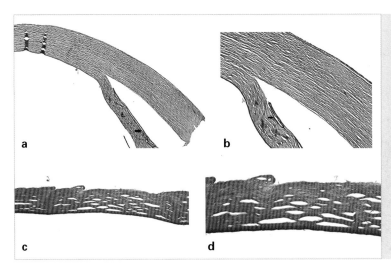

图 4.12　自动取材后弹力层剥除角膜内皮移植术失败的植片（a）10×，（b）25×，（c）40×和（d）100×

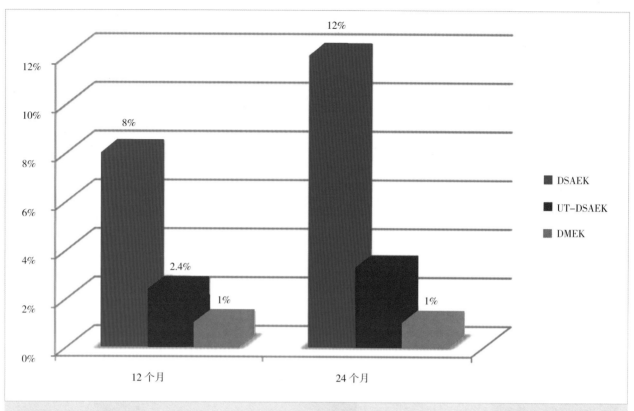

图 4.13 Kaplan Meier 预测 DSAEK129，UT–DSAEK132 和 DMEK115 术后 1 年和 2 年的排斥率。DMEK. 后弹力层角膜内皮移植术；DSAEK. 自动取材后弹力层剥除角膜内皮移植术；UT–DSAEK. 超薄自动取材后弹力层剥除角膜内皮移植术

　　一定要对术后患者和家属进行排斥反应的知识宣教，告知他们一旦有任何症状即刻联系医生随诊，早期积极的治疗能增加植片恢复的机会。常见的排斥反应症状包括视力下降、眼表充血、畏光和疼痛。裂隙灯下可见弥漫性角膜后沉着物（图 4.14），偶尔

表现为角膜内皮排斥线、角膜水肿伴基质皱襞、前房浮游细胞和结膜充血[70]。

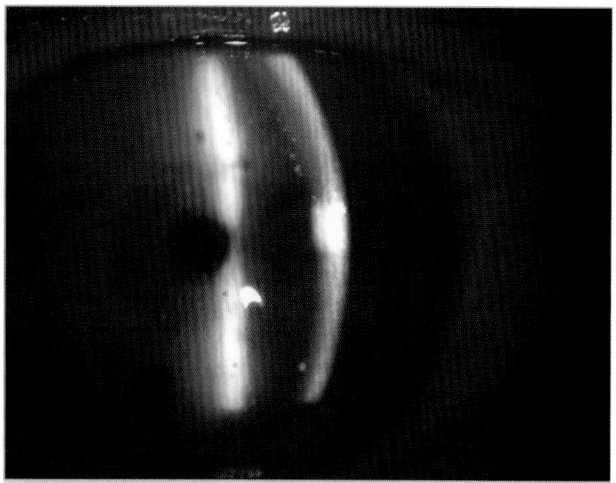

　　植片排斥反应应积极治疗，频繁局部使用糖皮质激素，如每小时 1% 醋酸泼尼松龙或每日 4~6 次二氟泼尼酯。此外，在顽固性病例中，可以考虑口服 4mg 糖皮质激素或结膜下注射曲安奈德。

　　在急性排斥反应治疗期间，必须持续评估 IOP，高剂量使用糖皮质激素导致的 IOP 升高情况很常见。一旦最初的排斥反应消除，应继续长期使用微量糖皮质激素，以防突然停药发生排斥反应。

4.6.6　上皮细胞向下生长

　　在供体植片植入时，将受体上皮细胞带入前房，或偏心环钻后植入了残留上皮细胞的供体植片（图 4.15a）[136]，或受体上皮细胞（一般情况下源于角膜上皮，但也可能源于结膜上皮[124]）的迁移。

　　受体上皮可能是通过结构不良或闭合不良的伤口破坏性迁移生长。结构性破坏可能是由于玻璃体脱垂、虹膜脱垂、角膜切口内上皮碎片或通气切口的上皮碎片（图 4.15b）而造成。DSAEK 基质穿刺是可能导致上皮生长的危险因素[137]，因此大部分术者

图 4.14 自动取材后弹力层剥除角膜内皮移植术后排斥反应伴弥漫性角膜后沉着物

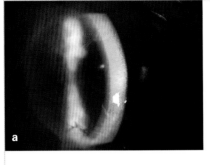
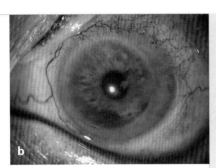
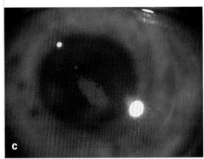

图 4.15　自动取材后弹力层剥除角膜内皮移植术中，由于（a）完整的外周环钻、（b）伤口豁开和（c）偶尔形成上皮细胞株，上皮细胞向下生长

不会使用基质穿刺的方式处理基质积液。

上皮细胞向下生长可在基质层面出现不规则的扁平混浊。上皮细胞株融合为均匀的白色，边界清晰（图 4.15c）。如果患者没有症状，无须立即手术。不影响视轴的外周上皮细胞株可以密切监测其发展。一些研究报告显示，对顽固性、复发性病例，静脉注射 0.1mL 5- 氟嘧啶（400μg/mL）和氩激光治疗可消除，改善层间混浊[136, 138]。此外，必要时可重复行 EK。

4.6.7　层间混浊和不规则

与 DMEK 相比，DSAEK 最大的挑战之一是如何获得良好的术后裸眼视力和视觉质量。植片 - 植床接合面的瘢痕和不规则可导致接合面混浊，从而影响视觉质量[103]。

除植片制备导致的不规则外，植床后弹力层并未完全剥除是另一个导致术后界面混浊和不规则的原因，它会诱发散光，干扰植片的完全附着。

层间混浊初期应继续观察，多数情况下会自愈或持续存在，但不影响最终的视力。然而，如果因层间混浊或视轴上植片褶皱而导致视力受限，可对此类患者进行二次 DSAEK 手术，以获得良好的效果。

4.6.8　后表面散光

由于 EK 消除了角膜缝线导致的不规则散光，所以术后因角膜前表面不规则而诱发散光的情况明显减少，相比于 PK，是 EK 最大的优点之一。DSAEK 术后角膜前表面曲率相对保持稳定；然而，当供体植片植入受体角膜时，角膜后表面曲率发生了巨大的变化。DSAEK 植片通常会导致 0.8D~1.5D 的远视漂移[6, 110, 135]，术后最终视力差或视力恢复相对缓慢，也可能与供体植片的不规则和后表面散光有关。对此我们引入了一系列技术革新，如 UT-DSAEK、PDEK 和 DMEK 等，以求更快地恢复视力并改善视觉效果[103, 135]。与 DSAEK 和 PK 相比，DMEK 术后 HOA 明显减少[13]。

植片位于视轴上有明显褶皱的患者，会出现视物变形。这些患者通常在二次 DSAEK 或 DMEK 术后效果良好[119]。

4.7　二次 DSAEK

根据 Letko 等的研究报告显示，二次 DSAEK 手术的患者中，76% 是由于术后视力不满意（尽管在检查中没有其他角膜异常），而 24% 是由于内皮细胞失代偿和角膜水肿[119]。

无论因何种原因选择二次 DSAEK，97% 的患者术后视力较好；大多数没有临床表现但因视力不满意的患者，二次 DSAEK 后视力得到了明显改善，而由于内皮细胞失代偿导致移植失败的患者，二次 DSAEK 后，基本上 100% 的病例视力均可恢复[119]。

4.8 结论

随着 EK 的发展，使角膜移植领域发生了革命性的变化，为那些角膜病变仅发生于内皮的患者提供了一种微创的移植方案。尽管有些研究结果会相互矛盾，但植片厚度确实会影响术后效果和免疫排斥反应的发生，DMEK 这类更薄植片移植术，通常术后效果更好，排斥风险更低。但 DMEK 学习曲线较长，术中展开植片时需要特定条件，很少医生可以熟练掌握此技术。因而，对于患者来说，DSAEK 仍然是一个可靠的选择，大多数术者会采用这种标准 EK 方式进行手术。

参考文献

[1] Price MO, Gorovoy M, Price FW, Jr, Benetz BA, Menegay HJ, Lass JH. Descemet's stripping automated endothelial keratoplasty: three-year graft and endothelial cell survival compared with penetrating keratoplasty. Ophthalmology 2013;120(2):246–251.

[2] Tillett CW. Posterior lamellar keratoplasty. Am J Ophthalmol. 1956;41(3): 530–533.

[3] Melles GR, Eggink FA, Lander F, et al. A surgical technique for posterior lamellar keratoplasty. Cornea 1998;17(6):618–626.

[4] Terry MA, Ousley PJ. Deep lamellar endothelial keratoplasty in the first United States patients: early clinical results. Cornea 2001;20(3):239–243.

[5] Melles GR, Wijdh RH, Nieuwendaal CP. A technique to excise the descemet membrane from a recipient cornea (descemetorhexis). Cornea 2004;23(3):286–288.

[6] Gorovoy MS. Descemet-stripping automated endothelial keratoplasty. Cornea 2006;25(8):886–889.

[7] Melles GR, Ong TS, Ververs B, van der Wees J. Descemet membrane endothelial keratoplasty (DMEK). Cornea 2006;25(8):987–990.

[8] Busin M, Patel AK, Scorcia V, Ponzin D. Microkeratome-assisted preparation of ultrathin grafts for descemet stripping automated endothelial keratoplasty. Invest Ophthalmol Vis Sci 2012;53(1):521–524.

[9] Chen ES, Shamie N, Terry MA. Descemet-stripping endothelial keratoplasty: improvement in vision following replacement of a healthy endothelial graft. J Cataract Refract Surg 2008;34(6):1044–1046.

[10] Chen ES, Shamie N, Terry MA, Hoar KL. Endothelial keratoplasty: improvement of vision after healthy donor tissue exchange. Cornea 2008;27(3):279–282.

[11] Hindman HB, Huxlin KR, Pantanelli SM, et al. Post-DSAEK optical changes: a comprehensive prospective analysis on the role of ocular wavefront aberrations, haze, and corneal thickness. Cornea 2013;32(12):1567–1577.

[12] Koenig SB, Covert DJ, Dupps WJ, Jr, Meisler DM. Visual acuity, refractive error, and endothelial cell density six months after Descemet stripping and automated endothelial keratoplasty (DSAEK). Cornea 2007;26(6):670–674.

[13] Rudolph M, Laaser K, Bachmann BO, Cursiefen C, Epstein D, Kruse FE. Corneal higher-order aberrations after Descemet's membrane endothelial keratoplasty. Ophthalmology 2012;119(3):528–535.

[14] Muftuoglu O, Prasher P, Bowman RW, McCulley JP, Mootha VV. Corneal higher-order aberrations after Descemet's stripping automated endothelial keratoplasty. Ophthalmology 2010;117(5):878–884.e6.

[15] Price MO, Price FW, Jr. Descemet's stripping with endothelial keratoplasty: comparative outcomes with microkeratome-dissected and manually dissected donor tissue. Ophthalmology 2006;113(11):1936–1942.

[16] Rose L, Briceño CA, Stark WJ, Gloria DG, Jun AS. Assessment of eye bankprepared posterior lamellar corneal tissue for endothelial keratoplasty. Ophthalmology 2008;115(2):279–286.

[17] Price MO, Baig KM, Brubaker JW, Price FW, Jr. Randomized, prospective comparison of precut vs surgeon-dissected grafts for descemet stripping automated endothelial keratoplasty. Am J Ophthalmol 2008;146(1):36–41.

[18] Chen ES, Terry MA, Shamie N, Hoar KL, Friend DJ. Precut tissue in Descemet's stripping automated endothelial keratoplasty donor characteristics and early postoperative complications. Ophthalmology 2008;115(3):497–502.

[19] Terry MA. Endothelial keratoplasty: a comparison of complication rates and endothelial survival between precut tissue and surgeon-cut tissue by a single DSAEK surgeon. Trans Am Ophthalmol Soc 2009;107:184–191.

[20] Thomas PB, Mukherjee AN, O'Donovan D, Rajan MS. Preconditioned donor corneal thickness for microthin endothelial keratoplasty. Cornea 2013; 32(7):e173–e178.

[21] Nahum Y, Leon P, Busin M. Postoperative graft thickness obtained with single-pass microkeratome-assisted ultrathin Descemet stripping automated endothelial keratoplasty. Cornea 2015;34(11):1362–1364.

[22] Villarrubia A, Cano-Ortiz A. Development of a nomogram to achieve ultrathin donor corneal disks for Descemet-stripping automated endothelial keratoplasty. J Cataract Refract Surg 2015;41(1):146–151.

[23] Sikder S, Nordgren RN, Neravetla SR, Moshirfar M. Ultra-thin donor tissue preparation for endothelial keratoplasty with a double-pass microkeratome. Am J Ophthalmol 2011;152(2):202–208.e2.

[24] Nieuwendaal CP, van Velthoven ME, Biallosterski C, et al. Thickness measurements of donor posterior disks after descemet stripping endothelial keratoplasty with anterior segment optical coherence tomography. Cornea 2009;28(3):298–303.

[25] Dupps WJ, Jr, Qian Y, Meisler DM. Multivariate model of refractive shift in Descemet-stripping automated endothelial keratoplasty. J Cataract Refract Surg 2008;34(4):578–584.

[26] Choulakian MY, Li JY, Ramos S, Mannis MJ. Single-pass microkeratome system for eye bank DSAEK tissue preparation: is stromal bed thickness predictable and reproducible? Cornea 2016;35(1):95–99.

[27] Terry MA. Endothelial keratoplasty: why aren't we all doing Descemet membrane endothelial keratoplasty? Cornea 2012;31(5):469–471.

[28] Dapena I, Ham L, Droutsas K, van Dijk K, Moutsouris K, Melles GR. Learning curve in Descemet's membrane endothelial keratoplasty: first series of 135 consecutive cases. Ophthalmology 2011;118(11):2147–2154.

[29] Busin M, Madi S, Santorum P, Scorcia V, Beltz J. Ultrathin descemet's stripping automated endothelial keratoplasty with the microkeratome double-pass technique: two-year outcomes. Ophthalmology 2013;120(6):1186–1194.

[30] Woodward MA, Titus MS, Shtein RM. Effect of microkeratome pass on tissue processing for Descemet stripping automated endothelial keratoplasty. Cornea 2014;33(5):507–509.

[31] Heinzelmann S, Maier P, Bohringer D, Auw-Hadrich C, Reinhard T. Visual outcome and histological findings following femtosecond laser-assisted versus microkeratome-assisted DSAEK. Graefe's archive for clinical and experimental ophthalmology/Albrecht Von Graefes Arch Klin Exp Ophthalmol 2013;251(8):1979–1985.

[32] Vetter JM, Butsch C, Faust M, et al. Irregularity of the posterior corneal surface after curved interface femtosecond laser-assisted versus microkeratome-assisted descemet stripping automated endothelial keratoplasty. Cornea 2013;32(2):118–124.

[33] Soong HK, Mian S, Abbasi O, Juhasz T. Femtosecond laser-assisted posterior lamellar keratoplasty: initial studies of surgical technique in eye bank eyes. Ophthalmology 2005;112(1):44–49.

[34] Phillips PM, Phillips LJ, Saad HA, et al. "Ultrathin" DSAEK tissue prepared with a low-pulse energy, high-frequency femtosecond laser. Cornea 2013;32(1):81–86.

[35] Bernard A, He Z, Gauthier AS, et al. Femtosecond laser cutting of endothelial grafts: comparison of endothelial and epithelial applanation. Cornea 2015;34(2):209–217.

[36] Cheng YY, Schouten JS, Tahzib NG, et al. Efficacy and safety of femtosecond laser-assisted corneal endothelial keratoplasty: a randomized multicenter clinical trial. Transplantation 2009;88(11):1294–1302.

[37] Feng Y, Qu HQ, Ren J, Prahs P, Hong J. Corneal endothelial cell loss in femtosecond laser-assisted Descemet's stripping automated endothelial keratoplasty: A 12-month follow-up study. Chin Med J (Engl) 2017;130(24):2927–2932.

[38] Ivarsen A, Hjortdal J. Clinical outcome of Descemet's stripping endothelial keratoplasty with femtosecond laser-prepared grafts. Acta Ophthalmol 2018;96(5):e655–e656.

[39] Mootha VV, Heck E, Verity SM, et al. Comparative study of descemet stripping automated endothelial keratoplasty donor preparation by Moria CBm microkeratome, horizon microkeratome, and Intralase FS60. Cornea 2011;30(3):320–324.

[40] Jones YJ, Goins KM, Sutphin JE, Mullins R, Skeie JM. Comparison of the femtosecond laser (IntraLase) versus manual microkeratome (Moria ALTK) in dissection of the donor in endothelial keratoplasty: initial study in eye bank eyes. Cornea 2008;27(1):88–93.

[41] Liu YC, Teo EP, Adnan KB, et al. Endothelial approach ultrathin corneal grafts prepared by femtosecond laser for descemet stripping endothelial keratoplasty. Invest Ophthalmol Vis Sci 2014;55(12):8393–8401.

[42] Price MO, Bidros M, Gorovoy M, et al. Effect of incision width on graft survival and endothelial cell loss after Descemet stripping automated endothelial keratoplasty. Cornea 2010;29(5):523–527.

[43] Terry MA, Saad HA, Shamie N, et al. Endothelial keratoplasty: the influence of insertion techniques and incision size on donor endothelial survival. Cornea 2009;28(1):24–31.

[44] Pilger D, von Sonnleithner C, Bertelmann E, Joussen AM, Torun N. Femtosecond laser-assisted descemetorhexis: a novel technique in Descemet membrane endothelial keratoplasty. Cornea 2016;35(10):1274–1278.

[45] Einan-Lifshitz A, Sorkin N, Boutin T, et al. Comparison of femtosecond laser-enabled descemetorhexis and manual descemetorhexis in Descemet membrane endothelial keratoplasty. Cornea 2017;36(7):767–770.

[46] Einan-Lifshitz A, Sorkin N, Boutin T, et al. Descemet membrane endothelial keratoplasty for failed deep anterior lamellar keratoplasty: a case series. Cornea 2018;37(6):682–686.

[47] Price MO, Giebel AW, Fairchild KM, Price FW, Jr. Descemet's membrane endothelial keratoplasty: prospective multicenter study of visual and refractive outcomes and endothelial survival. Ophthalmology 2009;116(12):2361–2368.

[48] Terry MA, Hoar KL, Wall J, Ousley P. Histology of dislocations in endothelial keratoplasty (DSEK and DLEK): a laboratory-based, surgical solution to dislocation in 100 consecutive DSEK cases. Cornea 2006;25(8):926–932.

[49] Hayes DD, Shih CY, Shamie N, et al. Spontaneous reattachment of Descemet stripping automated endothelial keratoplasty lenticles: a case series of 12 patients. Am J Ophthalmol 2010;150(6):790–797.

[50] Kaiserman I, Bahar I, McAllum P, Slomovic AR, Rootman DS. Suture-assisted vs forceps-assisted insertion of the donor lenticula during Descemet stripping automated endothelial keratoplasty. Am J Ophthalmol 2008;145(6):986–990.

[51] Bahar I, Kaiserman I, Sansanayudh W, Levinger E, Rootman DS. Busin guide vs forceps for the insertion of the donor lenticule in Descemet stripping automated endothelial keratoplasty. Am J Ophthalmol 2009;147(2): 220–226.e1.

[52] Khor WB, Han SB, Mehta JS, Tan DT. Descemet stripping automated endothelial keratoplasty with a donor insertion device: clinical results and complications in 100 eyes. Am J Ophthalmol 2013;156(4):773–779.

[53] Foster JB, Swan KR, Vasan RA, Greven MA, Walter KA. Small-incision Descemet stripping automated endothelial keratoplasty: a comparison of small-incision tissue injector and forceps techniques. Cornea 2012;31(1):42–47.

[54] Juthani VV, Goshe JM, Srivastava SK, Ehlers JP. Association between transient interface fluid on intraoperative OCT and textural interface opacity after DSAEK surgery in the PIONEER study. Cornea 2014;33(9):887–892.

[55] Price FW Jr, Price MO. Descemet's stripping with endothelial keratoplasty in 200 eyes: Early challenges and techniques to enhance donor adherence. J Cataract Refract Surg 2006;32(3):411–418.

[56] Miyakoshi A, Ozaki H, Otsuka M, Hayashi A. Efficacy of intraoperative anterior segment optical coherence tomography during Descemet's stripping automated endothelial keratoplasty. ISRN Ophthalmol 2014;2014:562062.

[57] Knecht PB, Kaufmann C, Menke MN, Watson SL, Bosch MM. Use of intraoperative fourier-domain anterior segment optical coherence tomography during descemet stripping automated endothelial keratoplasty. Am J Ophthalmol 2010;150(3):360–365.e2.

[58] Terry MA, Shamie N, Chen ES, Hoar KL, Friend DJ. Endothelial keratoplasty a simplified technique to minimize graft dislocation, iatrogenic graft failure, and pupillary block. Ophthalmology 2008;115(7):1179–1186.

[59] Acar BT, Muftuoglu O, Acar S. Comparison of sulfur hexafluoride and air for donor attachment in Descemet stripping endothelial keratoplasty in patients with pseudophakic bullous keratopathy. Cornea 2014;33(3):219–222.

[60] Güell JL, Morral M, Gris O, Elies D, Manero F. Bimanual technique for insertion and positioning of endothelium-Descemet membrane graft in Descemet membrane endothelial keratoplasty. Cornea 2013;32(12):1521–1526.

[61] Rickmann A, Szurman P, Jung S, et al. Impact of 10% SF6 gas compared to 100% air tamponade in Descemet's membrane endothelial keratoplasty. Curr Eye Res 2018;43(4):482–486.

[62] Siebelmann S, Lopez Ramos S, Scholz P, et al. Graft detachment pattern after Descemet membrane endothelial keratoplasty comparing air versus 20% SF6 tamponade. Cornea 2018;37(7):834–839.

[63] Marques RE, Guerra PS, Sousa DC, et al. Sulfur hexafluoride 20% versus air 100% for anterior chamber tamponade in DMEK: a meta-analysis. Cornea 2018;37(6):691–697.

[64] Botsford B, Vedana G, Cope L, Yiu SC, Jun AS. Comparison of 20% sulfur hexafluoride with air for intraocular tamponade in Descemet membrane endothelial keratoplasty (DMEK). Arq Bras Oftalmol 2016;79(5):299–302.

[65] Schaub F, Enders P, Snijders K, et al. One-year outcome after Descemet membrane endothelial keratoplasty (DMEK) comparing sulfur hexafluoride (SF6) 20% versus 100% air for anterior chamber tamponade. Br J Ophthalmol 2017;101(7):902–908.

[66] Güell JL, Morral M, Gris O, Elies D, Manero F. Comparison of sulfur hexafluoride 20% versus air tamponade in Descemet membrane

[67] von Marchtaler PV, Weller JM, Kruse FE, Tourtas T. Air versus sulfur hexafluoride gas tamponade in Descemet membrane endothelial keratoplasty: a fellow eye comparison. Cornea 2018;37(1):15–19.

[68] Schaub F, Simons HG, Roters S, et al. [Influence of 20 % sulfur hexafluoride (SF6) on human corneal endothelial cells: An in vitro study] Ophthalmologe 2016;113(1):52–57.

[69] Steven P, Le Blanc C, Velten K, et al. Optimizing descemet membrane endothelial keratoplasty using intraoperative optical coherence tomography. JAMA Ophthalmol 2013;131(9):1135–1142.

[70] Wu EI, Ritterband DC, Yu G, Shields RA, Seedor JA. Graft rejection following descemet stripping automated endothelial keratoplasty: features, risk factors, and outcomes. Am J Ophthalmol 2012;153(5):949–957.e1.

[71] Shimazaki J, Iseda A, Satake Y, Shimazaki-Den S. Efficacy and safety of longterm corticosteroid eye drops after penetrating keratoplasty: a prospective, randomized, clinical trial. Ophthalmology 2012;119(4):668–673.

[72] Price MO, Price FW Jr, Kruse FE, Bachmann BO, Tourtas T. Randomized comparison of topical prednisolone acetate 1% versus fluorometholone 0.1% in the first year after descemet membrane endothelial keratoplasty. Cornea 2014;33(9):880–886.

[73] Li JY, Terry MA, Goshe J, Davis-Boozer D, Shamie N. Three-year visual acuity outcomes after Descemet's stripping automated endothelial keratoplasty. Ophthalmology 2012;119(6):1126–1129.

[74] van Dijk K, Ham L, Tse WH, et al. Near complete visual recovery and refractive stability in modern corneal transplantation: Descemet membrane endothelial keratoplasty (DMEK). Cont Lens Anterior Eye 2013;36(1):13–21.

[75] Guerra FP, Anshu A, Price MO, Giebel AW, Price FW. Descemet's membrane endothelial keratoplasty: prospective study of 1-year visual outcomes, graft survival, and endothelial cell loss. Ophthalmology 2011;118(12):2368–2373.

[76] Terry MA, Straiko MD, Goshe JM, Li JY, Davis-Boozer D. Descemet's stripping automated endothelial keratoplasty: the tenuous relationship between donor thickness and postoperative vision. Ophthalmology 2012;119(10):1988–1996.

[77] Woodward MA, Raoof-Daneshvar D, Mian S, Shtein RM. Relationship of visual acuity and lamellar thickness in descemet stripping automated endothelial keratoplasty. Cornea 2013;32(5):e69–e73.

[78] Van Cleynenbreugel H, Remeijer L, Hillenaar T. Descemet stripping automated endothelial keratoplasty: effect of intraoperative lenticule thickness on visual outcome and endothelial cell density. Cornea 2011;30(11):1195–1200.

[79] Phillips PM, Phillips LJ, Maloney CM. Preoperative graft thickness measurements do not influence final BSCVA or speed of vision recovery after descemet stripping automated endothelial keratoplasty. Cornea 2013;32(11):1423–1427.

[80] Ahmed KA, McLaren JW, Baratz KH, Maguire LJ, Kittleson KM, Patel SV. Host and graft thickness after Descemet stripping endothelial keratoplasty for Fuchs endothelial dystrophy. Am J Ophthalmol 2010;150(4):490–497.e2.

[81] Lombardo M, Terry MA, Lombardo G, Boozer DD, Serrao S, Ducoli P. Analysis of posterior donor corneal parameters 1 year after Descemet stripping automated endothelial keratoplasty (DSAEK) triple procedure. Graefes Arch Clin Exp Ophthalmol 2010;248(3):421–427.

[82] Acar BT, Akdemir MO, Acar S. Visual acuity and endothelial cell density with respect to the graft thickness in Descemet's stripping automated endothelial keratoplasty: one year results. Int J Ophthalmol 2014;7(6):974–979.

[83] Dickman MM, Cheng YY, Berendschot TT, van den Biggelaar FJ, Nuijts RM. Effects of graft thickness and asymmetry on visual gain and aberrations after Descemet stripping automated endothelial keratoplasty. JAMA Ophthalmol 2013;131(6):737–744.

[84] Daoud YJ, Munro AD, Delmonte DD, et al. Effect of cornea donor graft thickness on the outcome of Descemet stripping automated endothelial keratoplasty surgery. Am J Ophthalmol 2013;156(5):860–866.e1.

[85] Shinton AJ, Tsatsos M, Konstantopoulos A, et al. Impact of graft thickness on visual acuity after Descemet's stripping endothelial keratoplasty. Br J Ophthalmol 2012;96(2):246–249.

[86] Wacker K, Bourne WM, Patel SV. Effect of graft thickness on visual acuity after Descemet stripping endothelial keratoplasty: a systematic review and meta-analysis. Am J Ophthalmol 2016;163:18–28.

[87] Di Pascuale MA, Prasher P, Schlecte C, et al. Corneal deturgescence after Descemet stripping automated endothelial keratoplasty evaluated by Visante anterior segment optical coherence tomography. Am J Ophthalmol 2009;148(1):32–37.e1.

[88] Roberts HW, Mukherjee A, Aichner H, Rajan MS. Visual outcomes and graft thickness in microthin DSAEK—one-year Results. Cornea 2015;34(11):1345–1350.

[89] van Dijk K, Droutsas K, Hou J, Sangsari S, Liarakos VS, Melles GR. Optical quality of the cornea after Descemet membrane endothelial keratoplasty. Am J Ophthalmol 2014;158(1):71–79.e1.

endothelial keratoplasty. Ophthalmology 2015;122(9):1757–1764.

[90] Lee WB, Jacobs DS, Musch DC, Kaufman SC, Reinhart WJ, Shtein RM. Descemet's stripping endothelial keratoplasty: safety and outcomes: a report by the American Academy of Ophthalmology. Ophthalmology 2009;116(9):1818–1830.

[91] Esquenazi S, Rand W. Effect of the shape of the endothelial graft on the refractive results after Descemet's stripping with automated endothelial keratoplasty. Can J Ophthalmol/Journal Canadien d'ophtalmologie 2009;44(5):557–561.

[92] Clemmensen K, Ivarsen A, Hjortdal J. Changes in corneal power after Descemet stripping automated endothelial keratoplasty. J Refract Surg 2015;31(12):807–812.

[93] Newman LR, Rosenwasser GO, Dubovy SR, Matthews JL. Clinicopathologic correlation of textural interface opacities in descemet stripping automated endothelial keratoplasty: a case study. Cornea 2014;33(3):306–309.

[94] Li JY, Terry MA, Goshe J, Shamie N, Davis-Boozer D. Graft rejection after Descemet's stripping automated endothelial keratoplasty: graft survival and endothelial cell loss. Ophthalmology 2012;119(1):90–94.

[95] Terry MA, Chen ES, Shamie N, Hoar KL, Friend DJ. Endothelial cell loss after Descemet's stripping endothelial keratoplasty in a large prospective series. Ophthalmology 2008;115(3):488–496.e3.

[96] Price MO, Price FW Jr. Endothelial cell loss after descemet stripping with endothelial keratoplasty influencing factors and 2-year trend. Ophthalmology 2008;115(5):857–865.

[97] Tenkman LR, Price FW, Price MO. Descemet membrane endothelial keratoplasty donor preparation: navigating challenges and improving efficiency. Cornea 2014;33(3):319–325.

[98] Price MO, Fairchild KM, Price DA, Price FW, Jr. Descemet's stripping endothelial keratoplasty five-year graft survival and endothelial cell loss. Ophthalmology 2011;118(4):725–729.

[99] Monnereau C, Quilendrino R, Dapena I, et al. Multicenter study of descemet membrane endothelial keratoplasty: first case series of 18 surgeons. JAMA Ophthalmol 2014;132(10):1192–1198.

[100] Feng MT, Price MO, Miller JM, Price FW Jr. Air reinjection and endothelial cell density in Descemet membrane endothelial keratoplasty: five-year follow-up. J Cataract Refract Surg 2014;40(7):1116–1121.

[101] Terry MA, Shamie N, Chen ES, Hoar KL, Phillips PM, Friend DJ. Endothelial keratoplasty: the influence of preoperative donor endothelial cell densities on dislocation, primary graft failure, and 1-year cell counts. Cornea 2008;27(10):1131–1137.

[102] Vira S, Shih CY, Ragusa N, et al. Textural interface opacity after descemet stripping automated endothelial keratoplasty: a report of 30 cases and possible etiology. Cornea 2013;32(5):e54–e59.

[103] Anshu A, Planchard B, Price MO, da R Pereira C, Price FW, Jr. A cause of reticular interface haze and its management after descemet stripping endothelial keratoplasty. Cornea 2012;31(12):1365–1368.

[104] Chhadva P, Cabot F, Ziebarth N, Kymionis GD, Yoo SH. Persistent corneal opacity after descemet stripping automated endothelial keratoplasty suggesting inert material deposits into the interface. Cornea 2013;32(11):1512–1513.

[105] Srinivasan S, Rootman DS. Slit-lamp technique of draining interface fluid following Descemet's stripping endothelial keratoplasty. Br J Ophthalmol 2007;91(9):1202–1205.

[106] Sáles CS, Straiko MD, Terry MA. Novel technique for rebubbling DMEK grafts at the slit lamp using intravenous extension tubing. Cornea 2016;35(4): 582–585.

[107] Suh LH, Yoo SH, Deobhakta A, et al. Complications of Descemet's stripping with automated endothelial keratoplasty: survey of 118 eyes at One Institute. Ophthalmology 2008;115(9):1517–1524.

[108] Droutsas K, Ham L, Dapena I, Geerling G, Oellerich S, Melles G. [Visual acuity following Descemet-membrane endothelial keratoplasty (DMEK): first 100 cases operated on for Fuchs endothelial dystrophy] Klin Monatsbl Augenheilkd 2010;227(6):467–477.

[109] Hood CT, Woodward MA, Bullard ML, Shtein RM. Influence of preoperative donor tissue characteristics on graft dislocation rate after Descemet stripping automated endothelial keratoplasty. Cornea 2013;32(12): 1527–1530.

[110] Koenig SB, Covert DJ. Early results of small-incision Descemet's stripping and automated endothelial keratoplasty. Ophthalmology 2007;114(2):221–226.

[111] Gorovoy IR, Gorovoy MS. Descemet membrane endothelial keratoplasty postoperative year 1 endothelial cell counts. Am J Ophthalmol 2015;159(3): 597–600.e2.

[112] Brockmann T, Brockmann C, Maier AK, et al. Clinicopathology of graft detachment after Descemet's membrane endothelial keratoplasty. Acta Ophthalmol 2014;92(7):e556–e561.

[113] Green M, Wilkins MR. Comparison of early surgical experience and visual outcomes of DSAEK and DMEK. Cornea 2015;34(11):1341–1344.

[114] Hamzaoglu EC, Straiko MD, Mayko ZM, Sáles CS, Terry MA. The first 100 eyes of standardized Descemet stripping automated endothelial keratoplasty versus standardized Descemet membrane endothelial keratoplasty. Ophthalmology 2015;122(11):2193–2199.

[115] Anshu A, Price MO, Price FW Jr. Risk of corneal transplant rejection significantly reduced with Descemet's membrane endothelial keratoplasty. Ophthalmology 2012;119(3):536–540.

[116] Yeh RY, Quilendrino R, Musa FU, Liarakos VS, Dapena I, Melles GR. Predictive value of optical coherence tomography in graft attachment after Descemet's membrane endothelial keratoplasty. Ophthalmology 2013;120(2): 240–245.

[117] Kam KW, Young AL. Spontaneous reattachment of a posteriorly dislocated endothelial graft: a case report. Case Rep Transplant 2013;2013:631702.

[118] Mojica G, Padnick-Silver L, Macsai MS. Incidence of presumed iatrogenic graft failure in Descemet stripping automated endothelial keratoplasty. Cornea 2012;31(8):872–875.

[119] Letko E, Price DA, Lindoso EM, Price MO, Price FW Jr. Secondary graft failure and repeat endothelial keratoplasty after Descemet's stripping automated endothelial keratoplasty. Ophthalmology 2011;118(2):310–314.

[120] Ćirković A, Schlötzer-Schrehardt U, Weller JM, Kruse FE, Tourtas T. Clinical and ultrastructural characteristics of graft failure in DMEK: 1-year results after repeat DMEK. Cornea 2015;34(1):11–17.

[121] Suh LH, Dawson DG, Mutapcic L, et al. Histopathologic examination of failed grafts in descemet's stripping with automated endothelial keratoplasty. Ophthalmology 2009;116(4):603–608.

[122] Oster SF, Ebrahimi KB, Eberhart CG, Schein OD, Stark WJ, Jun AS. A clinicopathologic series of primary graft failure after Descemet's stripping and automated endothelial keratoplasty. Ophthalmology 2009;116(4):609–614.

[123] Price MO, Gorovoy M, Benetz BA, et al. Descemet's stripping automated endothelial keratoplasty outcomes compared with penetrating keratoplasty from the Cornea Donor Study. Ophthalmology 2010;117(3):438–444.

[124] Phillips PM, Terry MA, Kaufman SC, Chen ES. Epithelial downgrowth after Descemet-stripping automated endothelial keratoplasty. J Cataract Refract Surg 2009;35(1):193–196.

[125] Zhang Q, Randleman JB, Stulting RD, et al. Clinicopathologic findings in failed descemet stripping automated endothelial keratoplasty. Arch Ophthalmol 2010;128(8):973–980.

[126] Yoeruek E, Hofmann J, Bartz-Schmidt KU. Histological and ultrastructural findings of corneal tissue after failed descemet membrane endothelial keratoplasty. Acta Ophthalmol 2014;92(3):e213–e216.

[127] Jordan CS, Price MO, Trespalacios R, Price FW Jr. Graft rejection episodes after Descemet stripping with endothelial keratoplasty: part one: clinical signs and symptoms. Br J Ophthalmol 2009;93(3):387–390.

[128] Dapena I, Ham L, Netuková M, van der Wees J, Melles GR. Incidence of early allograft rejection after Descemet membrane endothelial keratoplasty. Cornea 2011;30(12):1341–1345.

[129] Price MO, Jordan CS, Moore G, Price FW, Jr. Graft rejection episodes after Descemet stripping with endothelial keratoplasty: part two: the statistical analysis of probability and risk factors. Br J Ophthalmol 2009;93(3):391–395.

[130] Alldredge OC, Krachmer JH. Clinical types of corneal transplant rejection. Their manifestations, frequency, preoperative correlates, and treatment. Arch Ophthalmol 1981;99(4):599–604.

[131] Claesson M, Armitage WJ, Fagerholm P, Stenevi U. Visual outcome in corneal grafts: a preliminary analysis of the Swedish Corneal Transplant Register. Br J Ophthalmol 2002;86(2):174–180.

[132] Price FW Jr, Price MO. Descemet's stripping with endothelial keratoplasty in 50 eyes: a refractive neutral corneal transplant. J Refract Surg 2005;21(4):339–345.

[133] Pedersen IB, Ivarsen A, Hjortdal J. Graft rejection and failure following endothelial keratoplasty (DSAEK) and penetrating keratoplasty for secondary endothelial failure. Acta ophthalmologica. 2015;93(2):172–177.

[134] Ezon I, Shih CY, Rosen LM, Suthar T, Udell IJ. Immunologic graft rejection in descemet's stripping endothelial keratoplasty and penetrating keratoplasty for endothelial disease. Ophthalmology 2013;120(7):1360–1365.

[135] Busin M, Albé E. Does thickness matter: ultrathin Descemet stripping automated endothelial keratoplasty. Curr Opin Ophthalmol 2014;25(4):312–318.

[136] Itty AD, Proia AD, DelMonte DW, Santaella RM, Carlson A, Allingham RR. Clinical course and origin of epithelium in cases of epithelial downgrowth after Descemet stripping automated endothelial keratoplasty. Cornea 2014;33(11):1140–1144.

[137] Bansal R, Ramasubramanian A, Das P, Sukhija J, Jain AK. Intracorneal epithelial ingrowth after descemet stripping endothelial keratoplasty and stromal puncture. Cornea 2009;28(3):334–337.

[138] Wong RK, Greene DP, Shield DR, Eberhart CG, Huang JJ, Shayegani A. 5-Fluorouracil for epithelial downgrowth after Descemet stripping automated endothelial keratoplasty. Cornea 2013;32(12):1610–1612.

第五章　角膜内皮重建：当前技术及未来展望

Hon Shing Ong, Jodhbir S. Mehta

张　璨 / 译
魏　莉　范乔娇 / 校

概述

　　角膜内皮功能衰竭导致的视力丧失是角膜移植的主要适应证。利用板层角膜移植选择性地替代受损或丢失的内皮细胞，这项技术在过去的 20 年里，使角膜内皮细胞衰竭的治疗发生了革命性的变化。目前的角膜内皮移植术：后弹力层剥除角膜内皮移植术（Descemet's Stripping Endothelial Keratoplasty，DSEK）、自动取材后弹力层剥除角膜内皮移植术（Descemet's Stripping Automated Endothelial Keratoplasty，DSAEK）、后弹力层角膜内皮移植术（Descemet's Membrane Endothelial Keratoplasty，DMEK），相较于穿透性角膜移植术（Penetrating Keratoplasty，PK），改善视力的同时还可以降低移植排斥反应的风险，且植片的存活率更高。随着角膜内皮移植技术的不断完善和进步，这些手术在逆转角膜内皮衰竭导致的角膜盲方面，效果越来越好。然而，角膜移植依赖于供体，故而全球供体组织的短缺限制了角膜移植技术的应用。因此，可用供体角膜和角膜移植需求之间的差异，推动了对角膜内皮替代疗法的研究。这种研究目前主要集中在两个主要领域：再生医学和细胞疗法。本章旨在展示当前治疗内皮细胞衰竭的移植技术，列举不同技术的局限性，也会介绍即将问世的角膜内皮细胞衰竭治疗的新方案。

　　关键词：角膜，内皮细胞衰竭，角膜移植，DSAEK，DSEK，DMEK，再生医学，细胞疗法

5.1 前言

　　角膜内皮功能衰竭导致的视力丧失是角膜移植的主要适应证。随着对角膜板层移植技术在治疗角膜盲方面的不断探索研究，患者的术后视力恢复速度越来越快，移植并发症发生率越来越低。本章将介绍目前内皮细胞衰竭的手术治疗方法、此类手术的局限性以及用于替代病变角膜内皮的前景治疗方案。

5.2 健康的角膜内皮

　　角膜内皮是角膜最内层的单细胞层。它对角膜含水量的动态维持起着重要作用。角膜内皮细胞之间的联系是通过细胞间连接实现的，细胞间连接紧密但有交通渗透，使液体可以经角膜内皮从前房被动扩散进入角膜基质[1]。反向而言，活跃的离子泵，如 Na^+/K^+–ATP 酶转运体，使液体逆着渗透梯度从角膜基质返回前房[2-4]。这种"泵"机制使角膜含水量保持在 78% 的理想水平，使角膜基质可以维持胶原纤维的最佳层间间距和角膜透明度[5, 6]。

　　人类出生时[7]角膜内皮细胞的平均密度约为 6000 个 /mm^2，到 5 岁时，由于生理性细胞丢失和伴随性角膜生长，内皮细胞平均密度下降到 3500 个 /mm^2。在人的一生中，内皮细胞密度以每年约 0.6% 的速度逐渐下降。随着年龄的增长，内皮细胞的自然丢失通常不会导致任何临床意义上的角膜结构和功能损伤。

5.3 角膜内皮疾病

　　角膜内皮疾病，如 Fuchs 角膜内皮营养不良（Fuchs' Endothelial Corneal Dystrophy，FECD）或眼部损伤、眼内手术、眼前节激光治疗、眼外伤或炎症，均可导致角膜内皮细胞加速丢失。当角膜内皮细胞密度下降到一定水平时，调节角膜含水量的能力就会减弱[8-10]。角膜内皮衰竭时，会出现角膜水肿，导致角膜透明度降低，最终失明。

　　我们认为人角膜内皮细胞在体内不能再生[11, 12]。人类妊娠约 6 周时，角膜内皮细胞停滞在细胞周期静止、不增殖的 G1 期[13, 14]。研究显示，人类角膜内皮细胞在体内缺乏增值能力归因于多种因素，如细胞接触抑制[15, 16]、缺乏有效的生长因子刺激[16, 17]，以及丰富的有丝分裂抑制剂存在，如房水中的转化生长因子（TGF–β）亚型[15-19]，TGF–β1 和 –β2 亚型均可通过抑制进入细胞周期 S 期来阻止内皮细胞增殖，这可能是通过上调 G1 期抑制剂 p27（Kip1）来实现的[20, 21]。

　　当角膜内皮细胞密度降至病理水平（通常 < 500~600 个 /mm^2）时，由于无法在体内自发再生，恢复角膜内皮生理功能可通过：（1）外源性细胞补充（角膜移植或细胞疗法）；（2）修复受损细胞（再生医学），或（3）重新分配剩余细胞以替换丢失的细胞（再生

医学）。

5.4 角膜内皮移植：目前的方法

在目前的临床实践中，角膜移植是内皮功能障碍所致的角膜盲的主要治疗方法。半个多世纪以来，穿透性角膜移植术（Penetrating Keratoplasty，PK）一直是治疗角膜盲的主要方式。这是一种全层角膜移植，受体角膜的所有层都用PK供体植片所代替并缝合固定。

在过去的15~20年里，角膜疾病的治疗发生了根本性的转变，可以只置换角膜病变的部分[22, 23]。对受损内皮细胞进行选择性替代的概念已经彻底改变了角膜内皮功能衰竭的治疗[23]。20世纪90年代末，Melles等首次提出了基质内后板层角膜移植术[24]。选择性地置换病变的角膜内皮，避免了全层手术。该技术的后续改进，产生了更先进的角膜内皮移植技术，术后视力和植片成活率都有所改善。这些方法现在已经取代PK成为治疗内皮功能障碍的主要技术[25]。在目前的临床实践中，有两种领先的角膜内皮移植术：（1）自动取材后弹力层剥除角膜内皮移植术（Descemet's Stripping Automated Endothelial Keratoplasty，DSAEK）或后弹力层剥除角膜内皮移植术（Descemet's Stripping Endothelial Keratoplasty，DSEK），此两种手术的区别在于对供体植片的切割方式不同；（2）后弹力层角膜内皮移植术（Descemet's Membrane Endothelial Keratoplasty，DMEK）[22, 23, 26]。

在本章中，我们将对DSAEK/DSEK和DMEK进行阐述。也会介绍即将问世的角膜内皮细胞衰竭治疗的新方案。

5.4.1 自动取材后弹力层剥除角膜内皮移植术或后弹力层剥除角膜内皮移植术

在DSAEK/DSEK中，供体植片由内皮、后弹力层（Descemet's Membrane，DM）和部分后基质组成。我们使用自动微型角膜刀采集DSAEK供体植片[27]。如果没有自动微型角膜刀，我们可以使用板层剥离技术进行内皮植片采集[28]。这种手法采集植片的移植被称为DSEK。

在DSAEK/DSEK中，受体角膜基质中央的DM及其病变的内皮被剥离（后弹力层剥离）。供体内皮植片通过一个小的角膜切口或巩膜切口进入患者前房，然后使用空气或气体填充，将其附着在角膜后表面上，无须缝合（图5.1）。

与PK相比，DSAEK/DSEK手术有几个优点。

DSAEK/DSEK是微创的，避免了全层中央角膜环钻术中"开天窗"的情况，从而降低了如爆发性脉络膜出血等可能损伤视力的严重并发症风险。DSAEK/DSEK还会提供更好的机械完整性和球体强度。对于眼外伤患者，因植片-植床接合面的固有弱点，相比于DSAEK/DSEK，PK致眼球开放性损伤累及视力的风险更高。此外，因无须中央角膜缝线，DSAEK/DSEK术后角膜散光的发生率较低，视力恢复更快[29]。角膜缝线引起的相关问题和眼表疾病常见于PK术后，而DSAEK/DSEK术后鲜有发生。由于DSAEK/DSEK移植的供体较少，因而术后排斥风险也较PK更低[30]。最后，DSAEK/DSEK不会像PK那样改变角膜外形，在白内障摘除术时可以更精确地计算人工晶状体（IOL）度数。

鉴于其多种优势，在全球许多眼科中心已将DSAEK/DSEK取代PK成为治疗角膜内皮衰竭的主要方法。随着DSAEK/DSEK的临床应用越来越多，如何提高术后效果成为研究的重点。一个重要的进展就是供体内皮植片植入技术的改进。当DSAEK/DSEK首次进行时，使用折叠技术进行供体内皮移植[25]。将供体组织折叠成60/40的"卷饼"形状，用镊子将其植入前房。然后将供体组织在眼内展开。折叠技术会造成显著的内皮细胞丢失。经角膜内皮显微镜和扫描电子显微镜的研究结果显示，折叠技术会导致多达30%~40%的内皮细胞丢失[31]。

此后，我们又探索出一些可以减少内皮细胞损伤的植入方式，引入了对内皮细胞损伤更小的新植入方法，如使用改进的植片囊袋或人工晶体薄板滑动将内皮植片拉进入前房[32]。此外，我们还研发出了定制的内皮移植装置。包括Busin glide（Asico，美国）[33]、EndoGlide（Network Medical Products公司，英国）[34]、Endosaver（Ocular Systems Inc公司，美国）等。这些较新的方法和装置，在植入植片时保持基质朝上，且在展开植片时减少了眼内操作，对内皮的损伤较小。还可以在植片植入时防止内皮细胞间互相接触，从而降低了细胞丢失的风险。

图5.2展示了使用EndoGlide装载和植入植片的技术。将采集到的植片装载在EndoGlide中并卷合，可以使植片内皮细胞的接触和损伤最小化。EndoGlide装置的使用保持了前房的稳定性及植片内皮面的方向，避免了过度的眼内操作，从而防止了内皮细胞的丢失。DSAEK手术的另一个关键进展与移植内皮植片的厚度有关。有研究表明，与较厚的植片相比，超薄（厚度<100μm）DSAEK移植术后视力更佳[33, 36]。我们探索出多种方式以求采集到更

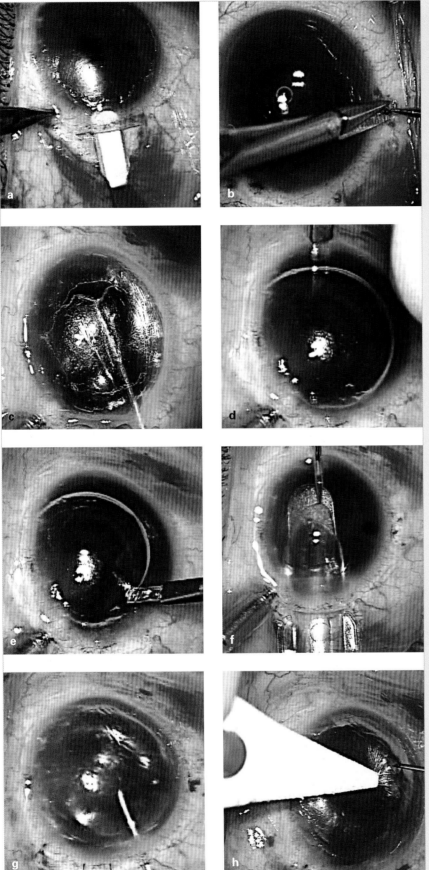

图 5.1 自动取材后弹力层剥除角膜内皮移植术。（a）上皮清创、结膜切开和巩膜隧道切开。（b）周边虹膜切除术。（c）前房气泡下剥离后弹力膜。（d）植入切口。（e）排气切口。（f）DSAEK 植片进入眼内。（g）前房注入气泡支撑 DSAEK 植片。（h）打开通气切口，释放层间积液。DSAEK. 自动取材后弹力层剥除角膜内皮移植术

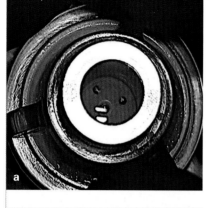
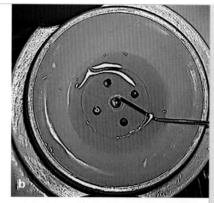

图 5.2 使用 EndoGlide（Network Medical Products 公司，英国）进行 DSAEK 植片植入术。（a）环钻对供体角膜进行预先切割。（b）将 DSAEK 植片与前基质分离。（c）将 DSAEK 植片转移到 EndoGlide。（d）黏弹剂保护供体内皮。（e）使用定制的 EndoGlide 微型镊将 DSAEK 植片装入 EndoGlide。（f）将夹子固定在 EndoGlide 后部，在植片植入时创建封闭系统，保持前房稳定性。DSAEK. 自动取材后弹力层剥除角膜内皮移植术

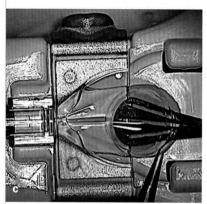
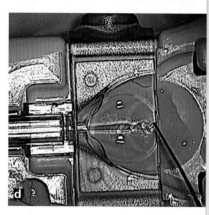
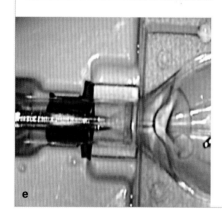
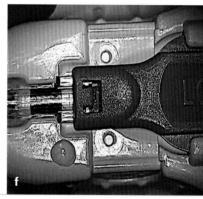

多的超薄植片。其中一种为"二次切削技术"[37, 38]。在这种技术中，首先用微型角膜刀头部进行 300μm 的初始切削；然后根据第一次切削后的残余角膜厚度进行第二次精细切削。另一种方法是通过基质脱水对供体角膜进行预处理，以制造薄内皮移植片[39]。在微型角膜刀切开前，利用气流脱水装置控制供体角膜厚度，可提高 DSAEK 超薄植片厚度的可预测性。此外，还可以使用飞秒激光结合微型角膜刀来制造超薄内皮植片[40]。最近，有研究显示，使用纳米植片（定义为 50μm 的植片）进行 DSEAK，可以获得比超薄植片更好的术后视觉效果[41]。

尽管手术技术和术后视力有了显著的改进，但 DSAEK/DSEK 依然有其局限性。DSAEK/DSEK 连同角膜后基质层一起移植，会引发不必要的远视漂移。植片-植床交界面的光学质量下降，也可能导致视力恢复不理想[42, 43]。

5.4.2 后弹力层角膜内皮移植术

DMEK 是角膜内皮移植手术方向的最新进展成果[44]。在 DMEK 中，我们仅采集供体植片内含有内皮的 DM 部分，然后将其转移到受体眼内。与 DSAEK/DSEK 一样，用空气或气体填充使 DMEK 供体植片黏附在角膜后表面。

DMEK 只置换受疾病影响的内皮组织部分，在解

剖学上更加精准。有很多研究表明，DMEK 与 DSAEK 相比，术后视力恢复更快和视觉效果更好[45-48]。同时，由于 DMEK 不会移植基质组织，避免了角膜形态的改变，屈光效果也有所改善。近期针对 DMEK 和 DSAEK 对比的研究结果也表明，DMEK 内皮排斥率更低[49]（尽管这个论点仍需进一步佐证[50]）。

相对于 DSAEK，尽管 DMEK 有更多的优点，但许多医生并未接受这种技术[22]。这可能因为：供体植片制备过程具有相当的挑战性、对于供体角膜浪费的担忧、手术难度较高，以及早期并发症，特别是植片脱离风险增加。然而，自 2006 年首次推出

DMEK 以来，供体植片的制备和移植技术已经取得了多项进展，可以应对其中的一些挑战。

供体准备

DMEK 供体制备最常用的技术是采用将"浸没的角膜背景撕取后弹力层"（Submerged Cornea Using Backwards Away，SCUBA）技术（图 5.3）[51]。从供体角膜基质床中剥离后弹力层，将其浸入液体中。这减少了表面张力对 DM 的影响，术中操作更容易。首先在外周内皮区域对供体 DM 进行标记和松解，行环钻前将其剥离。

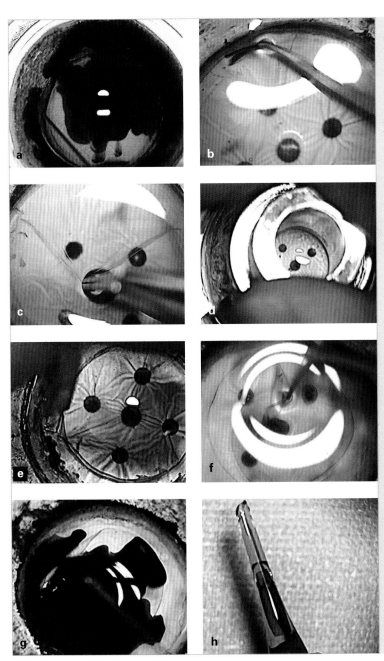

图 5.3　后弹力层角膜内皮移植术（DMEK）供体准备技术。（a）台盼蓝用于提高后弹力层（DM）的可视性。（b）对植床边缘进行标记。（c）从供体边缘剥离 DM。（d）环钻植片。（e）进行不对称方向标记（不等边三角形）。（f）剥去剩余的环钻植片并（g）台盼蓝染色（D.O.R.C.，荷兰）。（h）植片装载入玻璃注射器

0.06% 的台盼蓝（D.O.R.C.，荷兰）等活性染料可在植片制备过程中辅助观察 DM。其他有更持久的染料组合使用，如 0.15% 台盼蓝、0.025% 亮蓝和 4% 聚乙二醇（membraneBlue-Dual，D.O.R.C.，荷兰），可用于眼内植片显影。然而，最近的研究表明，暴露于染料对角膜内皮细胞的毒性会随时间而变化[52]。

在 DMEK 中，确保植片方向正确有助于避免移植失败。植片植入眼内后，很难评估其方向。因此我们可以在植片上做不对称的标记，如 S 印记[53] 或周边不等边三角形[54]。

DM 是非常脆弱的，在不损伤不浪费的情况下采集 DMEK 植片非常具有挑战性。因此，我们探究了一系列新的方式，试图简化 DMEK 技术并提高其成功率。如使用液体泡或气泡分离 DM 和角膜基质层[55, 56]。

我们也研发了一些定制的手术器械，以提高 DMEK 植片制备的成功率。图 5.4a，b 显示了用于 DMEK 植片采集的 Tan-Jod DMEK 平台（AE-1570，Asico，USA）。该器械有一个可旋转的底座，易于术者进行外周 DM 标记和松解。与标准的植片制备平台相比，这个平台使用透明材料制成，且带有反射底座。通过手术显微镜的光反射，更便于术中观察 DM。在传统的角膜保存介质（如 Optisol/McCarey-Kaufman 介质或组织培养）中进行剥离，会出现粉红色光，模拟"红光反射"，类似于白内障手术中的撕囊术。这样就可以在不需要染料的情况下，直观地看到 DM，从而及时注意到任何异常情况，以确保植片边缘光滑，降低了放射状撕裂的风险。另一种

用于辅助 DMEK 植片制备的工具是 Tan DMEK 剥离器（AE-2336，Asico）（图 5.4c）。这个器械有两端，双尖的一端用于划痕标记 DM 周边边缘，以避免放射状撕裂；弯曲的单尖端用于 DM 层和基质层板层分离。对于 DM 特别脆弱的患者，Tan DMEK 剥离器可降低操作难度，后续使用镊子即可将 DM 实现剥离。

供体植入

DMEK 手术中，眼内放置和展开植片是最困难的步骤（图 5.5）。这种挑战源于植片的固有特性：DM 一旦从基质层中分离出来，就会自然卷合，即外表面与内皮细胞形成紧密的卷轴，年轻捐献者供体的组织尤其如此。

目前，DMEK 植片移植到前房主要通过小切口植入。DMEK 术中会用到很多器械，包括玻璃注射器[57, 58] 和人工晶状体推注器[59, 60] 等，这些技术可避免卷合后的 DM 受到损伤。然而，DMEK 植片的内皮细胞仍暴露在外（"内皮细胞外露"），注射器腔与内皮细胞接触很容易导致内皮细胞丢失。最近，我们提出了"内皮细胞内置"的概念，并以此研制出一种新的 DMEK 器械，即使用拽入手法将植片装载入 EndoGlide[61]。使用这种植入装置（定制的薄片或前基质帽的形状）支撑和稳定植片 DM，防止制备好的 DM 自发卷合使内皮暴露在外，采用类似 DSAEK 的方法使植片"内卷"载入 EndoGlide 腔，实现"内皮细胞内置"。植入时，将 EndoGlide 引入前房，使用一对显微镊将 DMEK 植片拉入，基质载

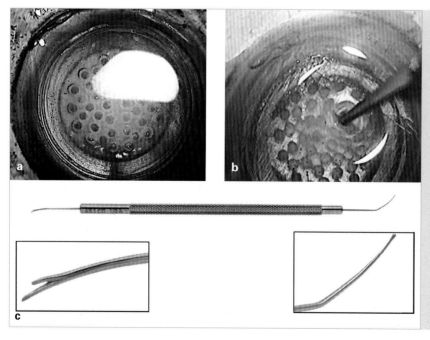

图 5.4 用定制手术器械制备 DMEK 植片。（a）Tan Jod DMEK 平台（AE-1570，Asico，美国）用于制取 DMEK 移植片；该平台由透明材料制成，其基底具有反射光作用，可更好地显示 DM。（b）在角膜保存液里剥离 DM 会发出粉红色－红色反光，这种光模拟白内障手术中进行撕囊时眼底"红色反射"。（c）Tan DMEK 剥离子（AE-2336，Asico，美国）；该剥离子有两端：双头端用于 DM 植片全周的周边边缘分离，单头端用于 DM 与基质的层间分离。DM. 后弹力膜；DMEK. 后弹力膜角膜内皮移植术

体留于 EndoGlide 中。这可以保持植片方向正确，手术操作可控性更强。最近我们推出了 EndoGlide 的改良版本，被称为 DMEK EndoGlied（Network Medical Products 公司，英国）。它是专门针对 2.65mm 小切口植入而设计的，卷合的 DMEK 植片进入前房后展开。植片装载不需要载体（图 5.6）。

DMEK 的另一种演变是后弹力层前膜角膜内皮移植术（Pre-Descemet's Endothelial Keratoplasty，PDEK）[62]。PDEK 会将后弹力层前层（Dua 层）连同 DM 和内皮细胞一起移植。采集 PDEK 植片需要在供体角膜基质层内注入空气，形成一个 1 型气泡，后弹力层前层可以防止 DM 卷合。因此，PDEK 不必担忧 DMEK 植片卷合后眼内展开困难，植片操作性更强。PDEK 的主要难点在于供体植片采集过程中 1 型气泡的稳定性；此外，PDEK 植片的最大直径为 7.5~8.5mm，这取决于气泡的大小。

5.5 角膜内皮移植的未来展望

随着角膜内皮移植技术的不断完善和进步，这

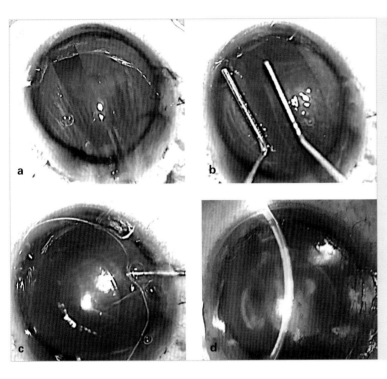

图 5.5　DMEK 手术技术。(a)通过透明角膜切口，使用玻璃注射器将 DMEK 植片植入前房。(b)轻压受体角膜表面来展开 DM 植片。(c)前房打气支撑 DMEK 植片。(d)术中裂隙灯显示 DMEK 移植片完全附着。DM. 后弹力层；DMEK. 后弹力层角膜内皮移植术

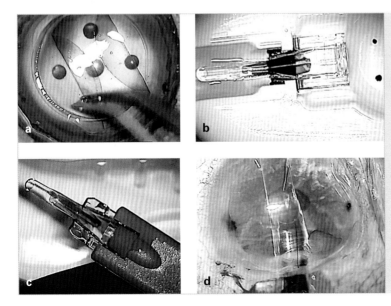

图 5.6　使用 DMEK EndoGlide（Network Medical Products，UK）技术进行植片植入。(a)用黏弹剂保护 DMEK 植片内皮，植片"内卷"。(b)将 DMEK 植片拉入 DMEK EndoGlide 腔中。(c)夹紧 EndoGlide 末端，建立植入闭合系统，从而保持前房稳定。(d)用显微镊将植片拉入前房；保持植片方向正确。DMEK. 后弹力层角膜内皮移植术

些手术在治疗角膜内皮衰竭导致的角膜盲方面，效果越来越好。然而，由于角膜移植依赖于供体，全球供体组织的短缺限制了角膜移植技术的应用[63]。据报道，2012年全球需要进行角膜移植的保守估计约为1270万例，但仅有约18.5万例进行了角膜移植，这表明全球角膜移植需求中只有1/70得到满足[63]。此外，由于内皮细胞数量低或缺乏血清检测，获得的供体角膜中约有35%被认为不适合角膜移植。

由于供体角膜可获得性和角膜移植需求之间的巨大差异，推动了对角膜内皮替代疗法的研究。

目前的研究主要集中在两个领域：再生医学和细胞疗法。再生医学即修复受损细胞或重新分配剩余细胞以取代病变细胞并恢复生理功能。细胞疗法即体外扩增培养角膜内皮细胞。培养细胞可以通过前房注射（细胞注射治疗）直接到达角膜后表面[65]，也可以用于制备组织工程角膜内皮植片[66]。最近一项临床试验将培养的人类角膜内皮细胞注入11只大泡性角膜病变眼中[64]，结果令人欣喜。组织工程角膜内皮移植片的临床试验也正在进行中，以进一步考证这一技术的可行性[66]。

仅剥离后弹力膜而无内皮移植的手术（Descemetorhexis Without Endothelial Keratoplasty，DWEK）和角膜后弹力层移植术（Descemet's Membrane Transplantation，DMT）是近年新型再生医学提出的角膜内皮功能障碍治疗方法。

仅剥离后弹力膜而无内皮移植的手术和角膜后弹力层移植术

这些技术基于"受体内皮细胞向心性迁移"的概念。相对于存在广泛内皮损伤的疾病（如人工晶状体眼大泡性角膜病），在保存健康的角膜周边内皮的前提下（如FECD），植片的长期存活率更高[67]。

这表明受体内皮细胞向心性迁移有助于术后内皮细胞的稳定。基于受体内皮细胞向心性迁移的概念，假设在不进行内皮移植的情况下移除病变受体DM，可以通过受体内皮细胞的迁移和重新分布[68]，建立功能性角膜内皮，这被称为DWEK。然而，针对FECD进行的DWEK临床试验结果并不稳定[69, 70]。而后的更多研究表明，DM在促进内皮细胞向心迁移的过程中扮演了非常重要的角色[71]。

DMT中，我们将后弹力层剥离后的脱细胞DM移植到受体后角膜。研究表明，通过受体角膜外周内皮细胞向心性迁移，可恢复角膜内皮的解剖和功能完整性[71, 72]。

制备DMT植片时，通过双重冷冻-解冻循环，使用定制的硅胶端手术器械（目录编号：SP-125053，ASICO，美国）机械剥除供体组织的角膜内皮细胞（图5.7）。后续操作，与使用SCUBA技术进行DMEK

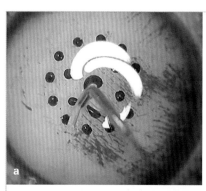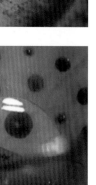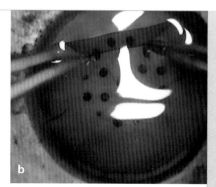

图5.7 DM植片手术制备。(a)用定制的硅胶端套管（SP-125053，ASICO，美国）分离DM，去除内皮细胞。(b)使用DMEK技术对供体DM进行划痕和剥离；需注意，当台盼蓝染色覆盖整个后表面时，表明供体DM完全脱细胞。(c)行环钻取供体DM中央脱细胞植片。DM.后弹力层；DMEK.后弹力层角膜内皮移植术

植片制备的步骤基本相同。取一小块（4.0~5.0mm）脱细胞 DM 植片。研究结果表明，使用小的 DM 植片，弹力膜剥离后，大量的受体外周内皮细胞更利于向心性再分配后形成更稳定的细胞群，内皮功能恢复也更快[73]。植片植入方式与标准 DMEK 基本相同。图 5.8 展示了 DMT 手术的操作过程。

　　DMT 无须同种异体细胞，从而避免了移植术后的排斥反应和长期免疫抑制风险。此外，移植脱细胞组织，可以使现阶段因内皮细胞密度较低而无法

使用的植片得以利用，甚至再利用。事实上，一个供体可采集 4 片脱细胞植片。

　　选择合适的患者是 DMT 成功的重要因素。众所周知，年龄与角膜内皮细胞迁移能力成反向相关[74]。成功 DMT 的研究报告基于一个相对年轻的患者群体（＜ 60 岁）[72]。然而，也有学者提出，对于年龄较大的患者（＞ 60 岁），应用局部 Rho 相关蛋白激酶抑制剂（例如，Y-27632）可能会加速角膜内皮细胞的迁移。但这些药物在 DMT 中的作用，仍需进一步评估。

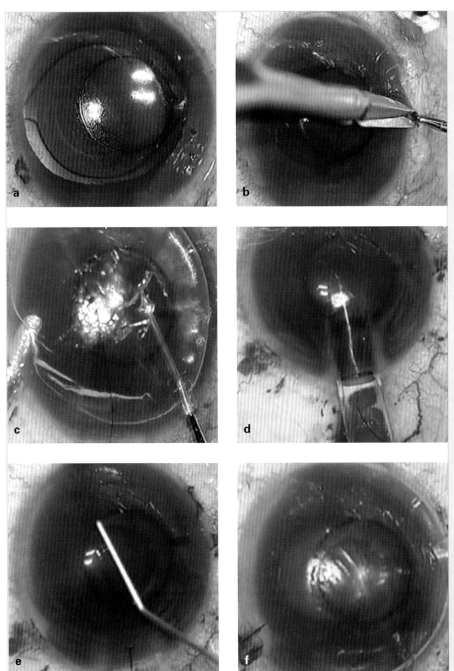

图 5.8 后弹力层移植手术技巧。（a）标记角膜表面（直径 4.0~5.0mm）范围，选定后弹力层剥离手术区域（病变最严重的区域）。（b）周边虹膜切除术。（c）前房气泡下剥离后弹力层。（d）将染色的脱细胞 DM 载入玻璃注射器，植入受者前房。（e）轻拍受体角膜表面来展开 DM 植片。（f）前房打气，为 DM 植片提供支撑。DM. 后弹力层

参考文献

[1] Srinivas SP. Dynamic regulation of barrier integrity of the corneal endothelium. Optom Vis Sci 2010;87(4):E239–E254.

[2] Carlson KH, Bourne WM, McLaren JW, Brubaker RF. Variations in human corneal endothelial cell morphology and permeability to fluorescein with age. Exp Eye Res 1988;47(1):27–41.

[3] Maurice DM. The location of the fluid pump in the cornea. J Physiol 1972;221(1):43–54.

[4] Bourne WM. Clinical estimation of corneal endothelial pump function. Trans Am Ophthalmol Soc 1998;96:229–239, discussion 239–242.

[5] Bonanno JA. Molecular mechanisms underlying the corneal endothelial pump. Exp Eye Res 2012;95(1):2–7.

[6] Edelhauser HF. The balance between corneal transparency and edema: the Proctor Lecture. Invest Ophthalmol Vis Sci 2006;47(5):1754–1767.

[7] Bourne WM. Biology of the corneal endothelium in health and disease. Eye (Lond) 2003;17(8):912–918.

[8] Tuft SJ, Coster DJ. The corneal endothelium. Eye (Lond) 1990;4(Pt 3):389–424.

[9] McCartney MD, Wood TO, McLaughlin BJ. Freeze-fracture label of functional and dysfunctional human corneal endothelium. Curr Eye Res 1987;6(4): 589–597.

[10] Mahdy MA, Eid MZ, Mohammed MA, Hafez A, Bhatia J. Relationship between endothelial cell loss and microcoaxial phacoemulsification parameters in noncomplicated cataract surgery. Clin Ophthalmol 2012;6:503–510.

[11] Murphy C, Alvarado J, Juster R, Maglio M. Prenatal and postnatal cellularity of the human corneal endothelium. A quantitative histologic study. Invest Ophthalmol Vis Sci 1984;25(3):312–322.

[12] Edelhauser HF. The resiliency of the corneal endothelium to refractive and intraocular surgery. Cornea 2000;19(3):263–273.

[13] Joyce NC, Meklir B, Joyce SJ, Zieske JD. Cell cycle protein expression and proliferative status in human corneal cells. Invest Ophthalmol Vis Sci 1996;37(4):645–655.

[14] Joyce NC, Navon SE, Roy S, Zieske JD. Expression of cell cycle-associated proteins in human and rabbit corneal endothelium in situ. Invest Ophthalmol Vis Sci 1996;37(8):1566–1575.

[15] Joyce NC, Harris DL, Mello DM. Mechanisms of mitotic inhibition in corneal endothelium: contact inhibition and TGF-beta2. Invest Ophthalmol Vis Sci 2002;43(7):2152–2159.

[16] Joyce NC. Proliferative capacity of corneal endothelial cells. Exp Eye Res 2012;95(1):16–23.

[17] Lu J, Lu Z, Reinach P, et al. TGF-beta2 inhibits AKT activation and FGF-2-induced corneal endothelial cell proliferation. Exp Cell Res 2006;312(18):3631–3640.

[18] Joyce NC, Harris DL, Zies, ke JD. Mitotic inhibition of corneal endothelium in neonatal rats. Invest Ophthalmol Vis Sci 1998;39(13):2572–2583.

[19] Harris DL, Joyce NC. Transforming growth factor-beta suppresses proliferation of rabbit corneal endothelial cells in vitro. J Interferon Cytokine Res 1999;19(4):327–334.

[20] Kim TY, Kim WI, Smith RE, Kay ED. Role of p27(Kip1) in cAMP- and TGF-beta 2-mediated antiproliferation in rabbit corneal endothelial cells. Invest Ophthalmol Vis Sci 2001;42(13):3142–3149.

[21] Kikuchi M, Zhu C, Senoo T, Obara Y, Joyce NC. p27kip1 siRNA induces proliferation in corneal endothelial cells from young but not older donors. Invest Ophthalmol Vis Sci 2006;47(11):4803–4809.

[22] Park CY, Lee JK, Gore PK, Lim CY, Chuck RS. Keratoplasty in the United States: A 10-Year Review from 2005 through 2014. Ophthalmology 2015;122(12):2432–2442.

[23] Tan DT, Dart JK, Holland EJ, Kinoshita S. Corneal transplantation. Lancet 2012;379(9827):1749–1761.

[24] Melles GR, Eggink FA, Lander F, et al. A surgical technique for posterior lamellar keratoplasty. Cornea 1998;17(6):618–626.

[25] Güell JL, El Husseiny MA, Manero F, Gris O, Elies D. Historical review and update of surgical treatment for corneal endothelial diseases. Ophthalmol Ther 2014;3(1)(–)(2):1–15.

[26] Price FW, Jr, Feng MT, Price MO. Evolution of endothelial keratoplasty: where are we headed? Cornea 2015;34(Suppl 10):S41–S47.

[27] Gorovoy MS. Descemet-stripping automated endothelial keratoplasty. Cornea 2006;25(8):886–889.

[28] Melles GR, Wijdh RH, Nieuwendaal CP. A technique to excise the descemet membrane from a recipient cornea (descemetorhexis). Cornea 2004;23(3): 286–288.

[29] Koenig SB, Covert DJ, Dupps WJ Jr, Meisler DM. Visual acuity, refractive error, and endothelial cell density six months after Descemet stripping and automated endothelial keratoplasty (DSAEK). Cornea 2007;26(6):670–674.

[30] Ang M, Soh Y, Htoon HM, Mehta JS, Tan D. Five-year graft survival comparing Descemet stripping automated endothelial keratoplasty and penetrating keratoplasty. Ophthalmology 2016;123(8):1646–1652.

[31] Mehta JS, Por YM, Poh R, Beuerman RW, Tan D. Comparison of donor insertion techniques for descemet stripping automated endothelial keratoplasty. Arch Ophthalmol 2008;126(10):1383–1388.

[32] Ang M, Saroj L, Htoon HM, Kiew S, Mehta JS, Tan D. Comparison of a donor insertion device to sheets glide in Descemet stripping endothelial keratoplasty: 3-year outcomes. Am J Ophthalmol 2014;157(6):1163–1169. e3.

[33] Busin M, Bhatt PR, Scorcia V. A modified technique for descemet membrane stripping automated endothelial keratoplasty to minimize endothelial cell loss. Arch Ophthalmol 2008;126(8):1133–1137.

[34] Khor WB, Mehta JS, Tan DT. Descemet stripping automated endothelial keratoplasty with a graft insertion device: surgical technique and early clinical results. Am J Ophthalmol 2011;151(2):223–32.e2.

[35] Neff KD, Biber JM, Holland EJ. Comparison of central corneal graft thickness to visual acuity outcomes in endothelial keratoplasty. Cornea 2011;30(4): 388–391.

[36] Shinton AJ, Tsatsos M, Konstantopoulos A, et al. Impact of graft thickness on visual acuity after Descemet's stripping endothelial keratoplasty. Br J Ophthalmol 2012;96(2):246–249.

[37] Busin M, Madi S, Santorum P, Scorcia V, Beltz J. Ultrathin descemet's stripping automated endothelial keratoplasty with the microkeratome double-pass technique: two-year outcomes. Ophthalmology 2013;120(6):1186–1194.

[38] Busin M, Patel AK, Scorcia V, Ponzin D. Microkeratome-assisted preparation of ultrathin grafts for descemet stripping automated endothelial keratoplasty. Invest Ophthalmol Vis Sci 2012;53(1):521–524.

[39] Thomas PB, Mukherjee AN, O'Donovan D, Rajan MS. Preconditioned donor corneal thickness for microthin endothelial keratoplasty. Cornea 2013;32(7): e173–e178.

[40] Rosa AM, Silva MF, Quadrado MJ, Costa E, Marques I, Murta JN. Femtosecond laser and microkeratome-assisted Descemet stripping endothelial keratoplasty: first clinical results. Br J Ophthalmol 2013;97(9):1104–1107.

[41] Kurji KH, Cheung AY, Eslani M, et al. Comparison of visual acuity outcomes between nanothin descemet stripping automated endothelial keratoplasty and Descemet membrane endothelial keratoplasty. Cornea 2018;37(10): 1226–1231.

[42] Patel SV, Baratz KH, Hodge DO, Maguire LJ, McLaren JW. The effect of corneal light scatter on vision after descemet stripping with endothelial keratoplasty. Arch Ophthalmol 2009;127(2):153–160.

[43] Droutsas K, Lazaridis A, Giallouros E, Kymionis G, Chatzistefanou K, Sekundo W. Scheimpflug densitometry after DMEK versus DSAEK-two-year outcomes. Cornea 2018;37(4):455–461.

[44] Melles GR, Ong TS, Ververs B, van der Wees J. Descemet membrane endothelial keratoplasty (DMEK). Cornea 2006;25(8):987–990.

[45] Singh A, Zarei-Ghanavati M, Avadhanam V, Liu C. Systematic review and meta-analysis of clinical outcomes of descemet membrane endothelial keratoplasty versus Descemet stripping endothelial keratoplasty/ Descemet stripping automated endothelial keratoplasty. Cornea 2017;36(11):1437–1443.

[46] Droutsas K, Lazaridis A, Papaconstantinou D, et al. Visual outcomes after Descemet membrane endothelial keratoplasty versus Descemet stripping automated endothelial keratoplasty-comparison of specific matched pairs. Cornea 2016;35(6):765–771.

[47] Tourtas T, Laaser K, Bachmann BO, Cursiefen C, Kruse FE. Descemet membrane endothelial keratoplasty versus descemet stripping automated endothelial keratoplasty. Am J Ophthalmol 2012;153(6):1082–90.e2.

[48] Guerra FP, Anshu A, Price MO, Price FW. Endothelial keratoplasty: fellow eyes comparison of Descemet stripping automated endothelial keratoplasty and Descemet membrane endothelial keratoplasty. Cornea 2011;30(12):1382–1386.

[49] Marques RE, Guerra PS, Sousa DC, Gonçalves AI, Quintas AM, Rodrigues W. DMEK versus DSAEK for Fuchs' endothelial dystrophy: a meta-analysis. Eur J Ophthalmol 2019;29(1):15-22.

[50] Pavlovic I, Shajari M, Herrmann E, Schmack I, Lencova A, Kohnen T. Meta-analysis of postoperative outcome parameters comparing Descemet membrane endothelial keratoplasty versus Descemet stripping automated endothelial keratoplasty. Cornea 2017;36(12):1445–1451.

[51] Brissette A, Conlon R, Teichman JC, Yeung S, Ziai S, Baig K. Evaluation of a new technique for preparation of endothelial grafts for descemet membrane endothelial keratoplasty. Cornea 2015;34(5):557–559.

[52] Weber IP, Rana M, Thomas PBM, Dimov IB, Franze K, Rajan MS. Effect of vital dyes on human corneal endothelium and elasticity of Descemet's membrane. PLoS One 2017;12(9):e0184375.

[53] Veldman PB, Dye PK, Holiman JD, et al. The S-stamp in Descemet membrane endothelial keratoplasty safely eliminates upside-down graft implantation. Ophthalmology 2016;123(1):161–164.

[54] Bhogal M, Maurino V, Allan BD. Use of a single peripheral triangular mark to ensure correct graft orientation in Descemet membrane endothelial keratoplasty. J Cataract Refract Surg 2015;41(9):2022–2024.

[55] Muraine M, Gueudry J, He Z, Piselli S, Lefevre S, Toubeau D. Novel

technique for the preparation of corneal grafts for descemet membrane endothelial keratoplasty. Am J Ophthalmol 2013;156(5):851–859.

[56] Zarei-Ghanavati S, Zarei-Ghanavati M, Ramirez-Miranda A. Air-assisted donor preparation for DMEK. J Cataract Refract Surg 2011;37(7):1372–, author reply 1372.

[57] Dapena I, Moutsouris K, Droutsas K, Ham L, van Dijk K, Melles GR. Standardized "no-touch" technique for descemet membrane endothelial keratoplasty. Arch Ophthalmol 2011;129(1):88–94.

[58] Arnalich-Montiel F, Muñoz-Negrete FJ, De Miguel MP. Double port injector device to reduce endothelial damage in DMEK. Eye (Lond) 2014;28(6):748–751.

[59] Kruse FE, Laaser K, Cursiefen C, et al. A stepwise approach to donor preparation and insertion increases safety and outcome of Descemet membrane endothelial keratoplasty. Cornea 2011;30(5):580–587.

[60] Kim EC, Bonfadini G, Todd L, Zhu A, Jun AS. Simple, inexpensive, and effective injector for descemet membrane endothelial keratoplasty. Cornea 2014;33(6):649–652.

[61] Ang M, Mehta JS, Newman SD, Han SB, Chai J, Tan D. Descemet membrane endothelial keratoplasty: preliminary results of a donor insertion pull-through technique using a donor mat device. Am J Ophthalmol 2016;171:27–34.

[62] Agarwal A, Dua HS, Narang P, et al. Pre-Descemet's endothelial keratoplasty (PDEK). Br J Ophthalmol 2014;98(9):1181–1185.

[63] Gain P, Jullienne R, He Z, et al. Global survey of corneal transplantation and eye banking. JAMA Ophthalmol 2016;134(2):167–173.

[64] Kinoshita S, Koizumi N, Ueno M, et al. Injection of cultured cells with a ROCK inhibitor for bullous keratopathy. N Engl J Med 2018;378(11):995–1003.

[65] Peh GSL, Ong HS, Adnan K, Ang HP, Lwin CN, Seah XY, Lin SJ, Mehta JS. Functional evaluation of two corneal endothelial cell-based therapies: tissue-engineered construct and cell injection. Sci Rep 2019;9(1):6087.

[66] Peh GSL, Ang HP, Lwin CN, et al. Regulatory compliant tissue-engineered human corneal endothelial grafts restore corneal function of rabbits with bullous keratopathy. Sci Rep 2017;7(1):14149.

[67] Coster DJ, Lowe MT, Keane MC, Williams KA; Australian corneal graft registry contributors. A comparison of lamellar and penetrating keratoplasty outcomes: a registry study. Ophthalmology 2014;121(5):979–987.

[68] Braunstein RE, Airiani S, Chang MA, Odrich MG. Corneal edema resolution after "descemetorhexis". J Cataract Refract Surg 2003;29(7):1436–1439.

[69] Borkar DS, Veldman P, Colby KA. Treatment of fuchs endothelial dystrophy by Descemet stripping without endothelial keratoplasty. Cornea 2016;35(10):1267–1273.

[70] Soh YQ, Peh GS, Mehta JS. Evolving therapies for Fuchs' endothelial dystrophy. Regen Med 2018;13(1):97–115.

[71] Bhogal M, Lwin CN, Seah XY, Peh G, Mehta JS. Allogeneic Descemet's membrane transplantation enhances corneal eendothelial monolayer formation and restores functional integrity following Descemet's stripping. Invest Ophthalmol Vis Sci 2017;58(10):4249–4260.

[72] Soh YQ, Mehta JS. Regenerative therapy for fuchs endothelial corneal dystrophy. Cornea 2018;37(4):523–527.

[73] Jullienne R, Manoli P, Tiffet T, et al. Corneal endothelium self-healing mathematical model after inadvertent descemetorhexis. J Cataract Refract Surg 2015;41(10):2313–2318.

[74] Soh YQ, Peh G, George BL, et al. Predicative factors for corneal endothelial cell migration. Invest Ophthalmol Vis Sci 2016;57(2):338–348.

第六章　后弹力层前膜角膜内皮移植术

Priya Narang, Amar Agarwal

席海杰 / 译
魏　莉　范乔娇 / 校

概述

后弹力层前膜角膜内皮移植术（Pre-Descemet's Endothelial Keratoplasty，PDEK）是将后弹力层前膜、后弹力层和内皮层进行分离，并将分离后复合体移植到受体眼内。PDEK 的优势是拓展了移植组织捐献人群的年龄段，不再像后弹力层角膜内皮移植术（Descement Membrane Endothelial Keratoplasty，DMEK）一样仅局限于 40 岁以上的角膜捐献者，年轻人和婴幼儿捐献者同样可以进行。

关键词：后弹力层前膜角膜内皮移植术（PDEK），角膜内皮移植术，后弹力层前膜，后弹力层，后弹力层角膜内皮移植术（DMEK），自动取材后弹力层剥除角膜内皮移植术（DSAEK）

6.1 前言

角膜内皮移植术（Endothelial Keratoplasty，EK）包括后弹力层角膜内皮移植术（Descement Membrane Endothelial Keratoplasty，DMEK）和后弹力层剥除角膜内皮移植术（Descement Stripping Endothelial Keratoplasty，DSEK）。在实际应用中，国际上很多医生都会采用自动取材角膜内皮移植 DMAEK 和 DSAEK。相较于其他内皮移植术（EK），DMEK 在技术上具有很大的挑战性，但是从视觉输出层面考虑还是很有推荐价值的。Melles 等认为，借助 DMEK，捐献者的健康角膜内皮可以完美替换受体病变的角膜内皮[1, 2]。

PDEK 是一种新的角膜内皮移植方法[3]，拓展了角膜内皮移植的范围，主要体现在用 1 型气泡[4]将后弹力层前膜（PDL）、后弹力层 – 内皮细胞层复合体从供体角膜基质层分离。在这样一个角膜组织匮乏的时期，PDEK 实现了将角膜捐献者的年龄段由成年人拓展至婴幼儿[3, 5]，极大程度上提高了此项手术的可行性，被广泛运用。

6.2 气泡分离的重要性及不同的气泡类型

在角膜基质层分离过程中，气泡分离是一种被广泛认可的方式，它可以减少显微角膜镊和显微角膜刀的使用率。术者会使用充满空气的注射器，将气泡送达内皮层上的角膜基质层，并在严格观察下深入内皮下方一定深度。因气泡分离的过程是由术者手动操作，所以它的成本效益高，但同时对于术者也有着极高的技术要求，分离成功与否取决于术者是否可以确保注气针头到达准确深度，内皮 – 后弹力层复合层下方合适的位置（视频 6.1）。

- 1 型气泡：此类型气泡是进行 PDEK 手术所必需的。1 型气泡呈穹隆状，一般从中央向周边蔓延。气泡直径通常为 7.5~8.5mm；由于后弹力层前膜（PDL）和残余基质层间的粘连，这种气泡不会向周边扩散。注入的气泡会将后弹力层前膜、后弹力层 – 内皮细胞层复合层与残余基质床完全分离（图 6.1）。

- 2 型气泡：此类型气泡是当空气进入到后弹力层前膜（PDL）– 后弹力层 – 内皮细胞层复合层中间的空间形成特殊的气泡。2 型气泡从周边蔓延至中央，直径为 10~11mm。由于在 PDL 和 DM 间没有粘连，气泡会一直延伸至周边（图 6.2）。需要注意的是，如采用 2 型气泡，术者需进行 DMEK，而非 PDEK。此过程需要术者格外小心，由于边缘很薄，如果注入的空气过多，气泡很可能会破裂，造成植片穿孔，最终会损伤

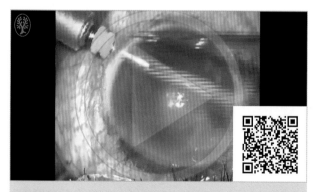

视频 6.1　后弹力层前膜角膜内皮移植术（PDEK）15 步操作
https://www.thieme.de/de/q.htm?p=opn/tp/311890101/
9781684200979_video_06_01&t=video

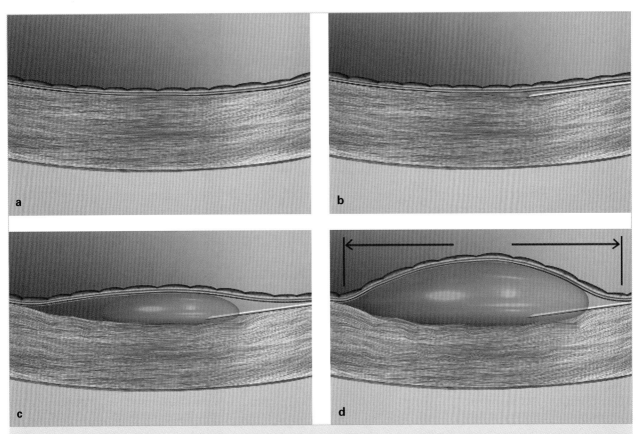

图 6.1 1 型气泡注入步骤图。（a）此图显示角膜组织各层，上层为内皮层。（b）使用注有空气的 30G 针头从边缘处深入后弹力层前膜（PDL）下方。（c）注入气泡，抬高 PDEK 手术植片，即后弹力层前层（PDL）– 后弹力层 – 内皮细胞层复合层，与其余基质层分离。（d）1 型气泡成功注入。PDEK. 后弹力层前膜角膜内皮移植术

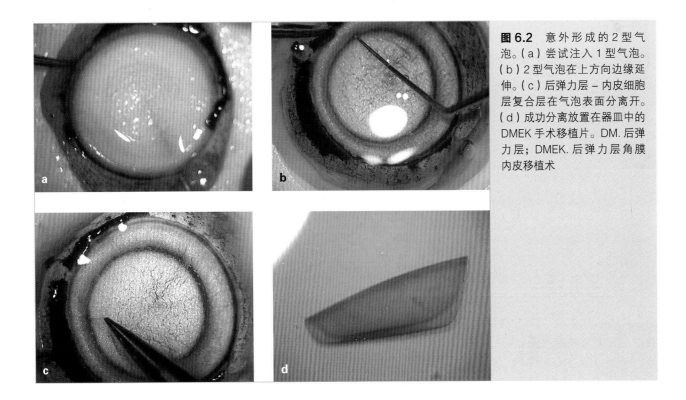

图 6.2 意外形成的 2 型气泡。（a）尝试注入 1 型气泡。（b）2 型气泡在上方向边缘延伸。（c）后弹力层 – 内皮细胞层复合层在气泡表面分离开。（d）成功分离放置在器皿中的 DMEK 手术移植片。DM. 后弹力层；DMEK. 后弹力层角膜内皮移植术

植片导致移植材料浪费。

- 混合型气泡：当 1 型气泡和 2 型气泡都成功注入并共存时，我们便称之为混合型气泡。此类型气泡容易破裂，需要进行非常严谨且精细的操控，对于术者来说是很大的技术考验。

在气泡形成的过程中，也可能会出现我们非常不愿意看到的情况：注射器的针尖刺破角膜内皮（图 6.3a，b），这样无论是进行 DMEK 抑或 PDEK，都无法成功注入气泡，受损的角膜组织也因此不可再使用。然而，如果术中能够及时发现裂孔迹象，可以立即停止气泡注入，将注射器取出，在更深层的位置尝试重新注入。抑或者，术者可以选择使用针头套管去尝试注入气泡，套管与注有黏弹剂的注射器相连接，但这个方法并不推荐使用。黏弹剂有可能自动填封后弹力层上的小孔，让 1 型气泡的注入更加容易些（图 6.3c，d）。但如果后弹力层上的孔较大，黏弹剂并不会有什么帮助，此时只能注入 2 型气泡进行 DMEK。

分离气泡注入之后也会偶尔产生微小的气泡。术者可以选择使用黏弹剂处理类似情况，黏弹剂可以更好地对抗胶原层黏着力，更易于将后弹力层前层（PDL）与基质层分离。

尽管气泡分离法对于术者来讲是个不小的技术挑战，但借助此法，术者的精准操作可以很大程度上减少角膜组织的损耗，无论从经济性、实用性及有效性方面讲，PDEK 手术都具有很高的临床价值。

6.3 手术技巧

6.3.1 植片准备

气泡注入

从带角巩膜缘的完整角膜上将供体角膜植片分离，内皮层向上放置。而后开始准备注入气泡，使用注有空气的 5mL 注射器连接 30G 针头。针头斜面朝上从角膜缘处向中央刺入一定深度，在后弹力层前层（PDL）与基质层间创建分离区（图 6.4a）。注入空气，形成一个直径 8mm 左右的穹隆状 1 型气泡。

植片染色

使用台盼蓝将植片染色。侧切刀片从边缘刺破气泡（图 6.4b），注入台盼蓝染色（图 6.4c）。角巩膜剪沿气泡边缘剪下植片（图 6.4d）放置在器皿中。

6.3.2 受体植床准备

手术在局部麻醉下进行，必要时给予追加麻醉。

对于有大泡性角膜病变的患者，为增强术中视野，首先需要彻底清理上皮组织。手术过程中需要使用与空气泵连接的前房维持器（Anterior Chamber Maintainer，ACM）或戳卡 ACM[6]，便于保证前房深度始终维持在合理范围内，也可以在必要情况下进行补气或补液（图 6.5）。建立 1 个 2.8mm 的角膜植入切口及 2 个侧切口，将前房注满空气，使用的

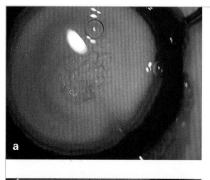
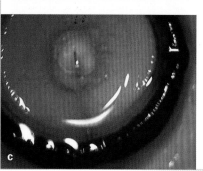
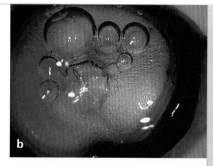
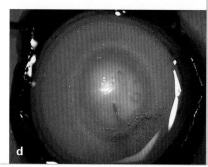

图6.3 使用黏弹剂填封后弹力层 – 内皮细胞层复合层裂孔。（a）将 1 型气泡注入角膜组织。（b）内皮层有小气泡渗出，后弹力层穿孔。（c）停止注入气泡，取出针头，使用与注有黏弹剂的注射器相连接的 30G 针头，将黏弹剂注入填封小裂孔。（d）黏弹剂辅助，1 型气泡成功注入。DM. 后弹力层

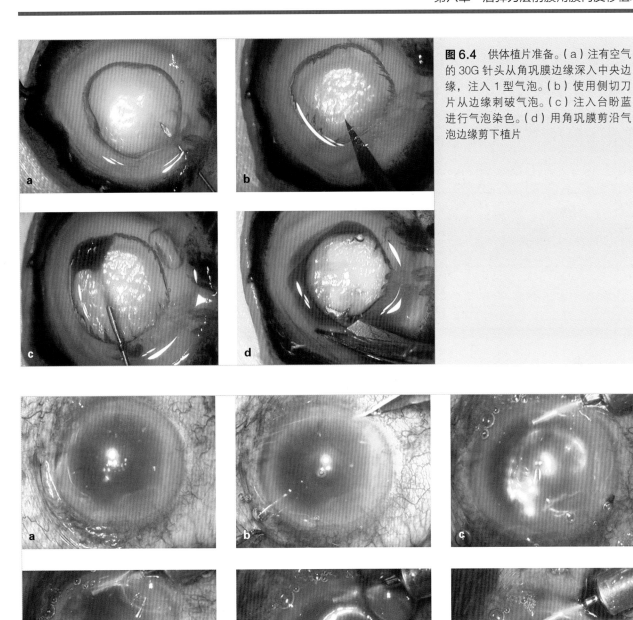

图6.4　供体植片准备。(a)注有空气的30G针头从角巩膜边缘深入中央边缘，注入1型气泡。(b)使用侧切刀片从边缘刺破气泡。(c)注入台盼蓝进行气泡染色。(d)用角巩膜剪沿气泡边缘剪下植片

图6.5　受体植床准备。(a)术前受体植床状态。(b)制作侧切口植入ACM。(c)将ACM放入合适位置，与空气泵连接，保证持续供气。(d)建立颞下侧切口。(e)建立鼻下侧切口。(f)上皮组织清除完成，术中视野更加清晰。ACM.前房维持器

Sinskey钩剥离角膜后弹力层（图6.6a~d）。通过角膜切口使用玻切头切除周边虹膜（图6.6e），这样可以防止后期瞳孔阻滞情况的发生。

6.3.3　供体植片植入

　　使用无齿镊将植片轻轻夹起，放入有平衡盐液

的折叠人工晶状体（Intraocular Lens，IOL）的推注器中 [7]（图6.6f）。停止充气，将植片通过干净的角膜切口轻轻地推入前房，植入过程中要避免对植片的损伤（图6.7a）。准确判断植片方向，充气补液，轻轻展开植片，可适当按摩，使植片边缘与植床吻合，以辅助植片展开。植片部分展开后，可在植片

下方注入一个小气泡，促进植片与植床贴合（图 6.7b，c）。使用 Sinskey 钩将植片外围边缘轻轻展开（图 6.7d）。植片完全展开后，开始前房充气（图

6.7e，f）。可使植片与受体植床完全黏合。缝合所有角膜切口，恢复良好的前房水密和气密状态（图 6.8a，b）。

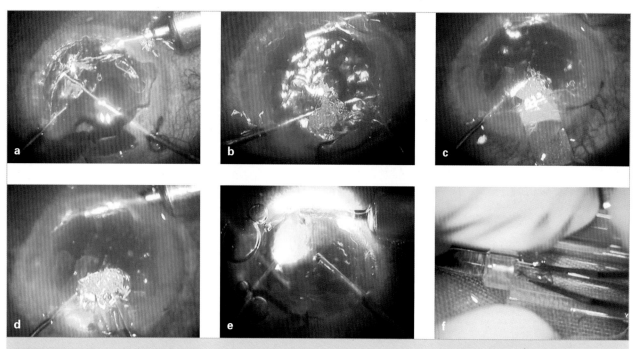

图 6.6 受体植床准备。（a）使用 Sinskey 钩剥离后弹力层。（b）360° 全方位剥离后弹力层。（c）建立 2.8mm 角膜切口。（d）移除受体病变的后弹力层 – 内皮层复合层。（e）使用玻切头虹膜周切。（f）植片装入人工晶状体折叠推注器

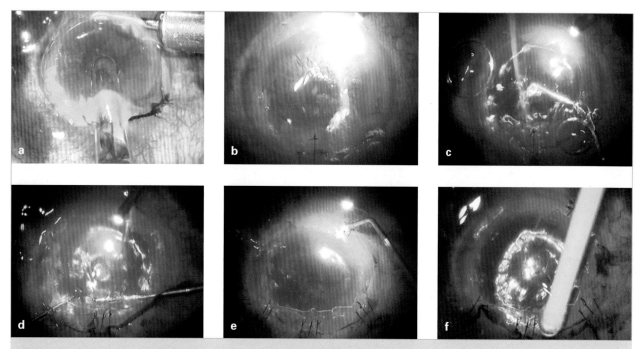

图 6.7 供体植片植入（a）将供体植片推入前房。避免植入过程中对植片的损伤。（b）供体植片位于前房内。（c）充气注液，展开植片。使用眼内照明器确保术中视野，确认植片方向正确。（d）使用 Sinskey 钩缓慢展开植片边缘。（e）确认植片位置、完全展开后进行前房充气，缝合所有角膜切口。（f）确认眼压正常

6.3.4 术后护理

患者术后第一天 3h 内需要严格保证仰卧体位，3h 之后尽量保持仰卧体位；裂隙灯检查确认植片是否在位居中。术后第二天，复查眼压，确认虹膜周切孔是否通畅。术后 4 个月内持续局部使用抗生素及糖皮质激素，并逐渐减量（图 6.9~ 图 6.14）。

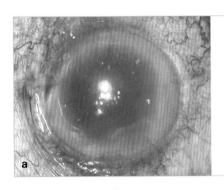
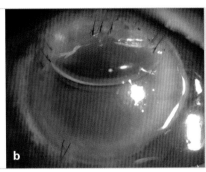

图 6.8　术前术后眼前节对比照。(a) 患者术前眼前节照。(b) 患者术后 1 周眼前节照

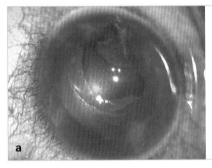
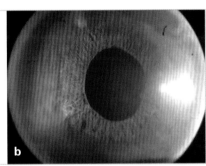

图 6.9　术前术后眼前节对比照。(a) 术前人工晶状体大泡性角膜病。(b) 术后 3 个月眼前节照，视力 20/20

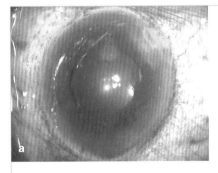
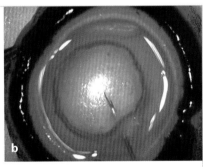

图 6.10　后弹力层前膜角膜内皮移植术（PDEK），供体为 1 岁婴儿。(a) 术前 IOL 大泡性角膜病。(b) 注入 1 型气泡进行 PDEK 植片准备。(c) PDEK 术后 1 天。(d) PDEK 术后 1 周。(e) 术后 1 天眼前节 OCT。(f) 术后 1 周眼前节 OCT。IOL. 人工晶状体；OCT. 光学相干断层扫描；PDEK. 后弹力层前膜角膜内皮移植术

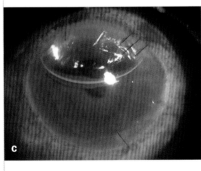
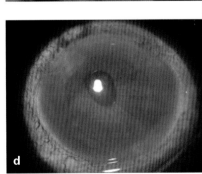
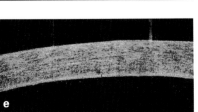
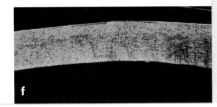

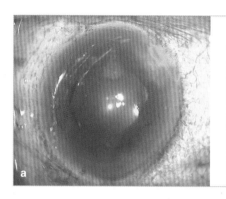
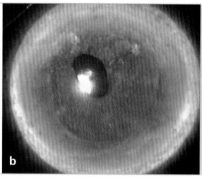

图 6.11 1 岁婴儿供体 PDEK 术前术后随诊前节照。(a)术前前节照,角膜内皮代偿失调。(b)术后 15 个月前节照,视力 20/20。PDEK. 后弹力层前膜角膜内皮移植术

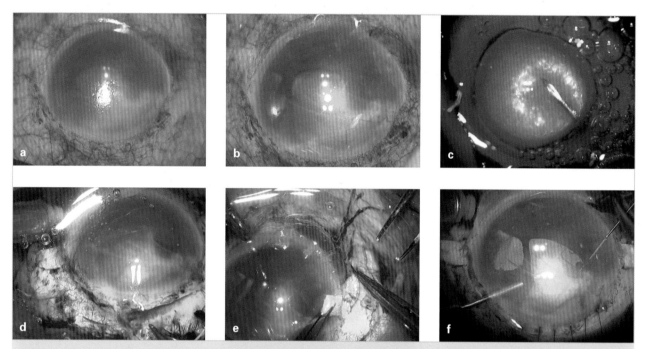

图 6.12 9 月龄婴儿供体后 PDEK 手术过程——步骤 1:(a)IOL 偏位大泡性角膜病。(b)角膜上皮剥离,见角膜血管形成并浑浊。(c)注入 1 型气泡,采集 PDEK 植片。(d)植入 IOL。(e)固定 IOL。(f)瞳孔成形。IOL. 人工晶状体;PDEK. 后弹力层前膜角膜内皮移植术

6.3.5 讨论

角膜内皮移植术(EK)经过了一系列发展演变,从最初的深板层角膜内皮移植术,发展至后弹力层剥除角膜内皮移植术(DSEK)/自动化后弹力层剥除角膜内皮移植术(DSAEK),而后又发展至后弹力层角膜内皮移植术(DMEK)(表 6.1)。如今,后弹力层前膜角膜内皮移植术(PDEK)逐渐出现在大家的视野中,并有望得到广泛的应用。PDEK 和 DMEK 同样,视力恢复快,伤口深度可预测,视觉效果更好,但它还有着更明显的优势:将后弹力层整体剥除减少了角膜植片损伤的概率,同时因后弹力层前层(PDL)、后弹力层 – 内皮细胞层复合层的特性,植片更加强韧,手术过程中更易操作(视频 6.2)。此外,

PDEK 与所有 DMEK 一样,植片采集并不需要其他额外的投入。使用光学相干断层扫描仪观察可发现,因 PDEK 的植片附加了后弹力层前层(PDL),厚度会增加 30~35μm,比 DMEK 植片厚,但比 DSEK/DSAEK,或是 UT-DSAEK 植片更薄。除仅进行单纯 DMEK 外,PDEK 的术后视力恢复相比其他所有角膜内皮移植术(EK)更胜一筹。

临床观察表明,PDEK 术后植片移位及补气的概率较 DMEK 更低,这可能是由于后弹力层前膜(PDL)增强了植片的稳定性。然而,考虑到手术并发症及手术技术的可行性,PDEK 在世界范围内广泛推广及应用还需要有很长的路要走,还需要更多的医生去尝试运用此项技术。此时,如果有眼库可以

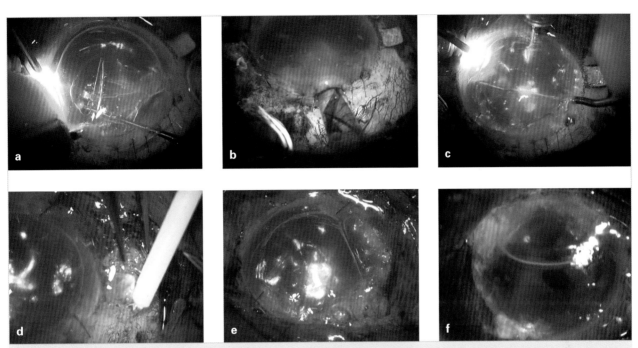

图 6.13 9月龄婴儿供体 PDEK 手术过程——步骤 2：（a）空气下剥离角膜后弹力层。使用内照明增强术中可视性。（b）婴儿供体植片载入 IOL 折叠推注器，将植片缓缓推入前房。（c）展开植片，使用内照明辅助确认植片位置。（d）巩膜瓣下注入纤维蛋白胶（案例 3）。（e）使用 10-0 尼龙线缝合角膜切口，前房充气。（f）术后第四天眼前节照。IOL. 人工晶体；PDEK后弹力层前膜角膜内皮移植术

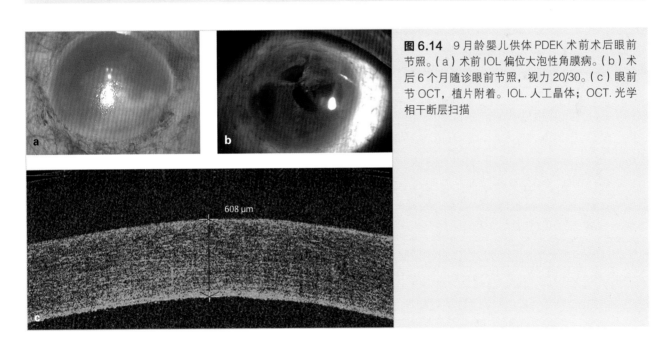

图 6.14 9月龄婴儿供体 PDEK 术前术后眼前节照。（a）术前 IOL 偏位大泡性角膜病。（b）术后 6 个月随诊眼前节照，视力 20/30。（c）眼前节 OCT，植片附着。IOL. 人工晶体；OCT. 光学相干断层扫描

提前制备植片，会大大降低植片损伤的风险。

6.4 婴幼儿供体后弹力层前膜角膜内皮移植术

如今，全球范围内可用于角膜内皮移植术（EK）的供体组织都存在严重短缺。我们前面就曾强调过，可使用婴幼儿供体角膜提供 PDEK 植片 [5]，很可能增加眼库中的可用移植片数量（视频 6.3）。

捐献者年龄上限约为 75 岁，年龄下限暂时还未能达成共识。因而，在大多数情况下，大部分眼库可以接受 6 月龄以上供体捐献的角膜组织。在过去，

表6.1 不同角膜内皮移植术术式对比

	DSEK	DMEK	PDEK
手术角膜层	基质层 + 后弹力层 + 内皮层	后弹力层 + 内皮层	后弹力层前层 + 后弹力层 + 内皮层
技术难度	容易	难	适中
手术程序	增加组织	不增加组织	增加很少组织
人工前房	需要	不需要	不需要
角膜刀	需要（DSAEK）	不需要	不需要
远视漂移	是	否	否
角膜厚度	增加	正常	很少增加
内基质层	是	否	很少
费用	昂贵	高性价比	高性价比
眼库准备供体组织	可用	不可用	可用
植片展开	容易	困难	适中
组织处理	容易	难	容易
视力恢复	慢	快	快

缩写：DSAEK. 自动化后弹力层剥除角膜内皮移植术

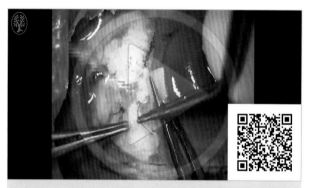

视频6.2 双通道插管术
https://www.thieme.de/de/q.htm?p=opn/tp/311890101/
9781684200979_video_06_02&t=video

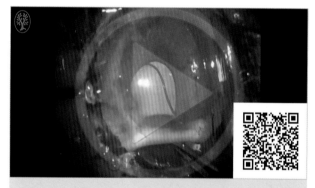

视频6.3 婴幼儿供体角膜移植术
https://www.thieme.de/de/q.htm?p=opn/tp/311890101/
9781684200979_video_06_03&t=video

婴幼儿供体组织移植并未应用的原因有很多，例如：尽管婴幼儿供体的角膜内皮细胞密度（CED）很大，但终归是未成熟的组织；角膜曲率更大，抗原更多，技术方面也更容易引发免疫反应。婴幼儿角膜的陡度、弹性及柔韧性限制了其作为移植片的可能性，尤其是应用于穿透性角膜移植术。角膜内皮移植术（EK）中，这样的植片很不容易展开，DMEK 中更难展开。在 40 岁以下捐献者的角膜采集 DMEK 植片难度非常大，在采集过程中，如果后弹力层和基质层之间的黏附较紧密，很可能导致后弹力层剥离失败。

在各类报道中，已经有 DSEK[8] 使用年轻捐献者供体角膜以及 DSAEK[9] 使用婴幼儿捐献者供体角膜的成功案例。然而，Sun 等将婴幼儿组织应用于 DSEK[10] 并未取得成功，我们这里仅讨论婴幼儿供体组织应用于 PDEK[5] 的可行性。

6.5 讨论

后板层内皮移植术采集供体健康内皮进行移植时，既可以采集基质层组织整体，也可以单独采集内皮组织。

医生将婴儿供体角膜应用于后弹力层剥除角膜内皮移植术（DSEK），最小植片已达到 8mm，中心较薄，边缘较厚。这可能是因为新生儿的角膜曲率较成人的角膜曲率更大。术者表示，因为角膜的柔韧性更好，在植片展开时有一些难度，术后植片移位及收缩的概率也会有所增加[10]。

　　另一组医生将小儿供体角膜应用于 DSEK 并取得了手术成功。应用年轻供体组织进行角膜内皮移植术（EK）在理论具有优势，植片的角膜内皮细胞密度（ECD）很高，术后可以代偿手术损失的角膜内皮细胞密度。EK 术中，术者会有普遍担忧，DM 植片制备失败会造成植片损伤，而 PDEK 可以有效减少这种情况的发生，如果 1 型气泡注入失败，可以尝试注入 2 型气泡。此时，术者可以终止 PDEK，改行 DMEK。

　　总之，供体植片制备及植片移植的阶梯式发展，使得 PDEK 成为一种标准化、可复制的手术方式，并在年轻捐献者提供的高内皮细胞密度角膜组织应用方面取得了一定成功。PDEK 术中需要注入 1 型气泡，对于术者会有很高的技术要求，但术中并不需要使用昂贵的微型角膜刀，此项成本在 DSAEK、DMAEK 或者 UT-DSEK 中都是必不可少的。与 DSAEK 和 UT-DSEK 相比，厚 PDEK 既可以节约手术成本，又可以使用 35μm 左右厚度的婴幼儿供体组织完成移植，弥补了术者技术壁垒的缺陷。

6.6 后弹力层前膜角膜内皮移植术并发症

　　并发症是任何内眼手术都不可避免的，也为手术过程的完善，无论在手术技术层面，或是术者操作技术层面，都源源不断地提供方向。

- 植片制备过程中的组织损耗：术者在错误的位置操作，注入了 2 型气泡，或者造成后弹力层 - 内皮细胞层复合层穿孔时会出现此类情况。此时，术者可以终止 PDEK，改行 DMEK，供体组织不可再使用，需要新鲜完好的供体组织完成手术。
- 补气：如果充气不足，植片出现部分移位，此时需要再次补气确保植片回到正常位置。此类情况出现可能是由于伤口缝合不全，或在人工晶状体眼、无晶体眼中，气体溢到后房导致。此时可行瞳孔成形术维持前房稳定。随后进行植片复位，患者应定期复诊，避免复发。
- 植入失败和再移植：植片完全脱离植床是有可能会出现此类情况，立即尝试将植片复位，如再次失败，即需进行再次移植。
- 瞳孔阻滞：虹膜根部切口阻塞造成眼内压力升高时会出现此类情况。如果前房充气过多，尝试按压角膜切口逐步减缓压力。

参考文献

[1] Melles GR, Eggink FA, Lander F, et al. A surgical technique for posterior lamellar keratoplasty. Cornea 1998;17(6):618–626.

[2] Melles GR, Ong TS, Ververs B, van der Wees J. Descemet membrane endothelial keratoplasty (DMEK). Cornea 2006;25(8):987–990.

[3] Agarwal A, Dua HS, Narang P, et al. Pre-Descemet's endothelial keratoplasty (PDEK). Br J Ophthalmol 2014;98(9):1181–1185.

[4] Dua HS, Faraj LA, Said DG, Gray T, Lowe J. Human corneal anatomy redefined: a novel pre-Descemet's layer (Dua's layer). Ophthalmology 2013;120(9): 1778–1785.

[5] Agarwal A, Agarwal A, Narang P, Kumar DA, Jacob S. Pre-Descemet endothelial keratoplasty with infant donor corneas: a prospective analysis. Cornea 2015;34(8):859–865.

[6] Agarwal A, Narang P, Kumar DA, Agarwal A. Trocar anterior chamber maintainer (T-ACM): Improvised technique of infusion. J Cataract Refract Surg Article in Press.

[7] Price FW, Jr, Price MO. Descemet's stripping with endothelial keratoplasty in 200 eyes: Early challenges and techniques to enhance donor adherence. J Cataract Refract Surg 2006;32(3):411–418.

[8] Huang T, Wang Y, Hu A, Luo Y, Chen J. Use of paediatric donor tissue in Descemet stripping endothelial keratoplasty. Br J Ophthalmol 2009;93(12):1625–1628.

[9] Kim P, Yeung SN, Lichtinger A, Amiran MD, Rootman DS. Descemet stripping automated endothelial keratoplasty using infant donor tissue. Cornea 2012;31(1):52–54.

[10] Sun YX, Hao YS, Hong J. Descemet membrane stripping endothelial keratoplasty with neonate donors in two cases. Br J Ophthalmol 2009;93(12): 1692–1693.

第七章 人工角膜

Alexandra Z. Crawford, Bennie H. Jeng

王艳华 / 译
戴　超 / 校

概述

尽管角膜移植是治疗角膜病并恢复视力的成熟而有效的方法，但仍有许多角膜疾病的患者不适合常规角膜移植术，或者常规角膜移植术反复失败。在这些情况下，可能需要人工角膜，现有很多类型人工角膜可供选择。目前，Ⅰ型 Boston 人工角膜是世界上最常用的人工角膜。如果Ⅰ型 Boston 人工角膜不适合，还有可选择Ⅱ型 Boston 人工角膜和骨齿人工角膜。虽然在适应证选择合适的情况下，各种人工角膜都能帮助恢复视力，但仍可能发生各类并发症，术者不仅要掌握人工角膜植入技术，还必须能够及时发现和处理并发症。在这一章中，我们将介绍这 3 种类型的人工角膜的手术适应证、术前评估、患者选择、手术技术、术后处理和预后，还将介绍可能发生的各种并发症及其处理方法。

关键词：Boston 人工角膜，人工角膜，角膜移植术

7.1 前言

人工角膜在过去的 10 年中得到了广泛的发展，为角膜移植术后视力不良的患者提供了一种治疗方法。传统认为人工角膜是最后的治疗手段，然而，在适应证选择合适情况下，人工角膜植入获得的良好治疗效果，使人们重新认识了其适用性[1]。近年来，随着设计、手术技术和围手术期护理的改进，人工角膜的利用率呈指数级增长。截至 2015 年 12 月，全球共进行了 11 000 多例Ⅰ型 Boston 人工角膜植入术和约 200 例Ⅱ型 Boston 人工角膜植入术[2]。

7.2 人工角膜的类型

人工角膜是由法国医生 Guillaume Pellier de Quengsy 首次提出的。1789 年法国大革命期间，他出版了第一本眼科学专著，在这本专著中，他提出可以用透明材料代替不透明的角膜来恢复视力。这一理念在 19 世纪得到了进一步的发展，尝试使用了多种材料，包括玻璃、塑料、水晶、聚合物和水凝胶。目前，Boston（Ⅰ型和Ⅱ型）和骨齿人工角膜是两种最成熟的人工角膜，在临床中有着广泛的应用[3]。Ⅱ型 Boston 人工角膜是Ⅰ型的改进版本，增加了一个前部小结便于手术植入。KeraKlear 和 MicroCornea 是人工角膜的最新产品。最近，AlphaCor 人工角膜因出现严重的中长期并发症被停止使用[3]。

7.3 Ⅰ型 Boston 人工角膜

Boston 人工角膜于 1992 年首次被美国食品和药物管理局批准使用，是全球最常用的人工角膜植入物[4]。其最新版本是一个领形按钮设计，由聚甲基丙烯酸甲酯（PMMA）前板、8.5mm 穿孔钛背板和内置锁定组件组成。屈光部分位于前板中。采用无螺纹的"扣合"设计将供体角膜组织夹在前板和后板之间，并将人工角膜缝合到宿主眼上（图 7.1）

Boston 人工角膜在近期又有了新设计：首先，在底板上打孔，使房水中的营养物质能够扩散到供体角膜基质层，从而将角膜溶解率从 51% 降低到 10%[5]。其次，增加钛锁环固定装置，防止人工角膜松脱[6]。在最近的手术中，锁定组件已装到背板上。最后，采用无螺纹设计简化螺纹组件，以减少对内皮的损伤。此设计的创新点是将背板的材质从 PMMA 替换为钛。

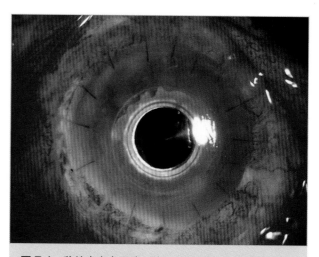

图 7.1 移植在患者眼睛上的Ⅰ型 Boston 人工角膜照片

7.3.1 患者的选择

合适的患者选择是人工角膜移植成功的关键。重点需要考虑的因素有：病因、手术眼和对侧眼的视力、视觉诱发电位、眼表状态（特别是泪膜）、有无活动性炎症的存在、穹隆深度、眼睑位置以及其他眼部和全身疾病[7]。患者对自己病情的认识程度、对治疗的期望值，以及围手术期对治疗的配合和及时随访复查都非常重要。

7.3.2 适应证

Boston 人工角膜的问世，使人工角膜植入的应用得到了推广。英国国家健康和护理卓越研究所（National Institute for Health and Care Excellence，NICE）发布了关于 Boston 人工角膜的使用指南，详见表 7.1。术前诊断包括传统上意义上三大类疾病：（1）复发性免疫排斥反应、（2）化学损伤、（3）自身免疫性疾病[8]。在角膜移植失败、无虹膜、眼外伤（包括化学损伤）、疱疹性角膜炎、神经营养性角膜病、角膜营养不良、角膜缘干细胞缺乏（LSCD），和自身免疫性疾病［眼部瘢痕性类天疱疮和 Stevens-Johnson 综合征（SJS）］等情况下，可考虑使用 Boston 人工角膜[9]。Boston 人工角膜植入最常见的适应证是角膜移植失败的患者，而这类患者往往本身有很多复杂的病理改变。Boston 人工角膜植入失败的患者也可以再次行 Boston 人工角膜植入。需要注意的是，Ⅰ型 Boston 人工角膜只能植入泪液分泌充足、眨眼正常的眼睛。此外，术后必须有足够的穹隆支撑以佩戴接触镜。若患者眼部条件不符合这些要求，可能需要进行Ⅱ型 Boston 人工角膜植入。如果适应证患者选择不当，可能导致角膜溶解、植入物挤出、穿孔和眼内炎，最终导致眼球丧失[9]。

人工角膜植入术前评估对植入成功是非常重要的。对 Boston 人工角膜植入的评估，已有依据疾病发展过程的预后分级评估，在选择人工角膜植入患者时须严格进行此项评估[10]。无论是瘢痕性疾病还是 LSCD 引起的眼表稳定性差，都与人工角膜植入的失败和并发症增加有关[9]。慢性炎症的存在是发生并发症的先兆，可能导致植片坏死、溶解、漏水和感染[9]。人工角膜植入的预后与原发疾病控制状况有关，术前炎症程度轻微的眼睛有较好的远期预后，而有自身免疫性疾病比如 SJS 和黏膜类天疱疮（MMP）的患者的预后最差[10]。虽然使用人工角膜有较高的并发症风险，但对于泪液分泌充足、眼表泪膜正常和炎症轻微的患者，仍可以选择人工角膜植入来重建视功能。医生还应该严格认真地制订诊疗计划，并与患者就相关风险进行良好的沟通。

在前文中，我们已经阐述了什么情况下 Boston 人工角膜优于传统角膜移植术。尽管人们普遍认为，角膜移植失败的可能性很高时，应该考虑 Boston 人工角膜，但这也意味着人工角膜植入精准的适应证更是捉摸不定。特别是有 LSCD、广泛的血管化（超过两个象限）、神经营养性角膜病变，以及有多次角膜移植史的患者。

尽管越来越多的证据表明，在病程早期进行 Boston 人工角膜植入比多次 PK 失败后进行人工角膜植入效果更好，但目前为止，还没有直接进行 Boston 人工角膜植入与传统穿透性角膜移植术（PK）疗效对比的前瞻性临床试验[11, 12]，也还没有任何指南明确表明一只眼睛可以重复多少次角膜移植[4]。另外，与反复角膜移植术相比，Boston 人工角膜植入可降低术后青光眼风险的同时更长久地维持改善视力[14]。此外，有证据表明，一开始就接受 Boston 人工角膜植入的眼睛可能比常规角膜移植失败后再接受 Boston 人工角膜植入的眼睛视力恢复更好[14]。

Boston 人工角膜植入术在对侧眼健康的单侧角膜盲眼病例中的应用目前尚存有争议[9, 15]。支持手术的医生认为人工角膜植入可能有利于双眼功能的改善。超过 90% 术前健眼视力 ≥ 20/50 的患者，对侧患眼植入 Boston 人工角膜术后获得了良好的双眼视觉。然而，我们依然无法确定这是否意味着能提

表7.1　NICE 指南发布的关于Ⅰ型 Boston 人工角膜适应证

NICE 指南，2017 年 1 月
Ⅰ型 Boston 人工角膜只能由专门从事角膜移植的外科医生使用。根据所选适应证，该装置多用于角膜严重混浊的患者：
• 至少有一次角膜移植失败的患者
• 常规的供体角膜移植不太可能成功的患者
• 不能全身使用免疫抑制剂需要再次 PK 的患者
• 具有高危特征，如角膜缘干细胞完全丧失和角膜深基质新生血管形成，但眨眼功能和泪液质量良好的患者
• 移植术眼的视力低于 6/60，且对侧眼睛视力低于 6/12 的患者
Boston 人工角膜不适用于视网膜脱离或视神经损伤晚期患者
缩写：NICE. 英国国家健康和护理卓越研究所；PK. 穿透性角膜移植术

高患者术后生活质量。尽管对 1958 年出生的英国人的一项队列研究中发现，立体视觉受损可导致与视觉相关的生活质量下降[17]，但人工角膜植入的痛苦也可能会影响生活质量。常规角膜移植为此提供了一个参照，术后术眼视力提高并不能增强患者视功能[18]。人们认为，视觉功能主要取决于视力更好的眼睛：当一位患者对侧眼视力良好时，即使移植眼的视力有较大提高，其视觉功能的改善也很有限[18]。如果移植眼的视力不优于对侧眼的视力，则患者更可能不满意[19]。因此，决定是否进行手术前需要仔细考虑患者的视觉需求、视觉潜力和预后。

眼底疾病导致视力低下的患者不适合进行人工角膜植入，不可逆视力损伤疾病的患者是 Boston 人工角膜植入术的禁忌证，比如视网膜脱离、黄斑变性、视神经损伤和重度弱视等。

对于儿童患者，不建议进行 Boston 人工角膜植入，因为与成人相比，儿童患者的并发症发生率更高，视觉效果更差[20]。虽然与角膜移植相比，人工角膜植入能更快速改善视觉质量，并且没有同种异体移植排斥的风险，但其潜在并发症的风险也更显著[20]。除了儿童和成人的眼部解剖差异外，先天性角膜混浊常伴随眼前节的异常，而眼前节异常会影响人工角膜植入，与此同时，往往伴发的青光眼和弱视也会严重影响术后视觉功能的恢复。

7.3.3 术前评估

Boston 人工角膜植入术的患者必须进行全面的术前评估，确认其是否适合该术式，还需量身制订围手术期管理计划。由于患者常常伴有青光眼、视网膜和眼发育等问题，因此实施该手术的医生团队需具有多学科专业化协作的能力，这也是手术成功的关键。一些患者在实施人工角膜植入术前可能需要分阶段分步骤的处置来改善眼部条件。

可以导致角膜暴露的疾病是人工角膜植入失败的高危因素，如眼睑位置异常、眼睑闭合不全和眼球突出等[21]，此类患者在术前应进行眼睑重建。在进行 I 型 Boston 人工角膜植入时，可考虑临时或永久性缝合睑缘。虽然睑缘缝合被认为是移植失败的独立危险因素，但睑缘缝合也是存在角膜暴露风险的标志[21]。术后的穹隆深度必须足以支撑佩戴绷带接触镜（BCL）。因而穹隆重建必须作为人工角膜植入患者早期选择的一个适应证去考虑。结膜瘢痕也会影响术后角膜绷带镜的佩戴或者青光眼引流装置的放置。

眼表状况是决定 I 型 Boston 人工角膜植入成功与否的关键因素。患眼具有足够的泪液是保障人工角膜植入成功的必要条件，干眼症是人工角膜植入手术的禁忌证[9]。泪液分泌状况可通过 Schirmer 试验、泪液破裂时间、泪液渗透压和眼表染色进行测量，泪点栓塞和烧灼可有助于改善眼表湿润的状态。

需要进行人工角膜植入的患者，多伴有角膜缘干细胞的功能不良，特别是那些有自身免疫性疾病、眼部化学烧伤和无虹膜的患者。角膜结膜化是诊断 LSCD 最可靠的临床表现。结膜印迹细胞学检查阳性有助于确诊，然而，检查结果阴性并不能排除 LSCD 诊断[22]。LSCD 与角膜持续性上皮缺损以及无菌性角膜坏死和角膜浸润相关的并发症有关[1]。因此，如何促进 LSCD 上皮愈合必须是人工角膜植入术前需要充分考虑的，部分患者在人工角膜植入术前可能需要进行角膜缘干细胞移植。

严重的角膜混浊常常影响术前眼底检查，在双侧病例中，可通过瞳孔对光反射进行评估。仔细询问病史，有助于确定可能存在的严重视神经功能障碍、视网膜病变和弱视[7]。视野检查是判断患者在 4 个象限都有光投射的重要方法。当眼后节难以观察时，可以通过 B 超评估晶状体、玻璃体和视网膜的异常情况，同时，眼电生理也可能对视觉功能有重要预测作用。人工角膜植入术前视网膜电图（EGR）和闪光视觉诱发电位（VEP）正常的患者较结果异常的患者视觉功能改善的效果更好[23]。

青光眼是导致 I 型 Boston 人工角膜植入患者不可逆性视力损失的主要原因[24]。因此，控制眼压（IOP）至关重要，是否在人工角膜植入术前或移植同时进行青光眼手术，需要进行充分的评估，内容包括持续的眼压测量、局部降眼压药物的数量和使用持续时间、既往青光眼手术史或激光治疗史[7]。术前应进行眼光学相干断层扫描（OCT）和自动视野测试，以判断是否存在视神经损伤，但常因屈光介质混浊和术前视力太差而使 OCT 检测无法进行[7]；同时，还需要注意虹膜周围前粘连的存在，并通过房角镜检查评估房角解剖结构，有条件时，还需进行眼前节 OCT 检查。

I 型 Boston 人工角膜可适用于无晶状体眼或人工晶状体（IOL）眼，对于人工晶状体眼只有一个单一的标准度数，而无晶状体眼则有一系列的屈光度数，眼轴长度的每 0.5mm 增量都匹配有相应的屈光度，术前应通过 A 超测量眼轴长度。对于有晶状体眼，摘除患者的晶状体时，需尽量保留晶状体后囊膜，成为无晶状体眼。对于人工晶状体眼，术前应评估人工晶状体的稳定性和前房深度，对于前房或晶状体不稳定者需取出人工晶状体[7]。

7.3.4 手术技术

Ⅰ型 Boston 人工角膜组装在供体角膜移植片的前后板之间，然后用类似角膜移植的方式将移植的供体角膜片缝合到受体角膜上。

Boston 人工角膜的组装

组装 Boston 人工角膜的供体角膜片充当周边载体和接口，以提供人工角膜与宿主角膜的缝合。与角膜移植相比，Boston 人工角膜植入所需的供体角膜组织不需要光学透明性和存活的内皮细胞，冷冻组织与新鲜组织的视觉恢复效果和并发症发生率相当，同时，有报道指出，经过 γ 射线照射的人角膜组织也可以成功用于人工角膜植入[25]。

使用两个同心的角膜环钻将供体角膜钻取成圆环状，与角膜移植技巧一样，供体角膜环钻切割时应比植床用环钻大 0.25mm，植片直径为 8.0~9.0mm。

将供体角膜内皮面朝上放置在无菌台上，准备钻取植片。使用 3mm 直径手持皮肤科打孔机切除中央直径 3mm 角膜，将打孔机小心地放在角膜移植片上并确保居中，将按钮向下施加压力的同时缓慢旋转以切除角膜植片中央 3mm 部分（以容纳人工角膜的镜柱）。

在无菌台的垫板上铺上黏弹剂，将人工角膜前板朝下放置，供体角膜植片内皮面朝上，其中央 3mm 孔对准人工角膜镜柱，从上往下压供体角膜植片，然后将人工角膜背板对准放置好，将供体角膜植片夹在中间，无螺纹扣的设计特点避免了旋转动作，最后，将背板中的锁定组件锁定。

手术显微镜下仔细检查，确保人工角膜复合体所有部件均安全正确组装。

接受移植的受体眼准备

接受人工角膜植入的受体眼术前注意事项与常规角膜移植术一样。理想情况下，环钻应成功地覆盖接受移植患者的病变角膜，但实际中，其大小常常因接近前房而受到限制。如前所述，用于患者受体角膜植床的环钻直径应比供体植片角膜直径小 0.25mm，用 9-0 或 10-0 尼龙线将人工角膜植片与受体角膜植床缝合固定在一起，并将缝线结理入角膜基质内[16-24]。手术结束时确保缝合部位达到水密状态。

手术可在全身麻醉或监护静脉麻醉下进行，建议术中静脉注射抗生素。手术结束时佩戴大的软性角膜接触镜。

联合手术

初次人工角膜植入手术常常需要联合其他手术，包括晶状体摘除术、人工晶状体取出术、虹膜成形术、青光眼滤过装置植入术、前房或前段玻璃体切割术等。

- 晶状体：考虑到术后白内障的必然发展以及在Ⅰ型 Boston 人工角膜下白内障手术操作的复杂性，如果患者是有晶状体眼，则需在术中进行晶状体摘除术[26]。导致术后白内障形成的因素有很多，包括手术创伤、术后炎症反应、局部使用皮质类固醇激素。可保留后囊摘除晶状体行无晶状体眼人工角膜植入术。

稳定的后房型人工晶体可以保留，但不稳定的人工晶状体和前房型人工晶体需要取出，巩膜固定 IOL 可联合人工角膜一起使用（图 7.2），无晶状体眼需要使用无晶状体型人工角膜。如果患者有潜在玻璃体疾病风险，则必须进行彻底的中轴玻璃体切割术。

- 青光眼引流装置：无论是新发的青光眼还是继发性青光眼，如果存在眼压升高，在进行人工角膜植入时要考虑行青光眼引流装置植入以降低眼压，青光眼引流装置植入并不会增加术中或术后并发症的发生率[1, 27]。

在睫状体平部植入青光眼阀管时，建议同时进行完整的玻璃体切割术，以避免因玻璃体嵌顿、周边前粘连造成前房拥挤和青光眼阀管堵塞。术后需佩戴大小合适的角膜接触镜，并在打开眼球之前将青光眼引流阀的阀体缝合到位（图 7.3）。移植缝合

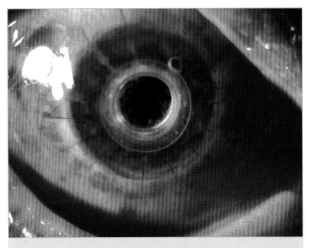

图 7.2 原位胶黏合人工晶状体眼中Ⅰ型 Boston 人工角膜植入

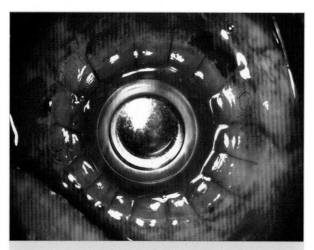

图 7.3 合并青光眼和角膜失代偿的患者青光眼引流阀联合 I 型 Boston 人工角膜植入术后第一天的照片

Boston 人工角膜之后，将青光眼引流阀的阀管通过睫状体扁平部植入玻璃体腔，在直视下准确植入青光眼引流阀的阀管，可用小片移植物（如巩膜）覆盖阀管，以尽量减少阀管暴露风险。

- 玻璃体视网膜手术：在 Boston 人工角膜植入术时，联合经睫状体平部的玻璃体切割术，可以降低潜在的眼后段并发症，并为经睫状体平部青光眼引流阀植入创造条件，避免人工角膜后膜（Retroprosthetic Membranes，RPM）的形成，减少潜在的促炎物质存留[28]。有证据表明，与部分玻璃体切割术或前部玻璃体切割术相比，接受全玻璃体切割术的无晶状体眼术后并发症较少[28]。由此推测，经睫状体平部的全玻璃体切割术可降低眼内炎、上皮向下生长和相关视网膜脱离的发生率[27]。

7.3.5 术后处理

术后评估

完成人工角膜植入手术是患者与眼科医生间终生关系的第一阶段，接受人工角膜植入的患者术后需要药物治疗和密切监测随访，最好由角膜、青光眼和视网膜专家组成的多学科团队一起检测随访，同时，患者也必须知晓随访的重要性。随访时间是：术后第一天、术后 1 周、术后 2 周、术后 1 个月，第一年每 2 个月 1 次，第二年起每季度 1 次[9]。随访时间可能因特殊情况发生随时调整，因而在实际临床工作中，需根据每位患者的具体情况量身制订随访计划。

每次随访都应记录视力、仔细检查眼前段，特别需要关注有无炎症反应、RPM 形成、角膜溶解、伤口泄漏和上皮缺损的迹象。后板早期窗孔样混浊提示慢性炎症，此时，应检查是否有青光眼引流阀渗漏、玻璃体嵌顿和结膜侵蚀的迹象，也要应注意青光眼引流阀管的位置是否正常。

随访时应评估角膜绷带镜的位置，术后常规 3 个月更换，但如发现绷带镜表面有蛋白质沉积可能需要随时提前更换镜片。

每次随访时均要仔细记录视神经外观，因 Boston 人工角膜植入术后屈光和眼内介质变化以及眩光等都对视野和 OCT 检查产生影响[29]，一旦条件符合，需立即进行术后基线视野和 OCT 检查，对视神经、视野和 OCT 检查频率需要比常规青光眼监测频繁细致，而且每次随访还必须包括眼压评估，最经典的是采用指测眼压。

眼后段检查可用 90D 或 78D 前置镜观察，也可用广角眼底照相，使用非接触式 Optos 眼底照相系统可获得质量最佳的图像[30]。如果怀疑黄斑囊样水肿或其他病变，可以进行黄斑 OCT 检查。

眼前节 OCT 可以用来评估前房和房角的形态，超声生物显微镜可用于检查青光眼引流管、后房型人工晶状体和虹膜后的其他结构[7]。影像技术的进步促进了我们对人工角膜和受体眼之间解剖结构相互关系的理解。

术后治疗

人工角膜植入术后的主要治疗包括长期预防性使用抗生素、局部点皮质类固醇激素和佩戴角膜绷带镜。然而，关于术后治疗方案的具体细节尚未达成共识。人工角膜植入术后建议的处理方案见表 7.2。

I 型 Boston 人工角膜植入术后眼部容易遭受感染。幸运的是，长期预防性使用抗生素可显著减少眼内炎的发生。有报道显示，预防性抗生素的广泛使用降低了 75% 的眼内炎的发生率[31]。尽管术后的最佳治疗方案并没有得到普遍认同，但预防性抗生素治疗应覆盖革兰阳性菌和革兰阴性菌。经典的治疗方案包括使用第四代氟喹诺酮和 / 或局部万古霉素。鉴于许多 Boston 人工角膜眼的眼表受损，治疗中必须充分考虑药物毒性 / 疗效的比率。具体治疗方案将在并发症章节进行详细的讨论。

持续佩戴软性角膜接触镜可降低人工角膜植入术后眼表并发症的发生率[32]。I 型 Boston 人工角膜植入术后眼表并发症很常见，可能由于眼表不规则、眨眼异常和蒸发过强引起[32]。其后遗症包括角膜上

表 7.2　Boston 人工角膜植入术后处理方案

随访时间表
术后第一天、术后 1 周、术后 2 周、术后 1 个月，第一年每 2 个月 1 次，以后每季度 1 次

术后治疗方案
• 长期预防使用抗生素，第四代氟喹诺酮类药物（莫西沙星 0.5% 或加替沙星 0.3%）局部点眼，每日 4 次 • 局部点皮质类固醇激素，频率为每 2h 1 次到每日 4 次，在 4~6 个月内逐渐减量 • 使用角膜绷带镜

辅助治疗
• 聚维酮碘每 6~8 周使用 1 次，尤其是在更换角膜绷带镜时 • 有慢性炎症的时可考虑全身使用强力霉素

特别注意事项
• 有自身免疫性疾病的患者应联合该疾病的专科医生进行联合治疗，可能需要长期的全身免疫抑制剂治疗 • 对于存在眼表损害的眼睛，应特别小心处理，可使用无防腐剂最低浓度的润滑滴眼液和自体血清滴眼液，也可考虑用泪小点栓或者烧灼，减少局部用药的数量。Boston 人工角膜植入术时可考虑行暂时性或永久性睑缘缝合 • 对于高危患者，如生活在疾病流行区的患者、农民、工人或有真菌感染史的患者，应考虑行预防抗真菌治疗，可每 6~8 周进行周期性抗真菌治疗

皮过度增殖、前膜形成、角膜上皮缺损、基质变薄、无菌性角膜溶解伴植入物挤出、穿孔、房水渗漏和感染 [33]。角膜接触镜可保持人工角膜湿润，有助于保护组装人工角膜复合体中角膜组织免受干燥、上皮损伤和基质融解 [34]。角膜接触镜可以提高舒适度和美感，还可以纠正屈光不正（图 7.4）。然而，持续佩戴角膜接触镜也会带来一系列问题，如镜片丢失、蛋白质沉积、慢性结膜炎和感染 [34]。此外，在 Boston 人工角膜眼中，验配合适的角膜接触镜通常也是一项挑战，应由角膜接触镜佩戴专家进行。通常建议每 3~4 个月更换 1 次角膜接触镜镜片，但对于最理想的更换时间还没有形成共识。

轻度的慢性眼内炎症是一种常见的并发症，尤其是在自身免疫性疾病病例中常见 [6]。慢性炎症的后遗症包括玻璃体混浊、RPM、视网膜前膜（ERM）、黄斑囊样水肿和闭角型青光眼。术后局部常规使用皮质类固醇激素眼液滴眼，通常用是 1% 醋酸泼尼松龙，频率为每 2h 1 次到每天 4 次，持续使用 4~6 个月。局部皮质类固醇激素的副作用是公认的，包括眼压升高、患者抵抗能力下降和伤口延迟愈合。因此，为了防止炎症的发生，术后局部应用皮质类固醇激素应用需要维持 6 个月。在怀疑炎症加重的情况下可考虑球周注射曲安奈德（20~40mg），如出现 RPM 和角膜混浊，也可全身应用强力霉素和局部滴用皮质类固醇激素 [35]。

7.3.6 并发症

开展人工角膜植入十余年来，我们对其并发症的处理累积了一定的经验，也对并发症发生、预防及管理有了更深入的认知 [7]。最常见的术后并发症是 RPMs、眼压升高、持续性上皮缺损和基质无菌性坏死 [1, 36-38]。感染性眼内炎是 I 型 Boston 人工角膜植入失败的一个重要原因，但幸运的是，目前其发病率有所下降 [37]。其他非常见的并发症包括无菌性玻璃体炎、黄斑囊样水肿、视网膜脱离和玻璃体积血 [36]。虽然常见的并发症都会被详细记录在案，但不同研究之间和同一研究中对并发症的记录存在很大的差异性，因此，我们依然难以准确评估这些并发症的发生率 [1]。毫无疑问，人工角膜植入术后并发症的发生率是随着随访时间的延长而增加的 [39]，术后并发症大致可分为以下 4 种类型：感染、溶解 / 坏死、青光眼、慢性炎症（导致 ERM 形成，视网膜脱离）[3]。

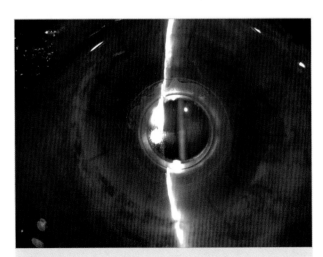

图 7.4　裂隙光带示覆盖有软性角膜绷带镜的 I 型 Boston 人工角膜

青光眼

对于人工角膜植入术后获得并维持视力 ≥ 20/200 的病例，青光眼是导致治疗失败最常见的原因[1]。青光眼在 I 型 Boston 人工角膜眼的发生和进展的病理生理极其复杂，常常有多种机制参与。I 型 Boston 人工角膜植入术的适应证（如无虹膜、化学烧伤或多次手术史）本身就容易并发青光眼。事实上，接受 Boston 人工角膜植入术的患者中，既往患青光眼的发病率为 33.3%~89.3%[39-46]，移植手术时对前房角的机械性损伤可进一步增加患青光眼的风险。术后 Boston 人工角膜对前房角的机械损伤和挤压、周围虹膜前粘连形成、细胞和碎片阻塞小梁网、眼内炎症和长期使用皮质类固醇等都是导致青光眼发病的因素[47]。

由于对 I 型 Boston 人工角膜眼的眼压缺乏可靠评估手段，因此，对其并发青光眼的处理变得相当复杂。I 型 Boston 人工角膜眼的巩膜生物力学和眼内流体力学发生改变，使得用压平眼压计和手持眼压计测量的眼压均不准确，指测法是一种常用的眼压测量方法；然而，它有许多缺点，包括如精确性差、缺乏可重复性，以及因存在人工角膜而引起的眼球应力生物力学变异较大[24]。巩膜气动眼压计对眼压评估有一定作用，但同样，I 型 Boston 人工角膜后板可能干扰其测量结果[48]。研究人员正在研发一种不依赖角膜和巩膜而直接测量真实眼压的装置，这是一种微型光机械压力传感系统，压力传感器设置在镜柱上，可以通过非接触方式测量眼压。

由于缺乏可靠的眼压评估方法，经常评估视神经外观和功能对于长期维持视功能就至关重要。除了视盘 OCT 和眼底视盘照相外，还应对视神经进行直接观察。需坚持连续的阈值视野检查以监测视野变化，但在视力受损严重的眼中，视野检查难以实施。对于注视良好的患者进行微视野检查，与标准视野检查有较好的一致性[24]。在一项小型研究中发现，相较于结构检查，进行视野功能检查可以更可靠地监测青光眼的进展，但对于人工角膜眼，功能和结构检查都同样重要[37]。最新设计的 I 型 Boston 人工角膜，无青光眼的患者可达到 95° 视野[29]。眼前节 OCT 也可用于评估前房角结构。

生产厂家建议所有 Boston 人工角膜眼需要维持低的目标眼压值（≤ 12mmHg），即使在术前没有青光眼诊断的情况下，当眼压超过 12mmHg 时，都要考虑预防性使用抗青光眼药物[49]，临床医生需要高度关注青光眼的发生和进展。局部滴用抗青光眼药物可以作为人工角膜术前的初始治疗，然而，由于 I 型 Boston 人工角膜减少了药物渗透吸收面积和增加了房水流出通道的损伤，抗青光眼药物对人工角膜眼的疗效可能较差。此外，这些局部药物的潜在细胞毒性作用可能会加重已经受损的眼表，临床医生应尽可能使用不含防腐剂的抗青光眼药物制剂，口服碳酸酐酶抑制剂也有一定作用，但常常因其副作用而被限制使用。

由于人工角膜眼的眼压测量不可靠，局部降眼压药物反应差，青光眼的高发病率和对视力的严重威胁，在人工角膜植入术前或同时进行抗青光眼手术的门槛都比较低[24]。然而关于人工角膜植入手术和青光眼阀植入手术的最佳顺序还没有形成共识[24, 50]。由于继发的角膜混浊和难以评估视神经功能，无论在 I 型 Boston 人工角膜植入术前还是术后进行青光眼阀植入都具有极大的挑战性[50]。同时联合手术可以更精确地定位青光眼阀管，并确保青光眼阀管通畅性[49]，此外，它还可避免两次手术增加的风险和费用。目前，Boston 人工角膜生产厂家建议，在所有已患青光眼的患者进行 Boston 人工角膜植入时，需在术前或术中联合行青光眼阀植入术[49]。在 I 型 Boston 人工角膜植入术前或术中进行的抗青光眼手术与移植术后进行抗青光眼手术比较，其术后视杯凹陷进展速度明显减慢[42]。此外，Boston 人工角膜植入术同时联合进行青光眼阀植入术，其术后并发症的发生率并无明显增加[49, 50]。

对于预防性放置青光眼引流阀的观点还存在争议，因为过度手术也会产生并发症，包括低眼压性黄斑病变和脉络膜上腔出血[52]。其他并发症包括最佳矫正视力下降、导管堵塞、导管侵蚀伴随的感染和房水渗漏。在移植前，接受 I 型 Boston 人工角膜的患者应该由青光眼专家进行评估，然而，有效的青光眼评估手段往往受到角膜混浊的限制。更需要明确的指征是：哪些患者在人工角膜植入术后没有眼压升高的风险？答案可能仅限于那些已经成功植入青光眼阀的患者、既往低眼压患者，或那些经历了多次眼内手术和长期皮质类固醇挑战，但眼压较低且视神经健康的患者[52]。

I 型 Boston 人工角膜植入术后，5%~20% 的患者的因青光眼进展而需要进行抗青光眼手术[37, 42, 43, 53-55]。Boston 人工角膜植入术后行青光眼手术具有挑战性，因为手术视野有限，准确放置青光眼阀管有难度。带瓣膜和无瓣膜青光眼阀都已用于 Boston 人工角膜眼。带瓣膜青光眼阀的优点是因超滤过所导致低眼压发生率更低。虽然无瓣膜青光眼阀比带瓣膜型青光眼阀有更显著的降眼压效果，但术后需要数周的高眼压期来防止低眼压，这可能导致视力"熄灯"

的发生。

睫状体光凝术可作为青光眼阀植入的一种替代方法，由于没有一种抗青光眼植入物植入眼内后，可以永久性地避免青光眼阀暴露和眼内炎发生的风险。此外，如因广泛结膜瘢痕无法植入青光眼阀，睫状体光凝术是一个很好的选择。睫状体光凝往往难以定量，还可能引起炎症反应，可能需要多次治疗才能充分控制眼压，而过度光凝可导致低眼压。可在直视下经巩膜或内窥镜进行睫状体光凝术，但眼表过多的瘢痕组织可能会限制这项术式的应用。

无菌性基质坏死

角膜溶解是一种严重的并发症，可严重威胁视力并破坏眼球结构。视力丧失可能继发于人工角膜脱出、眼内炎、房水渗漏、低眼压、脉络膜或视网膜脱离，以及脉络膜出血[56]。营养缺乏和眼表干燥是角膜溶解的主要病因[57]，预防角膜溶解的方法包括在人工角膜的背板上增加开窗和使用角膜绷带镜。角膜溶解的其他危险因素包括 RPM 形成、持续性上皮缺损、接触镜不耐受、慢性炎症、结膜缺失和以前的感染性角膜炎。不同研究报道的无菌角膜溶解发生率为 0~25.9%[21, 38, 39, 45, 58]。

在没有房水渗漏的情况下，可进行保守治疗，包括佩戴角膜绷带镜和 / 或外侧睑裂缝合术以改善眼表湿润，局部或口服基质金属蛋白酶抑制剂，如四环素或甲羟孕酮，也可考虑玻璃体腔注射英夫利昔单抗，应尽量减少局部使用皮质类固醇[56]。处理角膜融解的手术包括在溶解局部涂用氰基丙烯酸酯生物胶、羊膜移植、缝合漏口、板层角膜移植修补漏口、取出 Boston 人工角膜并用常规角膜移植或二次Boston 人工角膜植入予以替换[57]。

感染

术后感染是一种严重的并发症，有可能影响人工角膜植入术后的视力和人工角膜能否存留。人工角膜植入术后微生物感染性角膜炎的发生率为 0~17%，最近的研究表明，其发病率随术后护理的改进而下降[36]。微生物感染性角膜炎常表现为人工角膜镜柱下方边缘处角膜混浊[59]。感染性角膜炎可用万古霉素（25mg/mL）局部治疗，并加用头孢他啶（50mg/mL）、妥布霉素（16mg/mL）或第四代氟喹诺酮。应根据细菌培养、药敏情况和临床病程调整抗生素使用方案。如果发现是真菌感染，局部使用两性霉素 B（1.5~5.0mg/mL）和伏立康唑（10mg/mL）。一旦发现炎症向眼内扩展或人工角膜受到微生物污染，则需要取

出人工角膜[35]，感染性眼内炎通常会产生角膜炎。

眼内炎是需要手术处理并发症中发病率最高一种，据报道，每患者年的发病率约为 2.7%[60]。3 项Boston 人工角膜的长期随访研究中报道的眼内炎发病率分别为 0[1]、12.5%[39] 和 15.5%[38]。人工角膜处于常存细菌的眼表和保持无菌的前房之间，成为病原体侵入眼内的潜在入口，并且缺乏生物整合，进一步增加了患眼感染的风险。虽然为了维持眼表湿润，必需佩戴软性角膜绷带镜，但绷带镜也成了一种病原载体，进一步增加感染的风险。

角膜上皮缺损是一种最常见的感染途径，尤其是在与人工角膜结合部的角膜上皮缺损时发生感染的风险会明显增加[35]。患有 SJS、眼部瘢痕性类天疱疮、中度化学烧伤、愈合不良性疾病眼的感染发生率较高[61]。其他感染的危险因素还包括引流的滤过泡、青光眼阀和近期内眼手术者。青光眼阀管的暴露是另一个需要手术处理的高危因素[35]。

长期预防性使用抗生素有助于降低人工角膜眼的眼内炎发生率，然而，对于具体的治疗方案还没有形成共识。Boston 人工角膜植入术后感染性眼内炎最常见的病原菌是革兰阳性菌，特别是金黄色葡萄球菌、表皮葡萄球菌、肺炎链球菌和其他链球菌。这一研究结果表明在抗生素治疗方案中加入局部应用万古霉素，可大大降低发生眼内炎发生的概率。然而，有证据表明，长期局部预防使用万古霉素可增加继发革兰阴性菌眼内炎的发病率[38]，有人认为万古霉素本身可能改变人工角膜植入术后患者的结膜屏障功能[62]。此外，在预防性广谱抗生素应用和治疗性角膜接触镜使用后，Boston 人工角膜眼易发生真菌感染（图 7.5）[62]。两项关于无眼内炎的病例报道研究中，

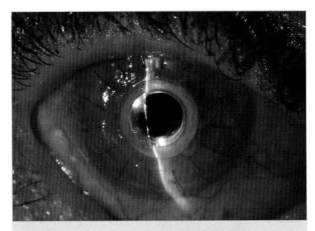

图 7.5 I 型 Boston 人工角膜眼继发念珠菌感染的真菌性角膜炎

均使用了第四代氟喹诺酮（莫西沙星 0.5% 或加替沙星 0.3%）进行预防[1, 58]。其作者推测：在他们的研究中，没有发生眼内炎的可能原因有"很多，但可能部分是由于不局部预防性使用万古霉素"[1]。

考虑到真菌感染率发生低，不建议预防性抗真菌治疗[62]。在真菌性角膜炎流行期间，建议短周期使用抗真菌药物。5% 那他霉素或 0.15% 复方两性霉素均可使用，每日 2 次，每 2~3 个月可口服用药 1 周[7]。在定期随访中，尤其是在更换或清洁角膜接触镜时，可使用 5% 聚维酮碘冲洗穹隆部以强化抗真菌治疗。

细菌性眼内炎通常表现为突然发作的严重眼痛伴急性视力下降，相反，真菌性眼内炎可能起病比较慢。怀疑眼内炎病例需要立即评估和处置，可进行诊断性玻璃体腔穿刺，然后玻璃体内注射万古霉素（1mg/0.1mL）和头孢他啶（2.25mg/0.1mL）或阿米卡星（0.4mg/0.1mL）。在疑似真菌性眼内炎的病例中，玻璃体内注射两性霉素（5μg/0.1mL）和伏立康唑（100μg/0.1mL），紧急情况下需转诊玻璃体视网膜外科医生评估是否进行经睫状体平部的玻璃体切割术。随后需对病原和眼球结构进行处理，包括去除 Boston 人工角膜复合体，并以重新移植 Boston 人工角膜予以替换。

眼内炎发生后，即使进行了及时积极的治疗处理，最终的视力结果往往很差，特别是当视力低于手动（HM）时[35]。与金黄色葡萄球菌和肺炎链球菌相比，表皮葡萄球菌感染的预后相对要好些[61]。

无菌性玻璃体炎

人工角膜眼的无菌性玻璃体炎的常规表现是突然无痛性视力丧失，进行球周皮质类固醇治疗后视力完全恢复[59]。然而，无菌性玻璃体炎也可伴有明显的眼部疼痛，尽管经过治疗，视力仍不能完全恢复[59]，其表现类似感染性眼内炎。目前病因仍不清楚，诱发机制可能是多因素的，如假体周围无菌组织融解、微生物细胞壁或核酸产生的非感染性炎症和全身炎性免疫反应[63]。无菌性玻璃体炎是一种排除性诊断，当临床表现提示感染性眼内炎时，需要行玻璃体活组织检查和玻璃体内抗生素注射[63]。如果玻璃体培养阴性且临床表现无改善，可考虑局部或 Tenon 囊下注射皮质类固醇[59]。尽管进行了皮质类固醇治疗，但临床症状会持续很长的一段时间，并且不能保证视力能完全恢复[63]。

人工角膜后假膜

人工角膜后假膜（Retroprosthetic Membrane，RPM）

形成是 Boston 人工角膜植入术后最常见的并发症（图 7.6），据报道其发病率为 1%~65%，变化很大[36]。RPM 形成与术后威胁视力的并发症有关，如视网膜脱离、因营养物的输送减少致负载人工角膜的角膜植片融解、进行性闭角性青光眼以及慢性低眼压[64]。

因感染性角膜炎和无虹膜而接受人工角膜治疗的病例是 RPM 发生的高风险人群[65]。眼内渗出膜的形成与人工晶状体有关，可导致无虹膜纤维化综合征，并进一步导致 RPM 的形成[66, 67]。因此，尽量减少眼内硬物植入以降低 RPM 形成的风险[64]。

对轻度 RPM 可先行观察，视力明显下降时进行 Nd-YAG 激光切开术或平坦部玻璃体切割术切除 RPM[9]。当 RPM 太厚或有血管化导致 YAG 激光无法切开时，应进行手术切除。

7.3.7 结果

近年来，许多研究报道了 Boston 人工角膜植入术后的保留率、视力情况和并发症。根据随访时间和患者选择的不同，结果差异很大。Boston 人工角膜手术用在不同疾病的患者中有不同的结果，这一点已得到充分证实[9]。继发于自身免疫性慢性炎症的患眼比无炎症的患眼情况要复杂严重得多。在这些研究中，规模最大的是一项关于 I 型 Boston 人工角膜的前瞻性多中心队列研究，该研究覆盖了 300 名患者的 300 只眼，其中一些患者术后随访时间超过 5 年[68]。

人工角膜的存留

人工角膜的存留率是指植入的 Boston 人工角膜没有丢失、挤出或从角膜上分离[36]。文献中报道的人工角膜存留率因随访时间不同变化很大，为 65%~100%[1, 36, 69, 70]。Boston 人工角膜取出的原因包括

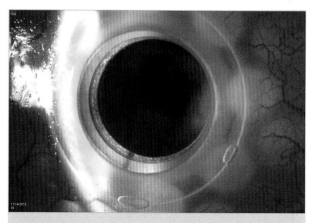

图 7.6 植入 I 型 Boston 人工角膜的后板假膜形成和混浊

RPM，无菌性角膜基质坏死伴装置暴露或挤出、感染性角膜炎和眼内炎。失败的危险因素包括自身免疫病因、眼表暴露、多次 PK、无菌性角膜坏死和角膜浸润。

视力预后

虽然多项研究已经证实 Boston 人工角膜是晚期眼表疾病视觉康复的有效装置，可使约 80% 的患者视力显著提高 [54, 68, 71]。但仍有近 20% 的患者仍将视力严重受损 [1, 68]。此外，许多研究表明，由于术后并发症的存在，高达 15%~20% 的患者术后视力比术前差 [44, 72]。文献报道出现无光感（NPL）患者的百分比为 1.4%~17.5% [1, 10, 39, 40, 53, 58, 68, 70, 73-77]。

在 I 型 Boston 人工角膜多中心研究中 [68]，患者视力提高的平均值为 9 行，84.7% 的眼睛视力显著提高，最终平均视力 20/150。在这一人群中，超过一半的患者视力达到 > 20/200，视力保持在这一水平的平均时长为 4 年。

基础疾病的进展和 / 或与人工角膜装置相关的并发症可能会影响术后视觉效果。在术后的前 5 年内，保持术后最佳视力的百分比有所下降 [38, 39, 69]。有研究表明，术后视力达到 ≥ 20/200 的患者中，只有59% 的人在术后 2 年仍然维持这样的视力，50% 的人在术后 3 年能维持此视力，然而，最近的一项研究表明，与 I 型 Boston 人工角膜植入术后的前 5 年相比，术后 5~10 年视力降低了近 1/3 [1]。尽管许多患者的视力改善可能并不持久，即使是暂时的提高也可能会对患者的生命产生有价值的影响 [69]。然而，视力丧失往往是继发于不可逆的疾病，如青光眼。治疗的困境是：虽然人工角膜提供了视力恢复的潜力，但视力恢复可能是暂时的，不可逆的后遗症会使患者失去未来视觉康复的机会。

尽管视力有了显著改善，但大多数患者在人工角膜植入成功术后仍会视力受损。的确，20/200 的视力是目前作为判断 Boston 人工角膜植入术后良好结果的阈值 [10]。这并不影响人工角膜提供的实质性视觉改善，但我们要在术前告知患者可能出现的情况和处理方法，以及术后可能发生的视觉预后情况。

前期研究结果总结见表 7.3。

7.3.8 小结

在过去的 10 多年里，作为视觉康复的重要手段，Boston 人工角膜的设计和移植围手术期管理都有着突飞猛进的发展。人工角膜植入的成功取决于适当的患者选择以及患者和医生之间的终生良好合作。

因 I 型 Boston 人工角膜植入术后存在潜在的威胁视力的严重并发症风险，特别时角膜基质溶解、青光眼和眼内炎，因而术后患者需要严密的随访，严格监测并发症的发生情况。长期预后取决于特定的眼表状况。在年轻患者中，当手术时间超过 5~10 年时，很难评估期长期风险和益处 [52]。

7.4 II 型 Boston 人工角膜

7.4.1 简介

II 型 Boston 人工角膜（II 型 Boston KPro）是 I 型 Boston 人工角膜的改良版本，有一个加长达 2mm 的前柄，该前柄设计有一个卡槽，在睑球粘连睑缘缝合眼上，植入的 II 型 Boston 人工角膜通过该卡槽被固定。II 型 Boston 人工角膜植入术后外观见图 7.7。II 型 Boston 人工角膜用于严重泪液缺乏、正常眼睑功能丧失和 / 或睑球粘连或强直性睑球粘连等所致的终末期眼表干燥和角化的眼睛。最常见的适应证是 SJS、有毒性的表皮坏死松解症和 MMP [2]。目前，全球仅有约 200 只眼 II 型 Boston 人工角膜植入病例，因此，目前尚缺乏有关植入疗效以及并发症的研究报告 [2]。II 型 Boston KPro 与 I 型 Boston KPro 的显著区别是 II 型用于更高风险病例和有更复杂的植入程序，尽管它们被按同一序列命名，但不能采用 I 型 Boston KPro 的疗效评估标准来推断 II 型 Boston KPro 的疗效。

7.4.2 手术规划

II 型 Boston KPro 与 I 型 Boston KPro 的手术规划原则有许多相似之处，包括仔细的患者选择、视力恢复潜力的评估、晶状体状态，人工晶状体或无晶状体眼人工角膜的选择，以及辅助措施的综合考虑。这两型人工角膜的主要区别在于：I 型 Boston KPro 适用于眼表湿润、瞬目正常眼球，而 II 型 Boston KPro 适用于严重干眼或眼附属器存在严重病变的眼球。

II 型 Boston KPro 通常植入有严重自身免疫性眼表疾病而遭受慢性炎症困扰的眼球。植入术前，应将眼表炎症尽量控制在最低的状态，而持续的炎症控制通常需要长期全身免疫抑制治疗。与内科专家协同治疗，可以在控制全身性疾病系统病变的同时更好地控制眼表的病变。

II 型 Boston KPro 植入手术还必须进行睑球粘连探查并行睑缘粘连缝合，使人工角膜植入区平覆。因此，手术医生应该有处理多种复杂眼部情况的技能，特别是需青光眼阀植入的患者，对术后青光眼的管

表7.3 I型 Boston人工角膜研究成果综述

时间	作者及单位研究设计	眼数	平均随访时间（月）	保留率	术前视力	末次随访视力	并发症
2018	Gibbons 等[69] 眼科研究所回顾性研究，I型	45	51（12~102）	98%	平均最佳矫正视力：数指－手动	初始平均值：20/200 末次随访： • 保持视觉增益53% • 术前视力保留22% • 失明24%	RPM 18% 角膜溶解11% 青光眼进展13% 眼内炎或无菌性玻璃体炎13%
2018	Samarawickrama[70] Moorfields 回顾性研究，I型（97%）和II型（3%）	39	28.4（12~56）	90%	手动	平均CF 末次随访： • 提高46% • 不变31%	青光眼进展33% 视网膜脱离26% RPM 21% 感染性角膜炎8% 玻璃体炎5% 眼内炎2.6%
2018	Aravena 等[45] Stein 研究所，前瞻性研究，I型	58	82.8±20.5（57~145）	74.3%	≥20/200（5%）	4年≥20/200（57%） 8年≥20/200（82%）	术后前10年并发症发生率明显下降 RPM 51.7% PED 43.1% 无菌性间质坏死25.9% 眼压升高24.1% 眼内炎0%
2016	Dnisky 等[68] 人工角膜研究组，前瞻性队列研究，I型	300	12.1±14.8（0.25~73.2）	93%	20/1205（47.3%） 手动（33.3%） 光感（14.3%）	视力提高84.7% 平均视力20/150 手动、数指3.1% 平均视力变化 0.89±0.91logMAR	
2016	Goins 等[44] 爱荷华大学医院和诊所，回顾性病例系列，I型	75	41.4±20.5（0.8~82.8）	85.3%	20/1205	最终平均视力20/428 视力提高57.3% ≥20/400（62.7%） ≥20/40（14.7%）	人工角膜挤出14.7% 溃疡性角膜炎16% 眼内炎9.3% 无菌性玻璃体炎4% RPM 33.3% 黄斑变性34.7% 视网膜脱离12% 视神经病变9.3%

续表

时间	作者及单位研究设计	眼数	平均随访时间（月）	保留率	术前视力	末次随访视力	并发症
2014	Srikumeran等[39] 多中心回顾性研究，I型	139	46.7±26.1	术后7年67%	≥20/200（10.8%）	≥20/200（70%）≥7年为20/200占50% 无光感16% 每年0.04例无光感	RPM 49.7% 青光眼手术21.6% 无菌性角膜坏死19.5% 视网膜脱离18.6% 眼内炎15.5% CMO 10.1% PED 8.2% 传染性角膜炎3.4% 摘除3.6%
2011	Robert[58] CHUM-圣母大学，回顾性研究，I型	47	10±5	100%	平均手动（20/100-光感）	中平均0/150（20/30-NPL）>20/200（66%）最后跟进：• 提高84% • 不变8% • 更糟8%	RPM 26% 青光眼进展23% 眼压升高51% 术后炎症延长17% 无无菌性玻璃体炎，感染性角膜炎，角膜溶解，或是眼内炎
2011	Greiner等[38] 加利福尼亚大学戴维斯分校，回顾性研究，I型	40	33.6（5~72）	80%	20/150-光感 <20/400（95%）	1年，≥20/200（89%）59%的人在2年时保持视力，50%的人在3年时保持视力，4年时为29%	RPM 55% 青光眼进展22.5% GDD侵蚀22.5% 角膜融化15% 眼内炎12.5%
2009	Chew等[54] Wills眼科研究所，回顾性研究，I型（97%）和II型（3%）	37	16（6~28）	100%	平均手动（20/100-光感）	20/200（83%）≥20/50（44%）最后跟进：• 提高84% • 更糟8%	RPM 65% 眼压升高38% 青光眼进展13.5% 眼内炎11%

缩写：BCVA. 最佳矫正视力；CF. 数指；CMO. 囊样黄斑水肿；GDD. 青光眼引流器；HM. 手动；IOP. 眼压；NPL. 无光感；LP. 光感；PED. 持续性上皮缺损；RPM. 人工角膜后假膜

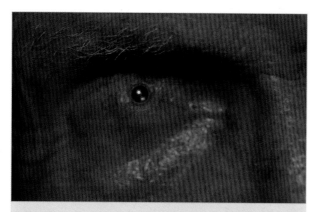

图 7.7 II 型 Boston 人工角膜植入术后外观照

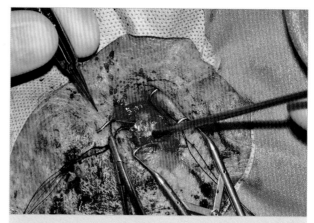

图 7.8 II 型 Boston KPro 植入术中照片显示充分剖切去除结膜

理极具挑战性。在有晶状体眼植入 II 型 Boston KPro 前需要行晶状体摘除。II 型 Boston KPro 适用于人工晶状体眼和无晶状体眼，根据眼轴长度选择人工角膜的屈光力。在 II 型 Boston KPro 植入时常常需联合经睫状体平部玻璃体切除、人工晶状体摘除、人工晶状体植入和虹膜切除等[2]。

医生术前必须就手术风险和治疗效果与患者进行充分讨论和沟通，沟通内容还包括手术对容貌和外观改变的影响。

7.4.3 手术方法

II 型 Boston KPro 的植入是一个复杂的多步手术历程。除了涉及 I 型 Boston KPro 的手术步骤以外，还需要另外几个步骤，包括清除所有黏膜上皮，睑裂完全粘连愈合，在粘连愈合的眼睑上制作 II 型 Boston KPro 植入切口。因手术持续时间较长和眼周组织剖切范围较大，建议使用全身麻醉。

眼部表面准备

对于睑球粘连和瘢痕强直的眼睑进行钝性分离和剖切。对角膜表浅的剖切需要切除角膜表面瘢痕和清除其上皮组织。眼表的黏膜需要完全清除，包括睑结膜、穹隆结膜，以防止睑裂粘连愈合后形成上皮囊肿（图 7.8）。4-0 丙烯线或尼龙线行粘连缝合暴露眼球的眼睑，可有效防止由于瘢痕形成而妨碍人工角膜的植入。

II 型 Boston KPro 的组装和植入

II 型 Boston KPro 的组装与 I 型 Boston KPro 类似。II 型 Boston KPro 有一个额外的可伸缩镜柱，该镜柱可以通过一个小缺口穿过粘连闭合的眼睑。供体角膜直径应至少为 8.0mm，比环钻钻取的植床直径

要大 0.5mm。当 II 型 Boston KPro 组装完成后，按常规穿透性角膜移植手术步骤进行，受体眼用环钻制备植床，将组装好的 II 型 Boston KPro 覆盖到植床区，II 型 Boston KPro 植片和植床用 10-0 尼龙线间断缝合 16 针，并将缝合的线结旋转埋藏到植床内。

睑缘缝合

用含肾上腺素的 1% 利多卡因行上、下眼睑缘浸润麻醉，切除睑缘，注意彻底清除前缘所有的睫毛毛囊，以防止粘连缝合的眼睑向内生长出睫毛。后缘用 6-0 可吸收薇乔线行透部分睑板的对位缝合。在人工角膜两侧分别行 2~3 针间断缝合，缝合时需仔细进行上下眼睑对称对位。眼睑前缘用 8-0 尼龙线对位缝合。根据平时眼位时人工角膜所对应的眼睑处制作小缺口，用维纳斯剪小心剪一小口，切忌过度剪开致缺口过大，该小口以刚好容纳人工角膜的镜柱通过为宜，切口对镜柱的良好包绕可避免皮肤上皮过度生长。手术结束时，需确认只有人工角膜镜柱的前端完全暴露。

7.4.4 术后护理

术后初期的护理方案包括局部应用 1% 醋酸泼尼松龙、第四代氟喹诺酮药物和万古霉素，每日 4 次。眼睑边缘涂用抗生素眼膏。局部给用皮质类固醇和抗生素药膏 2 周后停用，在镜柱周围滴用氟喹诺酮和万古霉素，每日 2 次，持续数周或长期维持使用，以减少细菌定植和防止感染。

术后 2 周拆除皮肤缝线和敷料，镜柱周围眼睑皮肤通常在术后 2~3 周完全愈合，愈合后，皮肤屏障可以完全阻止药物向眼内渗透。此外，因这些患

者没有结膜囊储备和吸收药物[78]，局部滴用抗青光眼药物将无法降低眼压，口服药物是唯一有效降眼压手段，当口服降眼压药物无法控制眼压，需考虑行抗青光眼手术或睫状体激光光凝[79]。

7.4.5 并发症

目前只有两项关于Ⅱ型Boston KPro植入术后长期随访视力结果和并发症的研究报道，且均来自马萨诸塞五官科医院（MEEI）[2，79]。而且，2011年发表的第一篇报道的部分患者可能也纳入到了2017发表的第二篇报道里[2]。

Ⅱ型与Ⅰ型Boston KPro的并发症有许多是相同的，Ⅱ型Boston KPro植入可能发生更严重的并发症，还面临着更严重更复杂的眼表问题。Ⅰ型和Ⅱ型Boston KPro植入术后共同的并发症包括RPM形成（48.3%和60.4%）、感染性眼内炎（4.3%和6.3%）、视网膜脱离（18.8%和27.6%）、青光眼进展和新继发青光眼（8.3%）和脉络膜脱离或出血（8.3%）[2，79]。

皮肤收缩

镜柱周围的皮肤收缩是一种常见的并发症，在MEEI医院接受Ⅱ型Boston KPro植入的患者中，52.1%的病例发生了镜柱周围的皮肤收缩[2]。这是一种常见的并发症，特别是在没有足够的睑板以确保睑裂粘连愈合的病例中更易发生[2]。手术的医生应保持警惕，要使皮肤充分覆盖Ⅱ型Boston KPro的镜柱。因手术会导致瘢痕性眼睑改变，这种改变往往又是眼睑退缩的主要原因，故而存在全身性炎症性疾病的大多数患者更容易发生此并发症[80]。

皮肤收缩是一种可能进展为感染的严重并发症，人工角膜镜柱机械挤压侵蚀可能导致角膜穿孔。此时通常需要多次修整皮肤，包括进一步松解粘连或制作皮瓣以很好覆盖镜柱；然而，单独的皮肤修整缝合可能不足以实现持久的人工角膜覆盖[80]。口腔黏膜移植覆盖镜柱是另一种选择；然而，移植物在理想情况下应保留数月，其缺点是会导致视觉模糊，需要在后期重新创建一个缺口[80]。在皮肤血管受损的情况下，反复修补未能解决复发性皮肤收缩，可以考虑使用颅周皮瓣覆盖人工角膜[81]。在一项病例研究报告中，人工材料——多孔聚乙烯睑板成功地用于眼睑回缩的治疗[80]。只有极少数情况下需要更换Ⅱ型Boston KPro。

青光眼

青光眼是一种常见的合并疾病，给Ⅱ型Boston

人工角膜植入术后管理带来很大挑战。在MEEI的研究中，72.9%的病例术前就伴发有青光眼，其中37.1%的人在人工角膜植入术后有青光眼进展，另外8.3%的眼睛在Ⅱ型Boston人工角膜植入术后新发生青光眼。

对于Ⅱ型Boston人工角膜植入眼的青光眼评估，由于缺乏可靠的眼压评估而非常困难，指测眼压仍然是最好的方法。此外，很多情况下不能对视神经进行可视状态下的评估。在MEEI研究中，只有8.3%的眼睛在术前可见视神经，在术后也只有16.7%的眼睛不能看到视神经。

对于Ⅱ型Boston人工角膜植入眼的青光眼缺乏有效的药物和外科治疗方法，导致其青光眼治疗更加复杂，局部滴用抗青光眼药物难以透过眼睑渗透进眼内，因此，对于Ⅱ型Boston人工角膜植入眼的青光眼的治疗往往仅限于口服乙酰唑胺。

对于Ⅱ型Boston人工角膜植入术后青光眼的手术治疗，如需行GDD植入术或睫状体光凝术，则需要手术打开闭合的眼睑以暴露眼球。由于眼睑黏膜下组织与眼表融合后失去了正常解剖层次，很难将眼睑及眼球周组织与眼球进行很好的分离[82]。此外，对于多数因严重自身免疫性眼表疾病所进行的Ⅱ型Boston人工角膜植入病例，抗青光眼手术的创伤可能会明显加重其潜在的慢性炎症[82]。因此，MEEI研究小组建议：无论术前青光眼状态如何，均进行预防性联合GDD植入术。值得注意的是，尽管进行了预防性GDD植入或之前进行了青光眼手术，仍有28.6%的患者出现青光眼进展或新发青光眼[2]。其中有1例报告，在内窥镜下进行了睫状体光凝术获得了成功，其优点是切口小、手术时间短，与GDD植入相比，恢复更快[82]。

7.4.6 研究结果

在MEEI最近的研究中，末次随访时，无论Ⅱ型Boston KPro留度与否，视力≥20/200的眼睛占37.5%[2]。10%的眼睛仅存有光感，12%的眼睛没有光感[2]。术后视力曾经达到≥20/200的眼数为91.7%[2]。视力最佳改善的时间平均为5.9±7.3个月，中位数为3个月[2]。5年视力保存率为35%，6年下降至30%，8年下降至20%，15年下降至10%[2]。在之前的报告中，随访时达到视力≥20/200的眼数为30.1%，而视力仅达到光感的术眼占44.8%[79]。

表7.4为Ⅱ型Boston人工角膜研究报告的结果汇总。

一项回顾性研究评估了Ⅱ型Boston人工角膜的

表7.4 MEEI 的两项研究结果

年	作者	眼数	随访时间（月）	适应证	术前视力	术后视力	并发症	保留率
2017（1992—2015）	Lee 等 MEEI[2]	48	70.2 ± 61.8（6~238）	SJS 41.7% MMP 41.7%	≤ 20/200（95.8%）	最后随访 • ≥ 20/200（37.5%） • ≥ 20/100（33.3%）	RPM 60.4% 睑板修补术 52.1% 视网膜脱离 18.8% IE 6.3% 脉络膜脱离或出血 8.3% 青光眼发病率 8.3% 青光眼进展 37.1%	5 年，35% 6 年，30% 8 年，20% 15 年，10%
2011（2000—2009）	Pujari 等 MEEI[79]	29	44.4 ± 33.6	SJS 41.4% MMP 51.7% 其他眼表疾病 6.9%	≤ 20/200（96.6%）	最后随访 • ≥ 20/200（30.1%） • LP 44.8%	RPM 48.3% 视网膜脱离 27.6% 眼内炎 4.3%	58.6%

缩写：IE. 感染性眼内炎；MEEI. 麻省五官科医院；MMP. 黏膜类天疱疮；RPM. 人工角膜后假膜；SJS. Stevens-Johnson 综合征

成本效益，报告了视力改善，5 年内视力从手动到 20/400，平均个体的花费为 63 196 美元[83]。但值得注意的是，研究时间为 2000—2009 年，仅有 29 只眼纳入研究，其中仅有 11 只眼具有 5 年视力随访数据[83]。

尽管绝大多数患者在术后的某个阶段视力得到了改善，但对许多人来说，结果只是昙花一现。然而，Ⅱ型 Boston 人工角膜植入的眼睛几乎不可避免地会因原发病产生并发症，但尽管有高并发症发生率和高风险，有限而短暂的视力改善也是值得的。

7.5 骨齿人工角膜植入术（Osteo-Odonto-Keratoprosthesis，OOKP）

20 世纪 60 年代，Strampelli 首次描述了 OOKP，随后 Falcinelli 对 OOKP 进行了改良，现在被称为改良的骨齿人工角膜植入术（Modified Osteo-Odonto-Keratoprosthesis，MOOKP）[84]。它是人工角膜中可维持时间最长的一种类型，对于极具挑战性的严重终末期眼表疾病的病例，在长期成功维持眼球解剖形态方面，显示出其独特的优势。该手术需要精细的多学科专业培训、多学科专科护理配合、多学科外科手术技术以及终生随访。

该手术的基本原则是重建眼前节，从而恢复视力[84, 85]。使用一种由单根牙制成的牙板制作 PMMA 镜柱的载体，采用一个光学圆柱体的前后表面替代了眼球屈光系统中的角膜和晶状体。整个人工角膜复合体通过周围的骨膜移植到角膜巩膜表面，将眼表用口腔黏膜进行重建以提供物理屏障保护作用的同时，也为 OOKP 提供营养支持[86]。

7.5.1 患者的选择

由于手术的复杂性，OOKP 适用于其他治疗方式均失败的终末期眼表疾病患者，如常规的角膜移植术和角膜缘干细胞移植失败的患者[87]。主要适应证包括：严重终末期 SJS、眼部瘢痕性类天疱疮、化学烧伤、沙眼、严重眼外伤、严重 LSCD，或多次角膜移植失败的双眼角膜盲患者。OOKP 一般只适用于双目失明的患者、低于眼前数指且有光感以上的视力。为了避免移植失败，一般只选择一只眼睛接受手术。手术适应证和禁忌证见表 7.5。

与 Boston 人工角膜类似，骨齿人工角膜植入的成功首先在于要选择合适的患者。接受 OOKP 的适应证患者必须有高度的配合性，并对该手术有充分的认知，对终身治疗和随访有充分的心理准备。这种手术费时又费力，不适用于已完全适应双目失明的患者。因此，要确定患者是否渴望手术治疗，而不只是出于对家庭和 / 或卫生专业人员的责任义务非常重要。患者应该对该人工角膜的优点和局限性有一个现实的全面认识，并为术后随访治疗和预后做好心理准备，包括终身失明的风险、严重的并发症，及进一步手术的可能性。患者还应该意识到，术后有失去光感的风险，这不仅是毁灭性的心理创伤，还可能影响昼夜节律和情绪[88]。另外，积极的家庭和社会支持也是至关重要的[86]。

绝对禁忌证包括儿童患者（骨吸收增加和恒牙缺失）、肺结核、无光感眼、并发其他严重疾病导致的不可逆转的视力丧失，以及无法接受 OOKP 外观的患者[87]。

存在高危失败风险或伴随基础疾病可能导致手术治疗无效的情况下，不应进行 OOKP 手术治疗。

表 7.5 OOKP 的适应证和禁忌证

适应证
患者应符合以下所有标准： • 由于角膜混浊（巩膜接触镜无法矫正）导致的严重视力丧失（视力 < 6/60 或者独眼） • 由于排斥或角膜缘干细胞缺乏的高风险，常规角膜移植预后差 • 严重干眼症和 / 或严重的不可修复的眼睑损伤 常见的适应证： • 史蒂文斯 – 约翰逊综合征 • 黏膜类天疱疮 • 化学伤 • 热损伤 • 沙眼
绝对禁忌证
年龄在 18 岁以下 患有肺结核的患者 视力 ≥ 6/60 移植的受体眼无光感 无法手术的视网膜脱离或其他严重干扰潜在视力的后段病变的眼睛 晚期青光眼或严重视神经损伤（相对禁忌证） 不切实际的期望 患者无法接受： • 多阶段手术和可能的进一步手术 • 装饰品负担 • 终身随访 • 有严重并发症或永久性失明的风险

缩写：OOKP. 骨齿人工角膜植入术

如果对 OOKP 手术适应证选择不当，会危害患者健康，因为对那些没有实现期望和坚持期望值过高的患者来说，其术后精神病理状态会更糟糕 [88, 89]。具有积极心理平衡的不可逆性残疾患者，认可通过手术只是获得视觉康复的一种手段，是进行 OOKP 手术治疗重要基础 [89]。

最后，OOKP 通常被认为是一种"最后的和有损外观的手段" [87]，因此，通常在考虑 OOKP 之前需进行眼表重建的手术 [87]。然而，OOKP 的视力转归与之前进行过的眼前段手术次数成反比 [87]。对于其他手术方式失败风险较高的患者，最好直接进行 OOKP，而不是通过拖延时间来回避不可避免的问题。

7.5.2 术前评估

术前评估由多学科团队进行，包括眼科医生、颌面外科医生、麻醉师和临床心理师 [86]，评估的许多原则与其他人工角膜的原则相似。具体包括仔细评估口腔情况以排除牙齿和口腔黏膜病变 [90]。表 7.6 中罗列了评估清单。

眼科评估

应仔细询问病史、临床检查和辅助检查，以确定视觉情况是否适合植入 OOKP。应使用与 Boston 人

表 7.6 考虑使用 OOKP 的患者术前评估清单

术前评估
术前眼科评估： • 视力（包括准确的光定位）：必需的基础检查 • 眼内知觉：非强制性检查 • 视觉电生理检查（fVEP, fERG）：非强制性检查 • 眼部超声检查（无病理性发现）：必需的基础检查 • A 超 – 生物测量：必需的基础检查 • 指测眼压：必需的基础检查 • 干眼检查：非强制性检查 术前口腔评估： • 口腔全景片：必需的基础检查 • 牙齿 X 线检查：必需的基础检查 • 螺旋 CT：非强制性检查 其他检查： • 术前心理评估：必需的基础检查 • 术前麻醉评估：必需的基础检查

缩写：CT. 计算机断层扫描；ERG. 视网膜电生理图；VA. 视力；VEP. 视觉诱发电位

工角膜相同的方法评估视觉情况，包括详细的病史询问、眼部检查、连续眼压测量、视野检测、视神经和视网膜的 OCT 检查、超声检查和视觉电生理检查。许多检查可能因屈光介质混浊和术前视力不佳受到干扰。在视神经和视网膜的情况不确定的眼睛中，可以通过内窥镜下玻璃体切割术来观察眼底情

况[91]。

准确的光定位与 B 超扫描正常相结合是比较好的检查方法，但光定位不准并不妨碍视觉康复，因为眼表的病变可以影响光定位的准确性[87]，尽管如此，选择进行 OOKP 眼的视力必须具有良好的光感[87]。进行 A/B 超检查需要明确以下内容：眼轴长度、晶状体状态、排除视网膜脱离和严重的青光眼视盘凹陷[88]。因硅油填充而无法进行超声检查的眼睛可进行磁共振成像扫描，了解晶状体状态对于手术规划尤为重要。特别要注意角膜变薄或以前穿孔的区域，并为第一期的板层角膜移植做好准备。其他影响到 OOKP 手术复杂性的情况包括前房深度、虹膜粘连范围、睑球粘连和睑缘粘连。记录分析眼表疾病的严重程度，有助于明确选择 OOKP 是否优于其他治疗方式[88]。

并不需要完全的眼睑粘连闭合，但应努力重建眼睑以保护移植的口腔黏膜[87]。在无眼睑的情况下，可以在去除睑板后通过眼睑皮肤进行 OOKP 植入，但如果术后骨吸收较快可能影响预后[87]。

口腔评估

对口腔的评估包括两个部分：口腔黏膜移植供体部位的评估和选择适当的牙齿以形成牙本质/骨板的评估[88]。

- 口腔黏膜的评估：口腔黏膜的评估包括生理特性、增殖能力和带细菌情况的评估[88]。在许多患者中，潜在的皮肤黏膜疾病也可能导致口腔黏膜瘢痕性变化，从而影响黏膜的采集[88]。通常，需要直径为 3cm 的黏膜移植物。如果没有足够的颊黏膜，可以考虑腭和唇黏膜[87]。强烈建议戒烟，有利于促进移植黏膜重新血管化成活[88]，咀嚼槟榔可降低移植黏膜组织的质量[88]。

- 牙科评估：该评估程序包括取出一颗单根牙和周围完整的牙槽骨制作生物载体以支撑光学 PMMA 部分。理想的牙齿应该具有以下特征：首先，牙齿必须是单根的并且以前没有经过根部处理，理想的牙齿通常是犬齿，但也可以使用其他单根牙齿。其次，牙齿必须具有足够的形状和大小，并有良好的牙槽骨覆盖。最后，周围应该有足够的空间，以避免在提取过程中对其邻近牙齿造成损害。牙冠有病变（例如填充物）不是禁忌证，但应评估和治疗牙周病。在可能的情况，应尽量避免选择有缺陷的牙齿[88]。在无牙患者中，可考虑胫骨（tibial KPro）和人类白细胞抗原（HLA）匹配的同种异体活牙作为

替代。

临床评估必须通过 X 线检查证实，基础影像位为口腔全景片和口内牙根尖周 X 线片。在大多数情况下，这些影像学检查评估就足够了，但仍可通过计算机断层扫描（CT）以强化评估[88]。

7.5.3　手术技术

根据 Rome-Vienna 技术方案，OOKP 手术分两个阶段进行，两阶段的间隔时间为 2~4 个月[87]。这两个阶段都需要在全麻下进行，并需要在麻醉诱导期通过静脉注射预防性使用抗生素。第一阶段包括在口腔采集供移植的黏膜植片，以及制备覆盖眼球的骨 - 牙 - 丙烯酸板层。第二阶段包括修整骨 - 牙 - 丙烯酸板层并将其植入眼球。这两个阶段的间隔期可促进纤维血管组织长入骨 - 牙 - 丙烯酸板层和使经历手术外伤的骨板存活。此外，术后感染也可能源于肌肉下的骨 - 牙 - 丙烯酸板层在口腔内的感染，而不仅仅源于移植后眼部感染[88]。

第一阶段

- 步骤 1a，黏膜移植片的制备：在腮腺导管下方采集全层颊黏膜作为移植片，其大小应足以覆盖从内眦到外眦以及从上穹隆到下穹隆的整个眼表，此黏膜移植片的直径约为 3cm[88]。将黏膜移植片多余的组织修剪去除，并浸泡在抗生素溶液（通常用头孢呋辛）中。

- 步骤 1b，准备眼球：角膜缘 360° 全周切开，进行浅层角膜切除术，并去除所有角膜上皮和 Bowman's 膜。如果角膜混浊影响术前评估视神经和视网膜情况，需尝试用间接眼底镜检查眼底情况以评估视觉预后[92]。切开球结膜和筋膜充分暴露其下面的巩膜，分离外直肌用缝线牵引固定。

谨慎地进行烧灼止血以保护巩膜外血管[87]，角膜严重变薄受损的区域用板层角膜移植物加强。用 6-0 薇乔线将黏膜移植片间断缝合固定到巩膜上，在手术结束时将塑料结膜囊定型器放置在眼球上 1 个月以防止粘连[88]。由于黏膜移植片影响房水的葡萄膜巩膜的流出，术后眼压可能会出现增高，可以通过口服乙酰唑胺和静脉注射甘露醇来控制眼压[93]。

对于有黏膜移植失败风险的患者，第一阶段可分为两步进行。首先进行黏膜移植片和眼球的准备工作，当黏膜移植片存活后，患者再次入院进行牙齿采集和 OOKP 的制作[88]。

- 步骤 2a，制备骨 – 牙 – 丙烯酸小片：整块采集完整的单根牙（通常是犬齿）以及周围的牙槽骨，小心保护骨膜，因为随后需用其覆盖植入物的骨骼[87]。利用牙科涡轮机在连续冲洗中将牙齿和周围的骨骼打磨成厚约 3mm 的矩形薄片，将其中心孔用涡轮钻垂直钻取扩大，以容纳双凸面 PMMA 光学镜柱。中心孔直径应足够大，以允许在不过度用力的情况下插入 PMMA 镜柱，但又要足够小以确保完全密闭[87]。镜柱周围涂抹黏合剂，其主要作用是作为填充物而非黏合剂[86]。

将组装好的牙齿片 –PMMA 镜柱复合体埋入皮下使其进行生物整合，通常埋入对侧眼下眼睑皮下[85]，或埋于下睑眼轮匝肌中[94]。进行生物整合 2~3 个月后取出用于移植，超过 3 个月可能会导致部分骨吸收[87]。

在缺牙患者中，可以从胫骨或与人类白细胞抗原匹配的同种异体活体牙齿来制备牙骨片 –PMMA 镜柱植片。

第二阶段

移植前需要检查牙齿片 – 镜柱复合体，只有在骨性牙齿片足够大且血管化充足的情况下才考虑手术[87]。骨和牙齿片表面的软组织要完全切除，将骨性牙齿片放入自体肝素化静脉血中或暂时放在肌袋中备用，以避免在准备过程中干燥。颊黏膜部分向下折以暴露角膜和巩膜，留下较大的基底部附着以保持足够的血液供应。将 Flieringa 环缝合到巩膜上，用环钻切除角膜中央以匹配镜柱的后部[86]。根据 Rome–Vienna 技术方案，在角膜上制作两个侧切口，以允许切除晶状体或去除人工晶状体 – 囊袋复合体[86]，将虹膜从其根部完全切除，并进行中央玻璃体切割。去除所有前段结构以防止继发性闭角型青光眼，以及在镜柱后表面形成严重炎性假膜[87]。对侧切口需进行水密缝合，并将牙齿片 – 镜柱复体面向角膜放置，并用薇乔线将其间断缝合在角膜巩膜表面。用 30G 针头通过平坦部将无菌空气注入眼内。术毕进行间接眼底镜检查和 Flieringa 环取出。颊黏膜被重新复位并间断缝合固定，用环钻取下颊黏膜的中央 3mm 以允许镜柱前端突出。

不同的中心对此项技术进行了不同的改进[94]。Rome–Vienna 技术方案推荐囊内白内障摘除术[87]，而一些中心则倾向于囊外手术[94-96]。囊内手术的支持者更喜欢这种技术，因为它可以最大限度地减少与晶状体囊形成粘连的风险，并避免晶状体碎片不

完全去除的风险[84]。另一个分歧是角膜环钻与镜柱后部大小的匹配，建议采用相同尺寸[87]，而其他中心则倾向于将角膜环钻加大约 0.5mm[94, 96, 97]。

7.5.4 术后管理

术后早期

患者在每个阶段后都需要住院 1 周，除口服泼尼松外，还需接受全身和局部抗生素治疗。通常，口服抗生素给药 1 周，口服泼尼松 20mg 联合质子泵抑制剂给药 5 天[88]。口服乙酰唑胺与静脉注射甘露醇一起用于预防眼压升高，并持续使用直至眼压正常。在第一阶段之后，用洗必泰和制霉菌素漱口保持口腔卫生，直到供体部位创口愈合[86]。在第二阶段之后，外用广谱抗生素，每日 1 次，每 3 个月交替循环 1 次，以降低细菌耐药性。在干眼症中，黏膜用平衡盐溶液保湿。患有眼球突出症的眼睛需要持续夜间涂润滑软膏。镜柱部分用无菌棉签清洁，蛋白质沉积物用新鲜柠檬汁去除。

长期随访

OOKP 植入的患者需要终生随访。患者术后常规每周 1 次复查，持续 1 个月，然后每月 1 次，持续 3 个月，然后每 2 个月 1 次，持续 6 个月，之后每季度 1 次。随访检查的重要项目包括裸眼视力和矫正视力、屈光度和眼压。评估黏膜移植片的健康状况，包括血管形成、干燥以及变薄或溃疡的存在。检查镜柱部分是否有倾斜、前突和假膜的存在。镜柱部分暴露的增加可能表明骨吸收或覆盖的黏膜变薄[98]。通过触诊骨性牙齿片的质量和尺寸来评估其骨吸收[88]。放射影像学分析可通过多排 CT 扫描进行；然而，对于检测早期骨吸收的连续成像的必要性或频率，尚未形成共识。在每次复查时需进行眼底镜检查以评估视神经和黄斑情况，并排除视网膜脱离的存在。B 超可用于检测早期视网膜脱离[88]。

青光眼监测对于 OOKP 的远期成功至关重要，下面将进行更详细的讨论。

7.5.5 结果

OOKP 用于非常严重的双侧眼表疾病病例。已发表的 OOKP 的长期解剖生存率为 5 年 87.8%（范围：67%~100%）和 20 年 81.0%（范围：65%~98%）[94]。与传统角膜移植术相比，在高风险患者组获得的高成功率归因于采用了生物相容性较好的材料替代不稳定的眼表。超过一半的患者（52%，范围：46%~72%）

在 OOKP 后获得了比 6/18 更好的视力[94]。总体而言，大约 80% 的患者在 OOKP 术后视力会有所改善[95, 99]，而视力无改善的主要是由于术前存在后极部病变和青光眼[86]。然而，在大多数患者中，OOKP 的存活是有限的。在一个大型系列研究报道中，OOKP 眼的 10 年生存率为 49%，胫骨人工角膜的 10 年生存率降低至 25%[100]。

OOKP 不是视力的灵丹妙药，虽然中央视力可能很好，但视野严重受限。患者术前应了解 OOKP 具有恢复阅读和行走所需视力的可能，但无法达到驾驶所需的视力[88]。因为 OOKP 的镜柱又长又窄，其视力效果类似于通过管子看外界[88]。最初的镜柱设计为 40° 视野[88]，随后的进行改进，镜柱设计可达到平均 69° 视野[101]。在发生率较高的青光眼患者中，视野可能会进一步缩小。镜柱倾斜和偏心也会缩小视野。眩光是 OOKP 眼的另一个重要困惑，而且在与年龄匹配的对照组相比，OOKP 患者的对比敏感度

也较低[101]。

7.5.6 并发症

与其他人工角膜设计一样，OOKP 植入相关的并发症包括青光眼、玻璃体炎、眼内炎和视网膜脱离。OOKP 植入的特有并发症包括上颌窦、面部和下颌骨的骨折、黏膜坏死或过度生长等黏膜并发症，以及骨板吸收等风险。黏膜坏死、RPM 形成和骨吸收在胫骨 OOKP 中比常规 OOKP 更常见[100]。文献报道的并发症见表 7.7。

青光眼

由于在诊断、监测和处理方面存在着大量问题，青光眼在 OOKP 眼是一个相当严峻的挑战。青光眼的病因可能是原发性的，或继发于以前的手术和创伤性、炎症或感染事件，或在 OOKP 后新发 / 再发。OOKP 术前青光眼的发病率为 20%~

表 7.7 OOKP 的并发症

并发症	研究项目						
	Tan[94]（n=35）	De La Paz[102]（n=145）	Iyer[92]（n=50）	Liu[95]（n=36）	Hille[99]（n=25）	Falcinelli[84]（n=181）	Marchi[97]（n=85）
术中							
玻璃体积血	48.6%	—	—	—	52.0%*	0.6%	—
逐出性出血	—	—	—	2.8%	—	—	—
脉络膜下出血	—	—	—	—	8%*	—	—
脉络膜脱离	—	—	—	—	20%*	0.6%	—
黏膜缺损	—	—	—	—	40%*	—	—
术后							
青光眼	34.3%	11%	20%	47%	16%	6.6%	33%
层流吸收	2.9%	28.0%	4.0%	19.4%	8%	1.7%	2.3%
黏膜溃疡	25.7%	—	18%**	27.8%	8%	7.7%	—
黏膜过度生长	22.9%	—	2%	33.3%	—	—	—
玻璃体积血	2.9%	3%	—	8.3%	—	3.3%	—
无菌性玻璃体炎	8.6%	—	6%	—	—	—	—
眼内炎	2.9%	—	2%	8.3%	0%	2.2%	—
肌无力	2.9%	—	2%	—	8%	—	—
肺结核	—	—	—	2.8%	—	—	—
视网膜脱离	8.6%	16%	2%	8.3%	12%*	2.8%	3.5%
膜状物	20.0%	5%	—	16.7%	8%	0.6%	3.5%
瘘管	—	—	6%	—	—	0.6%	—
下颌骨骨折	—	—	—	—	—	1.1%	—
牙科单位损失	—	—	—	—	—	0.6%	—

*：围手术期
**：骨性小板暴露（中央暴露占 6%，外围暴露占 12%）。形态改变占 8%

52%[84, 95, 97, 99, 103]。而也有报道显示，这种情况的复发率为 0~33%[84, 95, 97, 103]。术后青光眼的发生率为 11%~47%[92, 95, 102]。波动范围比较大，反映了研究者纳入的患者群体不同，也反映了在术前和术后诊断青光眼的限制条件。在一些患者中，尽管使用药物、GDD 和光凝积极治疗[55, 99, 103]，但仍会发生损害进展。化学损伤眼特别容易患青光眼，这可能是由于初始的化学损伤对视神经具有毒性作用[104]。

我们对于 OOKP 术后新发生青光眼的发病机制知之甚少。该手术包括全虹膜切除术和囊内白内障摘除术，以尽量减少虹膜角膜粘连的可能性[93]。此外，周边角膜缝线不会造成前房角解剖结构变形，新发生的青光眼被认为是由于大量的术中操作和治疗引起的[50]。

由于缺乏眼压测量的可靠手段，仅依靠指测眼压评估，对严重影响了 OOKP 眼的青光眼的有效监测，此外，OOKP 镜柱的光学特点造成患者和检查者对视野检查受限，因此，评估和诊断青光眼依赖于双目立体检眼镜检查视盘、连续视野检测和视神经断层扫描。由于其视野会受到 PMMA 镜柱直径的影响，Goldmann 视野优于自动视野计检测[105]。所有影像设备都可能与 OOKP 小的镜柱在轴向对准存在困难，从而限制着到其检测的可重复性和准确性[103]。并且与正常的眼睛相比，所有的检测模式都需要改变[106]。也可以对中心视觉功能进行辅助测试，包括对比敏感度、图形 ERG 和 VEP，后者可以比较准确地检测青光眼的变化（敏感度为 75%，特异性为 85%）[106]。

由于药物通过厚的口腔黏膜移植片吸收率较低的问题，局部用降眼压药物的效果也并不可靠；然而，如果在移植片周围观察到完整的结膜上皮，则可以考虑局部用药[103]。乙酰唑胺是治疗青光眼的主要药物，但在 OOKP 眼应谨慎使用，特别是在 SJS 患者[104]。有研究建议，对既往无青光眼的患者 OOKP 术后应继续使用噻吗洛尔 6~12 个月[93]。

青光眼引流阀植入作为 OOKP 眼青光眼手术治疗的主要方式，可以在第一阶段之前或期间，或在第二阶段之后进行。由于低眼压的风险，不建议在第二阶段手术中同时植入引流阀[87]。在植入黏膜移植片前植入青光眼引流阀是首选的方法，因为这时局部的解剖结构及眼表尚未受到干扰[93]。此外，在随后的手术过程中，青光眼引流阀管的植入可以起到降低眼压的作用[93]。然而，考虑到并发症的风险，在没有新发青光眼的患者中，无须进行预防性 GDD 植入[93, 103]。因为手术的每个阶段都会有不同的眼压

反应，因此放置或保留青光眼阀的决定应随时依据情况进行重新评估[93]。

有报道称，73.3% 的既往青光眼患者在 Ahmed 青光眼阀植入联合全身口服乙酰唑胺后眼压稳定[93]。OOKP 眼的青光眼阀植入手术因术后不可预知的组织包裹和巩膜上血管闭塞而变得复杂[86]。

内窥镜下睫状体光凝术是另一种选择，但术后并发症，尤其是玻璃体积血的发生率很高，所以，应将其视为最后的手段[107]。不建议使用睫状冷凝手术，这会导致发生眼内炎症和肺结核的危险。

骨质吸收

骨质吸收是 OOKP 手术的一个独特问题，并威胁到骨性牙齿膜片的寿命[108]。骨性牙齿膜片容积和完整性的丧失是解剖结构丧失所致手术失败的重要原因，在极端情况下，可能会导致 OOKP 的镜柱脱出或眼内炎[86, 109]。其他并发症包括镜柱不稳定、RPM 形成、玻璃体积血、脉络膜和视网膜脱离和房水渗漏[110]。骨质的进一步吸收可能导致移植片局部或整体变薄[86]。

临床上，所有患者都会发生一定程度的骨质吸收，已经报道的发生率为 1.7%~28%[84, 92, 94, 95, 97, 99, 102]。因为临床检测往往比较晚，因而骨质吸收报告可能偏低[86]。事实上，单凭临床检查是不够的，高达 60% 的眼睛有骨质吸收的放射影像学证据。骨质吸收的确切病因尚不清楚，可能是由于慢性的亚临床炎症、溃疡和感染等导致的结果[88, 108, 111]。在 SJS、牙齿移植片、胫骨骨片薄和代谢活跃的年轻患者中骨质吸收发生率较高[95, 110, 112]。

骨质吸收的诊断可能比较困难，因为它隐匿在口腔黏膜下[86]。临床体征包括屈光改变、视力下降、镜柱倾斜、触诊时缺乏骨质抵抗感，以及移植片尺寸变小[110]。在更严重的病例中，可能有房水渗漏伴低眼压。移植片骨质吸收是常见的，伴有"无菌"性玻璃体炎[108]。因为这时眼球外部微生物容易进入，要警惕眼内炎的发生。

通常采用 CT 扫描检测骨性移植片，测量结果通过与基线尺寸和体积数据进行比较来评估骨质吸收的情况。目前，因为影像学检查的频率必须考虑早期检测的优势与辐射的危害之间的平衡，对此仍未形成共识[98]。骨性移植片吸收的早期检测有利于采取预防措施以保护骨性移植片。有报道下颌骨移植片有利于增强骨性移植片的效果，这种骨性移植片获得令人鼓舞的效果[109]。也有报道通过利用骨形成蛋白增强骨性移植片而延长移植片的寿命[108]。双膦

酸盐被于来延缓骨和牙本质吸收过程[86]，尽管疗效尚不确定，在严重吸收的情况下，需要更换骨性移植片以保存眼球的完整性和功能[86]。

颊黏膜并发症

颊黏膜移植与一系列并发症有关，包括黏膜过度生长、溃疡和骨性移植片暴露。黏膜的健康可能从一开始就会因为潜在的炎症状况或不良的口腔卫生、吸烟、咀嚼槟榔或大量饮酒而受到损害[113]。受损的黏膜特别容易发生溃疡和坏死等并发症，SJS患者发生黏膜并发症的风险增加[114]。

黏膜溃疡继发于缺血、干燥和感染，需要及时发现和治疗，因为其可能会导致移植片糜烂和眼内感染。各种研究都报道了黏膜溃疡发生率为8%~27.8%[84, 92, 94, 95, 99]。有黏膜溃疡时，排除和治疗任何潜在的感染是非常重要的[88]。轻度溃疡可以通过增加润滑剂来治疗[86]，大面积溃疡需要用牙齿骨膜黏膜转位、用带蒂皮瓣或游离皮瓣进行黏膜成形术[88]。晚期病例可能需要重新进行颊黏膜移植术，难治性溃疡可能需要改良的睑缘缝合术，同时需要将OOKP的镜柱从睑缘缝合的缝隙中显露出来[88]。

颊黏膜组织生长过度，阻塞口腔黏膜表面镜柱是一种常见的可引起视觉障碍的并发症，建议采用阶梯式的处置方法[86]。术后早期有意地干燥可延缓早期膜增殖；然而，只有在血管重建后才可停止润滑，这一过程通常需要3周[113]，顽固性黏膜过度生长可通过修剪和烧灼治疗。复发病例采用镜柱周围重复切除术，然后局部应用丝裂霉素C[113]。

玻璃体视网膜并发症

据报道，23%~55.7%的OOKP眼会出现玻璃体视网膜并发症[91, 115, 116]，包括：无菌性玻璃体炎、视网膜脱离、RPM形成、眼内炎、玻璃体积血、浆液性脉络膜脱离、出血性脉络膜脱离和房水渗漏相关性低眼压[116]。

玻璃体积血常见于术后早期，由广泛的眼前节剥离和医源性无虹膜引起[91]。大多数病例是轻微的，可以自行吸收，因此可以按预后良好随访即可。RPM的形成发生在0.6%~20.0%的OOKP眼，由于手术切除虹膜，发生的概率比其他形式的人工角膜要少[116]。它们被认为是继发于慢性炎症或由于感染后上皮细胞向下生长所致[116]。有报道描述了一个为期1周的全身类固醇与全身抗生素联合治疗，然后进行类固醇减量的药物治疗的疗程[116]；对于阻碍视力的膜可

以用YAG激光去除[116]；在致密RPM或复发RPM对YAG激光无效的病例，可能需要内窥镜下进行膜切除术[88]。

文献报道视网膜脱离发生率2%~16%，包括牵引性和孔源性脱离，复杂的增殖性玻璃体视网膜病变更加增加了其复杂性[91]。硅油常用于帮助实现解剖上复位，但这会降低视觉质量，并增加青光眼风险[91]。OOKP术后视网膜脱离是视力不良的重要因素[116, 117]。

眼内炎可能是OOKP手术的一种毁灭性的并发症，并可能出现非典型的体征和症状[86]。这需要医生高度警惕，任何疼痛或视力下降的症状都应排除眼内炎的可能[86]。有报道称眼内炎的发病率为0~8.3%[84, 92, 94, 95, 99]，之间存在着很强的相关性[116]。根据Rome-Vienna技术方案，眼内炎需要立即进行OOKP的去除、玻璃体切割术，玻璃体内和全身抗生素应用，并进行角膜移植实现眼球解剖密闭[87]。

OOKP眼的玻璃体视网膜手术是一项复杂的手术。OOKP手术使眼球的解剖标志不清，并严重影响术中后段的可视性[91]。为实现可视化的手术，可进行临时人工角膜、广角观察系统、内窥镜下玻璃体切割术。有报道约1/3的患者发生围手术期视网膜并发症[91]，视网膜手术有助于评估OOKP手术前评估视网膜和视神经的健康情况、内窥镜下睫状体光凝术和RPM剥除、视网膜脱离修复以及玻璃体切割术治疗眼内炎[91]。

7.5.7 结果

OOKP手术是一种复杂的手术技术，在双侧严重终末期眼表疾病患者中具有良好的解剖和功能恢复效果。它被认为是最具侵入性和技术挑战性的角膜移植技术，并承受巨大的美容压力。因此，其适用范围仅限于最具挑战性的眼表疾病病例。

7.6 结论

人工角膜领域正在经历一个令人兴奋的发展时期。人工角膜设计和外科技术创新扩大了其临床适应证。迄今为止，接受人工角膜植入的病例继续增加，合适的患者选择对手术成功至关重要，重点的考虑因素包括病因学、视觉康复潜力、眼表状况和患者的期望。

Ⅰ型Boston人工角膜是最常用的人工角膜类型，尽管它的适用性仅限结膜穹隆够深的眼球。Ⅱ型Boston人工角膜和OOKP都被用于严重终末期眼表疾

病的患者。到目前为止，还没有Ⅱ型Boston人工角膜与OOKP的对照研究。由于患者群体的潜在差异，以及人工角膜设计和围手术期护理的持续改进，这两种人工角膜之间的比较很困难 [79]。

对许多人来说，OOKP仍然是严重眼表疾病患者保留其视功能的金标准 [2, 78]。目前有随访时间较长、报告更好的文献报道 [2, 86]。OOKP缺点是植入需要一个复杂、漫长、多阶段的过程，需要有经验的口腔和眼科专科医生协同合作。Ⅱ型Boston人工角膜相对比较简单。如果患者情况适合、并且有合适的牙齿可用，OOKP也是一种可选择的手术治疗方式 [78, 90]。

参考文献

[1] Aravena C, Yu F, Aldave AJ. Long-term visual outcomes, complications, and retention of the Boston type I keratoprosthesis. Cornea 2018;37(1):3–10.

[2] Lee R, Khoueir Z, Tsikata E, Chodosh J, Dohlman CH, Chen TC. Long-term visual outcomes and complications of Boston keratoprosthesis type II implantation. Ophthalmology 2017;124(1):27–35.

[3] Salvador-, Culla B, Kolovou PE. Keratoprosthesis: A Review of Recent Advances in the Field. J Funct Biomater 2016;7(2):E13.

[4] Akpek EK, Alkharashi M, Hwang FS, Ng SM, Lindsley K. Artificial corneas versus donor corneas for repeat corneal transplants. Cochrane Database Syst Rev 2014(11):CD009561.

[5] Harissi-Dagher M, Khan BF, Schaumberg DA, Dohlman CH. Importance of nutrition to corneal grafts when used as a carrier of the Boston keratoprosthesis. Cornea 2007;26(5):564–568.

[6] Khan BF, Harissi-Dagher M, Khan DM, Dohlman CH. Advances in Boston keratoprosthesis: enhancing retention and prevention of infection and inflammation. Int Ophthalmol Clin 2007;47(2):61–71.

[7] Williamson SL, Cortina MS. Boston type 1 keratoprosthesis from patient selection through postoperative management: a review for the keratoprosthetic surgeon. Clin Ophthalmol 2016;10:437–443.

[8] Belin MW, Güell JL, Grabner G. Suggested Guidelines for Reporting Keratoprosthesis Results: Consensus Opinion of the Cornea Society, Asia Cornea Society, EuCornea, PanCornea, and the KPRO Study Group. Cornea 2016;35(2):143–144.

[9] Saeed HN, Shanbhag S, Chodosh J. The Boston keratoprosthesis. Curr Opin Ophthalmol 2017;28(4):390–396.

[10] Yaghouti F, Nouri M, Abad JC, Power WJ, Doane MG, Dohlman CH. Keratoprosthesis: preoperative prognostic categories. Cornea 2001;20(1):19–23.

[11] Ahmad S, Mathews PM, Srikumaran D, et al. Outcomes of Repeat Boston Type 1 Keratoprosthesis Implantation. Am J Ophthalmol 2016;161:181–7.e1.

[12] Hager JL, Phillips DL, Goins KM, et al. Boston type 1 keratoprosthesis for failed keratoplasty. Int Ophthalmol 2016;36(1):73–78.

[13] Ahmad S, Mathews PM, Lindsley K, et al. Boston Type 1 Keratoprosthesis versus Repeat Donor Keratoplasty for Corneal Graft Failure: A Systematic Review and Meta-analysis. Ophthalmology 2016;123(1):165–177.

[14] Fadous R, Levallois-Gignac S, Vaillancourt L, Robert MC, Harissi-Dagher M. The Boston Keratoprosthesis type 1 as primary penetrating corneal procedure. Br J Ophthalmol 2015;99(12):1664–1668.

[15] Kosker M, Suri K, Rapuano CJ, et al. Long-Term Results of the Boston Keratoprosthesis for Unilateral Corneal Disease. Cornea 2015;34(9):1057–1062.

[16] Pineles SL, Ela-Dalman N, Rosenbaum AL, Aldave AJ, Velez FG. Binocular visual function in patients with Boston type I keratoprostheses. Cornea 2010;29(12):1397–1400.

[17] Rahi JS, Cumberland PM, Peckham CS. Visual impairment and vision-related quality of life in working-age adults: findings in the 1958 British birth cohort. Ophthalmology 2009;116(2):270–274.

[18] Mendes F, Schaumberg DA, Navon S, et al. Assessment of visual function after corneal transplantation: the quality of life and psychometric assessment after corneal transplantation (Q-PACT) study. Am J Ophthalmol 2003;135(6): 785–793.

[19] Williams KA, Ash JK, Pararajasegaram P, Harris S, Coster DJ. Long-term outcome after corneal transplantation. Visual result and patient perception of success. Ophthalmology 1991;98(5):651–657.

[20] Fung SSM, Jabbour S, Harissi-Dagher M, et al. Visual Outcomes and Complications of Type I Boston Keratoprosthesis in Children: A Retrospective Multicenter Study and Literature Review. Ophthalmology 2017.

[21] Ciolino JB, Belin MW, Todani A, Al-Arfaj K, Rudnisky CJ; Boston Keratoprosthesis Type 1 Study Group. Retention of the Boston keratoprosthesis type 1: multicenter study results. Ophthalmology 2013;120(6):1195–1200.

[22] Kim KH, Mian SI. Diagnosis of corneal limbal stem cell deficiency. Curr Opin Ophthalmol 2017;28(4):355–362.

[23] de Araujo AL, Charoenrook V, de la Paz MF, Temprano J, Barraquer RI, Michael R. The role of visual evoked potential and electroretinography in the preoperative assessment of osteo-keratoprosthesis or osteo-odonto-keratoprosthesis surgery. Acta Ophthalmol 2012;90(6):519–525.

[24] Nguyen P, Chopra V. Glaucoma management in Boston keratoprosthesis type I recipients. Curr Opin Ophthalmol 2014;25(2):134–140.

[25] Akpek EK, Aldave AJ, Aquavella JV. The use of precut, -irradiated corneal lenticules in Boston type 1 keratoprosthesis implantation. Am J Ophthalmol 2012;154(3):495–498.e1.

[26] Harissi-Dagher M, Colby KA. Cataract extraction after implantation of a type I Boston keratoprosthesis. Cornea 2008;27(2):220–222.

[27] Lim JI, Machen L, Arteaga A, et al. Comparison of Visual and Anatomical Outcomes of Eyes Undergoing Type I Boston Keratoprosthesis with Combination Pars Plana Vitrectomy with Eyes without Combination Vitrectomy. Retina 2018;38(Suppl 1):S125–S133.

[28] Perez VL, Leung EH, Berrocal AM, et al. Impact of Total Pars Plana Vitrectomy on Postoperative Complications in Aphakic, Snap-On, Type 1 Boston Keratoprosthesis. Ophthalmology 2017;124(10):1504–1509.

[29] Sayegh RR, Avena Diaz L, Vargas-Martín F, Webb RH, Dohlman CH, Peli E. Optical functional properties of the Boston keratoprosthesis. Invest Ophthalmol Vis Sci 2010;51(2):857–863.

[30] Sayegh RR, Dohlman CH. Wide-angle fundus imaging through the Boston keratoprosthesis. Retina 2013;33(6):1188–1192.

[31] Behlau I, Martin KV, Martin JN, et al. Infectious endophthalmitis in Boston keratoprosthesis: incidence and prevention. Acta Ophthalmol 2014;92(7): e546–e555.

[32] Kammerdiener LL, Speiser JL, Aquavella JV, et al. Protective effect of soft contact lenses after Boston keratoprosthesis. Br J Ophthalmol 2016;100(4):549–552.

[33] Harissi-Dagher M, Beyer J, Dohlman CH. The role of soft contact lenses as an adjunct to the Boston keratoprosthesis. Int Ophthalmol Clin 2008;48(2): 43–51.

[34] Thomas M, Shorter E, Joslin CE, McMahon TJ, Cortina MS. Contact Lens Use in Patients With Boston Keratoprosthesis Type 1: Fitting, Management, and Complications. Eye Contact Lens 2015;41(6):334–340.

[35] Wagoner MD, Welder JD, Goins KM, Greiner MA. Microbial Keratitis and Endophthalmitis After the Boston Type 1 Keratoprosthesis. Cornea 2016;35(4):486–493.

[36] Lee WB, Shtein RM, Kaufman SC, Deng SX, Rosenblatt MI. Boston Keratoprosthesis: Outcomes and Complications: A Report by the American Academy of Ophthalmology. Ophthalmology 2015;122(7):1504–1511.

[37] Zerbe BL, Belin MW, Ciolino JB; Boston Type 1 Keratoprosthesis Study Group. Results from the multicenter Boston Type 1 Keratoprosthesis Study. Ophthalmology 2006;113(10):1779.e1–1779.e7.

[38] Greiner MA, Li JY, Mannis MJ. Longer-term vision outcomes and complications with the Boston type 1 keratoprosthesis at the University of California, Davis. Ophthalmology 2011;118(8):1543–1550.

[39] Srikumaran D, Munoz B, Aldave AJ, et al. Long-term outcomes of Boston type 1 keratoprosthesis implantation: a retrospective multicenter cohort. Ophthalmology 2014;121(11):2159–2164.

[40] Kamyar R, Weizer JS, de Paula FH, et al. Glaucoma associated with Boston type I keratoprosthesis. Cornea 2012;31(2):134–139.

[41] Talajic JC, Agoumi Y, Gagné S, Moussally K, Harissi-Dagher M. Prevalence, progression, and impact of glaucoma on vision after Boston type 1 keratoprosthesis surgery. Am J Ophthalmol 2012;153(2):267–274.e1.

[42] Crnej A, Paschalis EI, Salvador-, Culla B, et al. Glaucoma progression and role of glaucoma surgery in patients with Boston keratoprosthesis. Cornea 2014;33(4):349–354.

[43] Aldave AJ, Sangwan VS, Basu S, et al. International results with the Boston type I keratoprosthesis. Ophthalmology 2012;119(8):1530–1538.

[44] Goins KM, Kitzmann AS, Greiner MA, et al. Boston Type 1 Keratoprosthesis: Visual Outcomes, Device Retention, and Complications. Cornea 2016;35(9):1165–1174.

[45] Aravena C, Bozkurt TK, Yu F, Aldave AJ. Long-Term Outcomes of the Boston Type I Keratoprosthesis in the Management of Corneal Limbal Stem Cell Deficiency. Cornea 2016;35(9):1156–1164.

[46] Kang JJ, de la Cruz J, Cortina MS. Visual outcomes of Boston keratoprosthesis implantation as the primary penetrating corneal procedure. Cornea 2012;31(12):1436–1440.

[47] Ali MH, Dikopf MS, Finder AG, et al. Assessment of Glaucomatous Damage After Boston Keratoprosthesis Implantation Based on Digital

Planimetric Quantification of Visual Fields and Optic Nerve Head Imaging. Cornea 2018;37(5):602–608.

[48] Magalhaes OA, Aldave AJ. Scleral Pneumatonometry in Penetrating Keratoplasty: A Clinical Study. Cornea 2017;36(10):1200–1205.

[49] Lenis TL, Chiu SY, Law SK, Yu F, Aldave AJ. Safety of Concurrent Boston Type I Keratoprosthesis and Glaucoma Drainage Device Implantation. Ophthalmology 2017;124(1):12–19.

[50] Baltaziak M, Chew HF, Podbielski DW, Ahmed IIK. Glaucoma after corneal replacement. Surv Ophthalmol 2018;63(2):135–148.

[51] Patel V, Moster MR, Kishfy L, et al. Sequential versus concomitant surgery of glaucoma drainage implant and Boston keratoprosthesis type 1. Eur J Ophthalmol 2016;26(6):556–563.

[52] Baratz KH, Goins KM. The Boston Keratoprosthesis: Highs and Lows of Intraocular Pressure and Outcomes. Ophthalmology 2017;124(1):9–11.

[53] Li JY, Greiner MA, Brandt JD, Lim MC, Mannis MJ. Long-term complications associated with glaucoma drainage devices and Boston keratoprosthesis. Am J Ophthalmol 2011;152(2):209–218.

[54] Chew HF, Ayres BD, Hammersmith KM, et al. Boston keratoprosthesis outcomes and complications. Cornea 2009;28(9):989–996.

[55] Netland PA, Terada H, Dohlman CH. Glaucoma associated with keratoprosthesis. Ophthalmology 1998;105(4):751–757.

[56] Robert MC, Dohlman CH. A review of corneal melting after Boston Keratoprosthesis. Semin Ophthalmol 2014;29(5–6):349–357.

[57] Bouhout S, Robert MC, Deli S, Harissi-Dagher M. Corneal Melt after Boston Keratoprosthesis: Clinical Presentation, Management, Outcomes and Risk Factor Analysis. Ocul Immunol Inflamm 2017•:1–7.

[58] Robert MC, Harissi-Dagher M. Boston type 1 keratoprosthesis: the CHUM experience. Can J Ophthalmol 2011;46(2):164–168.

[59] Davies E, Chodosh J. Infections after keratoprosthesis. Curr Opin Ophthalmol 2016;27(4):373–377.

[60] Durand ML, Dohlman CH. Successful prevention of bacterial endophthalmitis in eyes with the Boston keratoprosthesis. Cornea 2009;28(8):896–901.

[61] Nouri M, Terada H, Alfonso EC, Foster CS, Durand ML, Dohlman CH. Endophthalmitis after keratoprosthesis: incidence, bacterial causes, and risk factors. Arch Ophthalmol 2001;119(4):484–489.

[62] Barnes SD, Dohlman CH, Durand ML. Fungal colonization and infection in Boston keratoprosthesis. Cornea 2007;26(1):9–15.

[63] Grassi CM, Crnej A, Paschalis EI, Colby KA, Dohlman CH, Chodosh J. Idiopathic vitritis in the setting of Boston keratoprosthesis. Cornea 2015;34(2):165–170.

[64] Muzychuk AK, Durr GM, Shine JJ, Robert MC, Harissi-Dagher M. No Light Perception Outcomes Following Boston Keratoprosthesis Type 1 Surgery. Am J Ophthalmol 2017;181:46–54.

[65] Rudnisky CJ, Belin MW, Todani A, et al; Boston Type 1 Keratoprosthesis Study Group. Risk factors for the development of retroprosthetic membranes with Boston keratoprosthesis type 1: multicenter study results. Ophthalmology 2012;119(5):951–955.

[66] Bakhtiari P, Chan C, Welder JD, de la Cruz J, Holland EJ, Djalilian AR. Surgical and visual outcomes of the type I Boston Keratoprosthesis for the management of aniridic fibrosis syndrome in congenital aniridia. Am J Ophthalmol 2012;153(5):967–971.e2.

[67] Tsai JH, Freeman JM, Chan CC, et al. A progressive anterior fibrosis syndrome in patients with postsurgical congenital aniridia. Am J Ophthalmol 2005;140(6):1075 1079.

[68] Rudnisky CJ, Belin MW, Guo R, Ciolino JB; Boston Type 1 Keratoprosthesis Study Group. Visual Acuity Outcomes of the Boston Keratoprosthesis Type 1: Multicenter Study Results. Am J Ophthalmol 2016;162:89–98.e1.

[69] Gibbons A, Leung EH, Haddock LJ, et al. Long-term outcomes of the aphakic snap-on Boston type I keratoprosthesis at the Bascom Palmer Eye Institute. Clin Ophthalmol 2018;12:331–337.

[70] Samarawickrama C, Strouthidis N, Wilkins MR. Boston keratoprosthesis type 1: outcomes of the first 38 cases performed at Moorfields Eye Hospital. Eye (Lond) 2018;32(6):1087–1092.

[71] Dunlap K, Chak G, Aquavella JV, Myrowitz E, Utine CA, Akpek E. Short-term visual outcomes of Boston type 1 keratoprosthesis implantation. Ophthalmology 2010;117(4):687–692.

[72] Duignan ES, Ní Dhubhghaill S, Malone C, Power W. Long-term visual acuity, retention and complications observed with the type-I and type-II Boston keratoprostheses in an Irish population. Br J Ophthalmol 2016;100(8):1093–1097.

[73] Aquavella JV, Qian Y, McCormick GJ, Palakuru JR. Keratoprosthesis: current techniques. Cornea 2006;25(6):656–662.

[74] Goldman DR, Hubschman JP, Aldave AJ, et al. Postoperative posterior segment complications in eyes treated with the Boston type I keratoprosthesis. Retina 2013;33(3):532–541.

[75] Bradley JC, Hernandez EG, Schwab IR, Mannis MJ. Boston type 1 keratoprosthesis: the University of California Davis experience. Cornea 2009;28(3):321–327.

[76] Sejpal K, Yu F, Aldave AJ. The Boston keratoprosthesis in the management of corneal limbal stem cell deficiency. Cornea

2011;30(11):1187–1194.

[77] Noel CW, Isenberg J, Goldich Y, et al. Type 1 Boston keratoprosthesis: outcomes at two Canadian centres. Can J Ophthalmol 2016;51(2):76–82.

[78] Zarei-Ghanavati M, Shalaby Bardan A, Liu C. 'On the capability and nomenclature of the Boston Keratoprosthesis type II'. Eye (Lond) 2018;32(1):9–10.

[79] Pujari S, Siddique SS, Dohlman CH, Chodosh J. The Boston keratoprosthesis type II: the Massachusetts Eye and Ear Infirmary experience. Cornea 2011;30(12):1298–1303.

[80] Sivaraman KR, Aakalu VK, Sajja K, Cortina MS, de la Cruz J, Setabutr P. Use of a porous polyethylene lid spacer for management of eyelid retraction in patients with Boston type II keratoprosthesis. Orbit 2013;32(4):247–249.

[81] Nanavaty MA, Avisar I, Lake DB, Daya SM, Malhotra R. Management of skin retraction associated with Boston type II keratoprosthesis. Eye (Lond) 2012;26(10):1384–1386.

[82] Poon LY, Chodosh J, Vavvas DG, Dohlman CH, Chen TC. Endoscopic Cyclophotocoagulation for the Treatment of Glaucoma in Boston Keratoprosthesis Type II Patient. J Glaucoma 2017;26(4):e146–e149.

[83] Ament JD, Stryjewski TP, Pujari S, et al. Cost-effectiveness of the type II Boston keratoprosthesis. Eye (Lond) 2011;25(3):342–349.

[84] Falcinelli G, Falsini B, Taloni M, Colliardo P, Falcinelli G. Modified osteoodonto-keratoprosthesis for treatment of corneal blindness: long-term anatomical and functional outcomes in 181 cases. Arch Ophthalmol 2005;123(10): 1319–1329.

[85] Avadhanam VS, Liu CS. A brief review of Boston type-1 and osteo-odonto keratoprostheses. Br J Ophthalmol 2015;99(7):878–887.

[86] Zarei-Ghanavati M, Avadhanam V, Vasquez Perez A, Liu C. The osteoodonto-keratoprosthesis. Curr Opin Ophthalmol 2017;28(4):397–402.

[87] Hille K, Grabner G, Liu C, et al. Standards for modified osteo-odontokeratoprosthesis (OOKP) surgery according to Strampelli and Falcinelli: the Rome-Vienna Protocol. Cornea 2005;24(8):895–908.

[88] Liu C, Paul B, Tandon R, et al. The osteo-odonto-keratoprosthesis (OOKP). Semin Ophthalmol 2005;20(2):113–128.

[89] De Leo D, Hickey PA, Meneghel G, Cantor CH. Blindness, fear of sight loss, and suicide. Psychosomatics 1999;40(4):339–344.

[90] Vazirani J, Mariappan I, Ramamurthy S, Fatima S, Basu S, Sangwan VS. Surgical Management of Bilateral Limbal Stem Cell Deficiency. Ocul Surf 2016;14(3):350–364.

[91] Lim LS, Ang CL, Wong E, Wong DW, Tan DT. Vitreoretinal complications and vitreoretinal surgery in osteo-odonto-keratoprosthesis surgery. Am J Ophthalmol 2014;157(2):349–354.

[92] Iyer G, Pillai VS, Srinivasan B, et al. Modified osteo-odonto keratoprosthesis--the Indian experience--results of the first 50 cases. Cornea 2010;29(7):771–776.

[93] Iyer G, Srinivasan B, Agarwal S, et al. Glaucoma in modified osteoodonto-keratoprosthesis eyes: role of additional stage 1A and Ahmed glaucoma drainage device-technique and timing. Am J Ophthalmol 2015;159(3):482–9.e2.

[94] Tan A, Tan DT, Tan XW, Mehta JS. Osteo-odonto keratoprosthesis: systematic review of surgical outcomes and complication rates. Ocul Surf 2012;10(1):15–25.

[95] Liu C, Okera S, Tandon R, Herold J, Hull C, Thorp S. Visual rehabilitation in end-stage inflammatory ocular surface disease with the osteo-odonto-keratoprosthesis: results from the UK. Br J Ophthalmol 2008;92(9):1211–1217.

[96] Fukuda M, Hamada S, Liu C, Shimomura Y. Osteo-odonto-keratoprosthesis in Japan. Cornea 2008;27(Suppl 1):S56–S61.

[97] Marchi V, Ricci R, Pecorella I, Ciardi A, Di Tondo U. Osteo-odonto-keratoprosthesis. Description of surgical technique with results in 85 patients. Cornea 1994;13(2):125–130.

[98] Sipkova Z, Lam FC, Francis I, Herold J, Liu C. Serial 3-dimensional computed tomography and a novel method of volumetric analysis for the evaluation of the osteo-odonto-keratoprosthesis. Cornea 2013;32(4):401–406.

[99] Hille K, Hille A, Ruprecht KW. Medium term results in keratoprostheses with biocompatible and biological haptic. Graefes Arch Clin Exp Ophthalmol 2006;244(6):696–704.

[100] Charoenrook V, Michael R, de la Paz MF, Temprano J, Barraquer RI. Comparison of long-term results between osteo-odonto-keratoprosthesis and tibial bone keratoprosthesis. Ocul Surf 2018;16(2):259–264.

[101] Lee RM, Ong GL, Lam FC, et al. Optical functional performance of the osteo-odonto-keratoprosthesis. Cornea 2014;33(10):1038–1045.

[102] De La Paz MF, De Toledo JA, Charoenrook V, et al. Impact of clinical factors on the long-term functional and anatomic outcomes of osteo-odontokeratoprosthesis and tibial bone keratoprosthesis. Am J Ophthalmol 2011; 151(5):829–839.e1.

[103] Kumar RS, Tan DT, Por YM, et al. Glaucoma management in patients with osteo-odonto-keratoprosthesis (OOKP): the Singapore OOKP Study. J Glaucoma 2009;18(5):354–360.

[104] Iyer G, Srinivasan B. Glaucoma with modified osteo-odonto keratoprosthesis. Cornea 2012;31(9):1092.

[105] Parthasarathy A, Aung T, Oen FT, Tan DT. Endoscopic cyclophotocoagulation for the management of advanced glaucoma after osteo-odonto-keratoprosthesis surgery. Clin Exp Ophthalmol 2008;36(1):93–94.

[106] Falcinelli GC, Falsini B, Taloni M, Piccardi M, Falcinelli G. Detection of glaucomatous damage in patients with osteo-odontokeratoprosthesis. Br J Ophthalmol 1995;79(2):129–134.

[107] Lee RM, Al Raqqad N, Gomaa A, Steel DH, Bloom PA, Liu CS. Endoscopic cyclophotocoagulation in osteo-odonto-keratoprosthesis (OOKP) eyes. J Glaucoma 2011;20(1):68–69, author reply 69.

[108] Iyer G, Srinivasan B, Agarwal S, Shanmugasundaram S, Rajan G. Structural and functional rehabilitation in eyes with lamina resorption following MOOKP—can the lamina be salvaged? Graefes Arch Clin Exp Ophthalmol 2014;252(5):781–790.

[109] Iyer G, Srinivasan B, Agarwal S, et al. Bone augmentation of the osteo-odonto alveolar lamina in MOOKP—will it delay laminar resorption? Graefes Arch Clin Exp Ophthalmol 2015;253(7):1137–1141.

[110] Norris JM, Kishikova L, Avadhanam VS, Koumellis P, Francis IS, Liu CS. Comparison of 640-Slice Multidetector Computed Tomography Versus 32-Slice MDCT for Imaging of the Osteo-odonto-keratoprosthesis Lamina. Cornea 2015;34(8):888–894.

[111] Avadhanam V, Liu C. Managing laminar resorption in osteo-odonto-keratoprosthesis. Am J Ophthalmol 2014;158(2):213–214.e2.

[112] Iyer G, Srinivasan B, Agarwal S, Rachapalle SR. Laminar resorption in modified osteo-odonto-keratoprosthesis procedure: a cause for concern. Am J Ophthalmol 2014;158(2):263–269.e2.

[113] Avadhanam VS, Herold J, Thorp S, Liu CS. Mitomycin-C for mucous membrane overgrowth in OOKP eyes. Cornea 2014;33(9):981–984.

[114] Basu S, Pillai VS, Sangwan VS. Mucosal complications of modified osteo-odonto keratoprosthesis in chronic Stevens-Johnson syndrome. Am J Ophthalmol 2013;156(5):867–873.e2.

[115] Hughes EH, Mokete B, Ainsworth G, et al. Vitreoretinal complications of osteoodontokeratoprosthesis surgery. Retina 2008;28(8):1138–1145.

[116] Rishi P, Rishi E, Agarwal V, et al. Vitreoretinal Complications and Outcomes in 92 Eyes Undergoing Surgery for Modified Osteo-Odonto-Keratoprosthesis: A 10-Year Review. Ophthalmology 2018;125(6):832–841.

[117] Vilaplana F, Nadal J, Temprano J, Julio G, Barraquer RI. Results of Retinal Detachment Surgery in Eyes with Osteo-Keratoprosthesis. Retina 2017.

第八章 补片移植

Sonal Tuli

王艳华 / 译
戴 超 / 校

概述

补片移植通常用于角膜局灶病变和穿孔。最常见的适应证是感染性角膜炎或自身免疫所致的边缘溃疡性角膜炎。角膜组织、结膜或羊膜是最常用的补片。通常，这种移植方式仅作为紧急情况下暂时的手术方式，在角膜病灶情况可控的情况下可进行更佳的手术治疗。与传统的穿透性角膜移植相比，补片角膜移植的优点是，移植片通常很小，无须担心排斥反应。

关键词：补片移植、新月移植、带蒂结膜移植、羊膜移植

8.1 前言

由于角膜结构特点或治疗原因，角膜的局部病变治疗常常需要补片移植。在这些情况下，行常规的穿透性角膜移植可能不必要或不合适。补片移植术也可以用于紧急情况下，没有良好的可供穿透性角膜移植的材料，但需要立即进行手术治疗的病例。最常见的适应证是局部角膜组织缺失和感染性角膜炎。角膜周边病变特别适合于补片移植，术后通常不需要任何进一步的治疗。补片移植的一些常见适应证见表 8.1。补片移植片可由角膜组织、结膜组织、羊膜，甚至合成材料制成[1]。

8.2 小补片移植

周边局限感染性角膜炎，特别是深部真菌性角膜炎和局限性创伤是小补片移植的良好适应证。在这些情况下，由于中央角膜没有受到影响，仅修补周边区域即可以减少传统角膜移植的长期并发症。根据病变的深度，可以进行板层或全层修补。由于这些移植物所覆盖在周边部位且非常小，即使全层移植，因为宿主内皮可以很容易地取代这一有限的区域，所以移植片排斥或内皮衰竭通常也不严重。另一个优点是，补片移植通常可利用传统角膜移植术无用的角膜组织，即使内皮细胞数量低或间质混浊的组织也可以被使用。经过照射和甘油保存的组织，具有较长的保质期，很容易很方便地为紧急情况提供修补材料。小切口晶状体摘除术取下的晶状体囊膜或角膜内皮移植术后留下的基质角膜组织都可以用于补片移植，一片角膜可以用于多个病例的角膜移植治疗。

选择相当直径的皮肤打孔器（通常为 3.0mm、3.5mm 和 4.0mm），用于切割受体和供体角膜（图 8.1），植片和植床可用等大的组织。在板层移植时，

表 8.1 补片移植的适应证

补片移植的适应证
感染性角膜炎
神经营养性溃疡
自身免疫性周边溃疡性角膜炎
变性疾病：
• 透明边缘变性
• Terrien 边缘变性
创伤性组织丢失

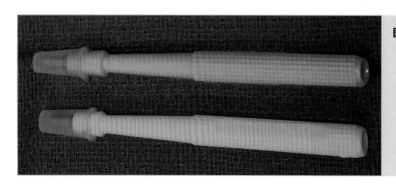

图 8.1 用于补片移植的皮肤打孔器

注意彻底清除受体角膜植床中的坏死组织。另一种方法是用打孔器在受体角膜上将覆盖整个病变区的全层角膜取下，按穿透性角膜移植方式通过 6~8 针缝线将供体角膜植片缝合到角膜缺损处（图 8.2）。靠近瞳孔的缝合线尽量倾斜一些，避免瞳孔区缝线致视轴扭曲（图 8.3）。由于上述特点，术后很少需要再次移植，植片通常能很好地融入宿主角膜，从而避免了进一步的手术[2]。

8.3 新月形移植

新月形移植对手术操作技巧要求更高，特别适合用于新月形角膜周边溶解的病变，这类病灶常见于自身免疫性疾病引起的周边溃疡性角膜炎，如类风湿性关节炎或伴脉管炎的粒细胞增多症（以前称为 Wegner 粒细胞增多症）（图 8.4）。退行性疾病，如 Terrien 边缘变性或透明变性，也会导致严重的角膜周边变薄，呈新月形。所有这些都可能因小的外伤引发穿孔或自发穿孔。在这种情况下，进行传统的穿透性角膜移植术需要非常大的角膜移植片，且

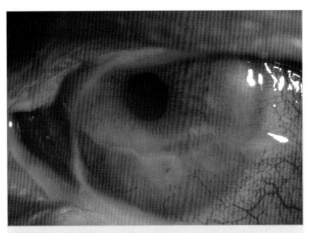

图 8.4 边缘溃疡性角膜炎导致周边角膜溶解

移植区域靠近角膜缘，会增加排斥的风险。然而，新月体移植物的排斥不那么明显，而且内皮表面积更小，可以被宿主内皮取代，可进行全层移植。如果角膜内皮完整，且融解或缺损局限于基质和内皮，则可采用类似方式进行板层移植[3]。

首先用两个环钻标记受体角膜病灶边界，第一个环钻与角膜的直径大小一致，放置在病变的边缘，根据病变的大小选择第二个环钻，一般比第一个环钻直径大 2~3mm，正好位于病灶最里面的边缘（图 8.5）。用剪刀沿着两个环钻刻出的痕迹切开角膜。然后用同样的环钻以同样的方式在供体角膜上制作植片。最后采用间断缝合或连续缝合方式将新月形角膜移植片缝合到位（图 8.6）。与微型移植片类似，多个新月形移植物可以由一个供体角膜提供，也可以利用于不适合传统移植的角膜组织。

8.4 带蒂结膜移植

结膜组织是治疗角膜周边溃疡的良好选择，特别适用于缺乏感觉和生长因子而发生的神经营养性溃疡。结膜组织及其相关的淋巴管和血管可提供重要的生长因子和营养物质，同时清除促炎蛋白酶。几个月后，一旦结膜瓣有足够的愈合及相应的血管形成和结痂，就可以移除结膜瓣。然而，在角膜周边溃疡病例中，通常会永久保留结膜瓣，以维持受病灶区域组织的健康，防止溃疡复发。

手术包括清除坏死组织和使病灶周围受影响区域去上皮化，进行病灶环状切除，将带或不带 Tenon 囊（取决于所需的组织厚度）的结膜转移到周围角膜缺损区，用不可吸收缝线缝合以覆盖角膜病灶区（图 8.7）。注意尽量减少结膜瓣张力。

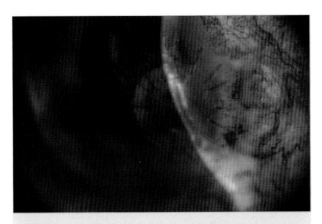

图 8.2 严重变薄的真菌性角膜溃疡所行直径为 4mm 的微型补片移植

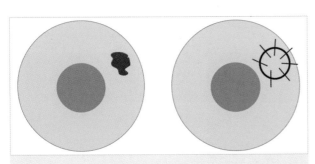

图 8.3 移植片缝合时尽可能避开视轴，以减少对术后视力的影响

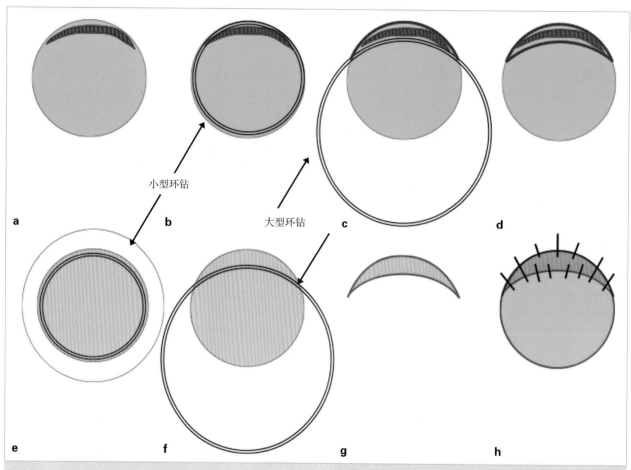

图 8.5 （a~h）采用两个环钻准备新月形角膜移植。受体角膜用环钻标记后手动修剪出植床，供体角膜用环钻压切制作出移植片

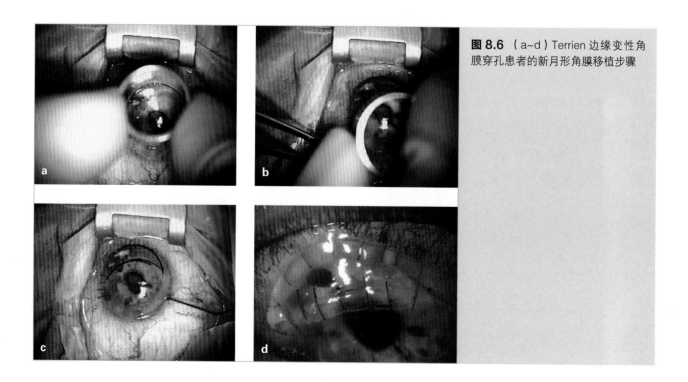

图 8.6 （a~d）Terrien 边缘变性角膜穿孔患者的新月形角膜移植步骤

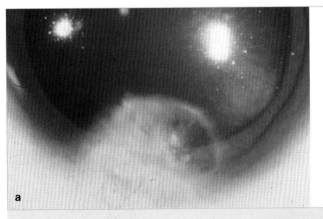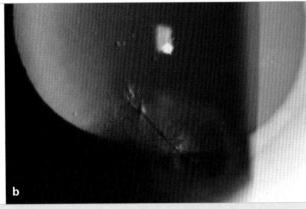

图 8.7 （a，b）带蒂结膜瓣治疗下方神经营养性角膜溃疡

另一种替代技术是更先进的带蒂穹隆结膜技术，它将筋膜和突出的血管融合到一个蒂中，在穹隆隐窝的结膜上做两个相距 4~5mm 的平行切口，并将其连接到病变的角膜上[4]。较厚的瓣用于角膜深层的溃疡或穿孔，较薄的瓣用于较浅的溃疡，我们也会使用一小片 Tenon 囊膜来堵塞穿孔，对此手术进行进一步的改良[5]。

8.5 羊膜移植

羊膜移植（Amniotic Membrane Transplantation，AMT）是治疗眼表疾病的常用方法。作为羊膜移植的人羊膜供体有不同的制备和保存方式，包括低温保存、甘油保存、脱水等。它提供多种生长因子，并提供促进上皮细胞迁移和黏附的支架。此外，它还具有抗炎和抗血管生成的作用[6]。

对于角膜溃疡较浅或对单层 AMT 反应较好的角膜基质变薄溃疡，AMT 是一种很好的治疗手段。羊膜可以用缝线固定，或用组织胶黏附在角膜缺损区。然而，角膜病变波及深层时则需要多层羊膜覆盖[7]，以增加角膜基质厚度。在整个角膜覆盖一层较大的羊膜，用薇乔线或尼龙线缝合或生物胶固定[8]。羊膜通常会融合到角膜中，通过增厚角膜基质来重塑角膜结构[9]。对于角膜穿孔，可用脱水的羊膜放置在穿孔区，让其重新水化。纤维蛋白胶可用于辅助羊膜与角膜基质的黏附[10]。

将羊膜黏合到角膜的另一种创新方法是不用缝线或纤维蛋白胶，而是使用光活化黏结法，在增加拉伸强度的同时，将羊膜黏接到角膜上。将浸泡了孟加拉红羊膜填塞到角膜缺损区[11]，利用绿光激活孟加拉红使羊膜与角膜粘连，羊膜堆积以闭合角膜

撕裂伤口，但在绿光应用之前，需将孟加拉红涂抹于角膜撕裂伤的边缘，这样的黏合能够承受相当大的眼压升高[12]。

8.6 其他技术和材料

在紧急情况下，当角膜或其他生物组织无法修补角膜缺损时，可暂时使用其他材料。较大的角膜穿孔不适合用氰基丙烯酸酯胶直接封堵，可将一块无菌覆盖材料剪切成略大于角膜缺损的形状，将一小滴生物胶涂于干燥的角膜溃疡床区，将覆盖物翻过来盖住缺损处，使覆盖物的边缘与溃疡的边缘粘在一起（图 8.8）。这样可在更合适的手术前封闭溃疡[13]。术中需要注意防止生物胶进入前房，可采用双覆盖，将一个小点的补片覆盖穿孔，然后滴胶水，再用一个更大的补片放在胶水上，最后戴上角膜绷

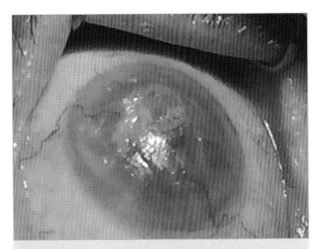

图 8.8 用圆形无菌补片材料封堵角膜溃疡穿孔

带镜[14]。

另一个用于角膜溶解穿孔的治疗方法是佩戴角膜接触镜；硬性和软性角膜接触镜均可。软性的角膜接触镜本身足以密封角膜缺损和穿孔，就像绷带包扎一样。另一种选择是将角膜接触镜黏在溃疡的边缘，在进行更合适的治疗前作为临时补片保护该区域[15]。

8.7 结论

部分补片移植可以暂时或永久地用于角膜移植或支持治疗。选用临时还是永久性材料，取决于病变的情况以及病变的位置。小的周围溃疡和缺损可以用小的补片移植修补、氰基丙烯酸酯胶或结膜瓣来治疗。自身免疫性角膜周边溶解好用板层或全层角膜移植来处理。如果没有角膜组织，羊膜、结膜，甚至塑料薄膜和隐形眼镜都可以作为补片。合成移植片只有结构支持，但生物补片具有补充生长因子和其他有益蛋白的优势。

参考文献

[1] Tuli S, Gray M. Surgical management of corneal infections. Curr Opin Ophthalmol 2016;27(4):340–347.

[2] Mannis M, Holland E. Cornea. 4th ed. Elsevier; 2016. Amsterdam, The Netherlands.

[3] Jabbarvand M, Hashemian H, Khodaparast M, Hassanpour N, Mohebbi M. Intrastromal lamellar keratoplasty in patients with pellucid marginal degeneration. J Cataract Refract Surg 2015;41(1):2–8.

[4] Sandinha T, Zaher SS, Roberts F, Devlin HC, Dhillon B, Ramaesh K. Superior forniceal conjunctival advancement pedicles (SFCAP) in the management of acute and impending corneal perforations. Eye (Lond) 2006;20(1):84–89.

[5] Korah S, Selvin SS, Pradhan ZS, Jacob P, Kuriakose T. Tenons Patch Graft in the Management of Large Corneal Perforations. Cornea 2016;35(5):696–699.

[6] Tseng SC, Espana EM, Kawakita T, et al. How does amniotic membrane work? Ocul Surf 2004;2(3):177–187.

[7] Prabhasawat P, Tesavibul N, Komolsuradej W. Single and multilayer amniotic membrane transplantation for persistent corneal epithelial defect with and without stromal thinning and perforation. Br J Ophthalmol 2001;85(12):1455–1463.

[8] Kruse FE, Rohrschneider K, Völcker HE. Multilayer amniotic membrane transplantation for reconstruction of deep corneal ulcers. Ophthalmology 1999;106(8):1504–1510, discussion 1511.

[9] Berguiga M, Mameletzi E, Nicolas M, Rivier D, Majo F. Long-term follow-up of multilayer amniotic membrane transplantation (MLAMT) for non-traumatic corneal perforations or deep ulcers with descemetocele. Klin Monatsbl Augenheilkd 2013;230(4):413–418.

[10] Kara S, Arikan S, Ersan I, Taskiran Comez A. Simplified technique for sealing corneal perforations using a fibrin glue-assisted amniotic membrane transplant-plug. Case Rep Ophthalmol Med 2014;2014:351534.

[11] Soeken TA, Zhu H, DeMartelaere S, et al. Sealing of Corneal Lacerations Using Photoactivated Rose Bengal Dye and Amniotic Membrane. Cornea 2018;37(2):211–217.

[12] Wang T, Zhu L, Peng Y, et al. Photochemical Cross-Linking for Penetrating Corneal Wound Closure in Enucleated Porcine Eyes. Curr Eye Res 2017;42(11):1413–1419.

[13] Vote BJ, Elder MJ. Cyanoacrylate glue for corneal perforations: a description of a surgical technique and a review of the literature. Clin Exp Ophthalmol 2000;28(6):437–442.

[14] Gandhewar J, Savant V, Prydal J, Dua H. Double drape tectonic patch with cyanoacrylate glue in the management of corneal perforation with iris incarceration. Cornea 2013;32(5):e137–e138.

[15] Kobayashi A, Shirao Y, Segawa Y, et al. Temporary use of a customized, glued-on hard contact lens before penetrating keratoplasty for descemetocele or corneal perforation. Ophthalmic Surg Lasers Imaging 2003;34(3):226–229.

第二部分
虹膜重建

II

第九章 四环复合单结瞳孔成形术

Priya Narang, Amar Agarwal

冯　薇 / 译
戴　超 / 校

概述

四环复合单结瞳孔成形术是一项外科手术技术，即使用 10-0 的带线针仅通过前房一次及经 4 次绕线打结后出前房。这项技术创造了一个近似于有自固定和自锁机制的环扣。

关键词：瞳孔成形术（Pupilloplasty），四环复合单结（Single-Pass Four-Throw，SFT）瞳孔成形术，Siepser 技术，改良 Siepser 技术

9.1 前言

瞳孔成形术旨在恢复虹膜轮廓形态，从而避免其功能和美观方面的障碍。虹膜缺损可能是先天性的、外伤性的，也可能是眼内操作时医源性的。不管虹膜缺损的病因是什么，都需要通过手术矫正至正常瞳孔的形状和大小，从而避免眩光和畏光等不适症状，这是非常重要的。

1976 年，McCannel 阐述了虹膜缝合的概念，通过角膜穿刺切口进在前房（Anterior Chamber，AC）进行缝合 [1]。该操作的缺陷是虹膜组织常过度拉伸，且操作不便。改良的 McCannel 技术弥尽管也需要缝线在眼内打结的操作，但克服了这方面的缺陷 [2]。Siepser 技术阐述了滑结技术 [3]，该技术由 Osher 等进一步改进，称为 "改良 Siepser 滑结" [4]。四环复合单结（Single-Pass Four-Throw，SFT）技术 [5] 在瞳孔成形术手术技术领域是一种新型改进，也是对 Siepser 滑结技术的进一步改良，仅一次穿过前房，打结时绕线 4 次。

9.2 手术技术

原则

安全的外科结通常为第一轮绕线一圈收紧形成单结后第二轮绕线一圈收紧形成。SFT 瞳孔成形术仅需第一轮绕线，无须第二轮绕线进行打结。通过一轮绕线 4 次形成一个 4 圈螺旋状线圈，收紧即成结，这个结具有自锁和自固定机制（视频 9.1）。

球周麻醉下，做两个前房穿刺切口，将 10-0 缝线的长针刺入，用末端开口镊（眼内镊）从穿刺口入

前房夹持住近端虹膜，将 10-0 缝线的针穿过近端虹膜组织（图 9.1a，b），26G 注射针头从对侧穿刺口进入前房，在眼内镊固定的远端虹膜区穿过，然后将 10-0 缝线的针尖端穿入 26G 注射针头的管内，26G 注射针头从穿刺口拔出（图 9.1c~e），最后将 10-0 缝线的针与 26G 注射针头一并从前房抽出。

用 Sinskey 钩（译者注：人工晶状体调位钩）从穿刺切口进入前房，钩住近端虹膜区的线环拉出前房（图 9.1f，图 9.2a），将缝线的另一端沿同一方向绕该线环 4 次（图 9.2b，c），拉紧 10-0 缝线的两端，绕线后的线环缓慢移动入眼内，在贴近虹膜组织边缘处收紧成结（图 9.2d，e）。用显微剪贴虹膜处剪断缝线，拉出剩余的末端缝线（图 9.2f）。然后在第二象限重复上述步骤以获得理想形状的瞳孔。

9.3 讨论

虹膜修复手术对患者大有裨益，通过手术可用减少进入眼内的光线总量，有助于消除眩光和畏光（视频 9.2）。

SFT 技术是一种简化的虹膜手术修复方式，其原理是用缝线建立一个近似螺旋结构的单结，即使没有形成完整的结也不会松开。这个近似线圈的环扣具有自固定和自锁机制。这种打结方式在尝试 3 次

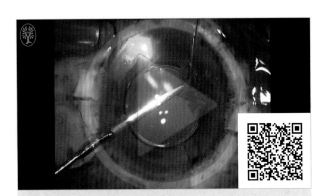

视频 9.1 四环复合单结瞳孔成形术
https://www.thieme.de/de/q.htm?p=opn/tp/311890101/9781684200979_video_09_01&t=video

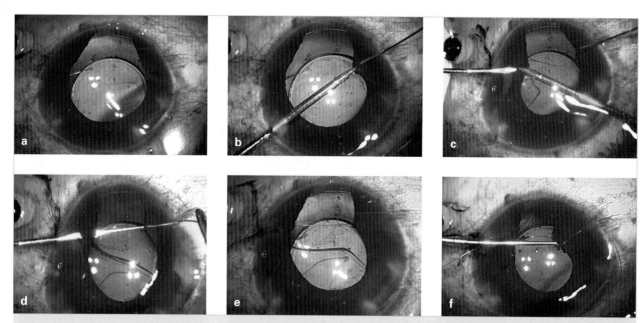

图 9.1 四环复合单结瞳孔成形术。（a）一例虹膜缺损的病例。需要行瞳孔成形术以防止植入眼内的人工晶状体光学区边缘引起眩光。（b）做穿刺切口，用末端开口眼内镊夹住近端虹膜，10-0 缝线的长针穿过近端虹膜组织。（c）从对侧穿刺切口伸入 26G 注射针头，用眼内镊夹住远端虹膜并将注射针头刺穿虹膜。（d）将 10-0 缝线长针的针尖插入 26G 注射针头的管内。（e）缓慢退出 26G 注射针头，可见缝线穿过远端虹膜边缘。（f）晶状体调位钩从对侧将线圈拉出前房

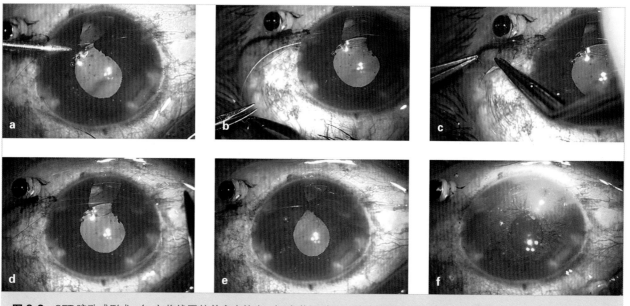

图 9.2 SFT 瞳孔成形术。（a）将线圈从前房中拉出。（b）将远端区缝线末端绕过近端区缝线的线圈。（c）远端区缝线末端绕近端区缝线线圈 4 次。（d）分别拉紧缝线两端。（e）虹膜组织贴紧。（f）显微眼内剪贴线结剪断缝线。SFT. 四环复合单结

绕线时有松动的趋势且最终结完全松开，也尝试 5 次绕线却没有发现更牢固的优点。因此，绕线 4 次是最佳的方式并能使结与虹膜组织平行。

SFT 瞳孔成形术的应用非常广泛，已在多种情况下得到临床证实具有广阔的应用前景。SFT 瞳孔

成形术对于角膜内皮移植手术是安全的，由于没有形成完整固定结，不会影响植入的内皮的展开，也不接触植入的内皮[6]。前节光学相干断层扫描（AS-OCT）已证实 SFT 线结几乎与虹膜表面平齐，线结处虹膜高度矢状面约 145 μm（虹膜矢状面正常范围：

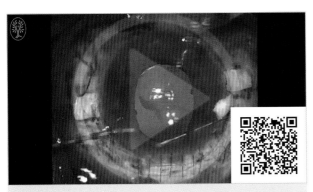

视频 9.2　虹膜缝合术

https://www.thieme.de/de/q.htm?p=opn/tp/311890101/9781684200979_video_09_02&t=video

136~160μm）、横断面约 165μm（虹膜横断面正常范围：160~175μm）。缝线断端高出虹膜均值 47μm（范围：40~65μm）。

在虹膜高褶闭角型青光眼、Urrets-Zavalia 综合征、进行性虹膜周边前粘连的慢性闭角型青光眼病例中，SFT 瞳孔成形术被认为是一种有效的手术方式。前房角镜检查和前节 OCT 上均有记录表明，瞳孔成形术过程中引起的机械牵拉破坏了房角周边前粘连[7]（图 9.3）。对于硅油填充术后继发性闭角型青光眼的病例，SFT 瞳孔成形术也是一种行之有效的手术方式[8]。因此，综上所述，SFT 瞳孔成形术（图 9.4~图 9.8）在不同的临床病例中均具有巨大的应用价值。

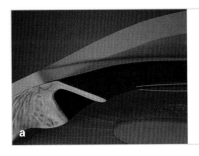
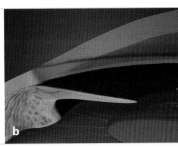

图 9.3　（a，b）动画描述了瞳孔成形术诱导的周边虹膜拉伸导致周边虹膜前粘连的分离及前房角结构的开放

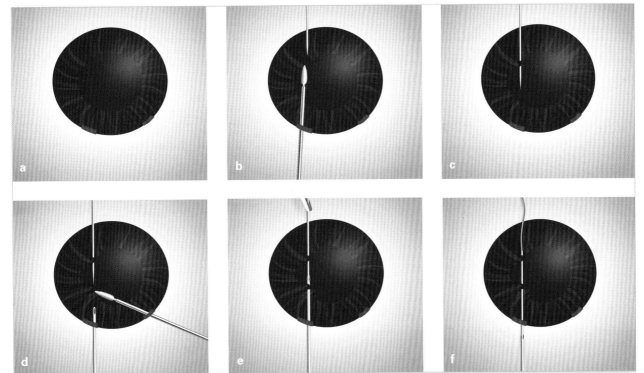

图 9.4　SFT 瞳孔成形术的动画描述。（a）做两个前房穿刺切口作为眼内镊和 26G 注射针头进入眼内行瞳孔成形术的位置（以红色标记的穿刺位置）。（b）将 10-0 缝线的长针穿过透明角膜，眼内镊夹持住将要修复的虹膜组织的近端部分，这使得虹膜绷紧便于针穿过虹膜。（c）10-0 缝线的长针穿过近端虹膜组织。（d）从对侧穿刺切口插入 26G 注射针头，从相邻穿刺切口伸入眼内镊夹住虹膜边缘。（e）10-0 缝线的长针插入 26G 注射针头的管内。（f）从穿刺切口将 10-0 缝线的长针拉出前房。SFT. 四环复合单结

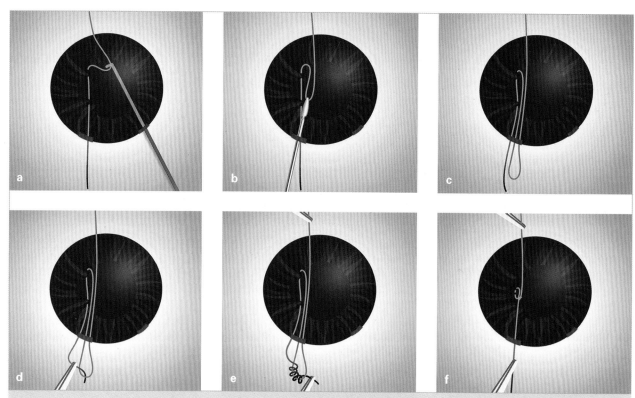

图9.5 SFT 瞳孔成形术的动画描述。（a）用调位钩钩住远端缝线在眼内形成一个线圈。（b）使用显微眼内镊夹持线圈拉出穿刺口。（c）拉出的线圈达足够长度以适应远端线绕圈。（d）将缝线远端穿过线圈。（e）缝线远端沿同一方向绕线 4 次。（f）同时拉紧缝线的远端和近端，使螺旋结移入前房。SFT. 四环复合单结

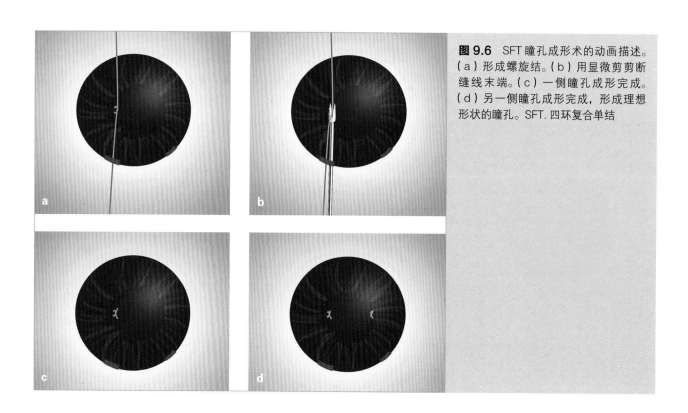

图9.6 SFT 瞳孔成形术的动画描述。（a）形成螺旋结。（b）用显微剪剪断缝线末端。（c）一侧瞳孔成形完成。（d）另一侧瞳孔成形完成，形成理想形状的瞳孔。SFT. 四环复合单结

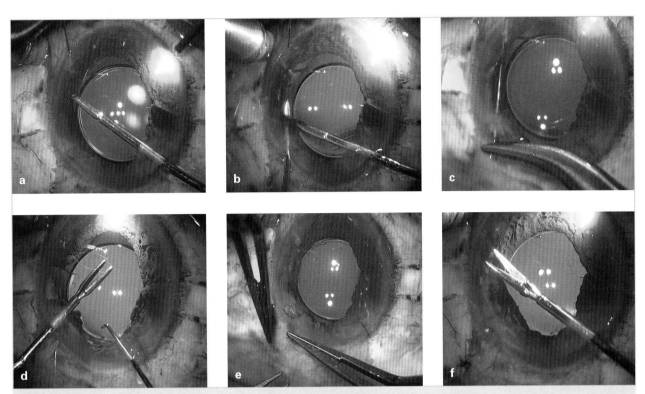

图 9.7 SFT 瞳孔成形术。（a）用眼内镊夹住虹膜近端，将 10-0 缝线的长针从侧切口穿前房。（b）26G 注射针头穿过远端虹膜组织边缘。（c）10-0 缝线的长针插入 26G 注射针头管内引出前房。（d）调位钩进入前房钩住近端缝线以形成一线圈。（e）将线圈拉出前房，远端缝线末端沿同一方向线圈 4 次。（f）牵拉缝线两端是线圈滑入前房。收紧线圈固定成复合单结，距线结 1mm 处剪断缝线。SFT. 四环复合单结

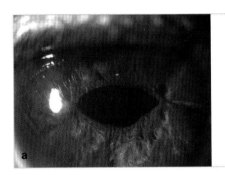
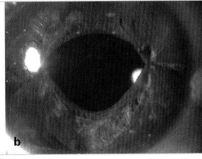

图 9.8 （a，b）SFT 瞳孔成形术后散瞳。散瞳前（a）和托吡卡胺散瞳 40min 后散大的瞳孔（b）。SFT. 四环复合单结

参考文献

[1] McCannel MA. A retrievable suture idea for anterior uveal problems. Ophthalmic Surg 1976;7(2):98–103.
[2] Alpar JJ. The use of Healon in McCannel suturing procedures. Trans Ophthalmol Soc U K 1985;104(Pt 5):558–562.
[3] Siepser SB. The closed chamber slipping suture technique for iris repair. Ann Ophthalmol 1994;26(3):71–72.
[4] Osher RH, Snyder ME, Cionni RJ. Modification of the Siepser slip-knot technique. J Cataract Refract Surg 2005;31(6):1098–1100.
[5] Narang P, Agarwal A. Single-pass four-throw technique for pupilloplasty. Eur J Ophthalmol 2017;27(4):506–508.
[6] Narang P, Agarwal A, Kumar DA. Single-pass 4-throw pupilloplasty for pre-Descemet endothelial keratoplasty. Cornea 2017;36(12):1580–1583.
[7] Narang P, Agarwal A, Kumar DA. Single-pass four-throw pupilloplasty for angle-closure glaucoma. Indian J Ophthalmol 2018;66(1):120–124.
[8] Narang P, Agarwal A, Agarwal A. Single-pass four-throw pupilloplasty for secondary angle-closure glaucoma associated with silicon oil tamponade. Eur J Ophthalmol 2018:1120672118780809; [Epub ahead of print].

第十章　虹膜根部离断修复

Priya Narang, Amar Agarwal

冯　薇 / 译
戴　超 / 校

概述

为了解除虹膜根部离断所致的眩光和畏光，通过虹膜根部离断修复是至关重要的。虹膜根部离断修复后出现的瞳孔异位在功能和美观方面存在潜在问题。通过采用本章所描述的技术和方法修复虹膜根部离断，获得了患者满意的效果。本章还描述了处理不同严重程度的虹膜根部离断的双拼技术。

关键词：虹膜根部离断，四环复合单结，双拼技术，虹膜非原位修复，瞳孔成形术

10.1 前言

虹膜根部离断是指因外伤、内眼手术医源性损伤或极少数先天性因素导致的虹膜与睫状体连接处断裂，对这类临床病例的多种处理技术已有大量文献报道[1-10]。因其可有效消除眩光、畏光和复视等症状，虹膜根部离断的修复至关重要。虹膜根部离断修复术后常发生瞳孔异位，通常需要通过虹膜修复技术矫正，以形成适当的瞳孔形状和轮廓。对于虹膜根部离断修复，最常用的技术之一是非原位或原位虹膜修复技术[11]。

10.2 虹膜根部离断修复的基本要点

手术需在球周麻醉下进行，于虹膜根部离断对应区做结膜瓣，电凝止血，虹膜根部离断范围内于角巩膜缘后 1.5mm 制作巩膜槽。

10.3 非原位虹膜根部离断修复

该技术利用 10-0 双长弯针聚丙烯缝线，将一针从撕裂的周围虹膜组织穿过，从巩膜槽穿出，另一针从相邻虹膜组织穿过后同样从巩膜槽穿出。拉紧缝线使离断虹膜组织与根部相接，将缝线打结并将结埋于巩膜槽内。重复这个步骤直到整个离断虹膜

组织被重新附着到其基底部。

10.4 双拼技术（Twofold Technique，TFT）用于虹膜根部离断修复

TFT[12] 是非原位修复和四环复合单结（Single-Pass Four-Throw，SFT）瞳孔成形术的结合[13]。TFT 适用于所有不同严重程度的虹膜根部离断病例（视频 10.1）。虹膜根部离断临床分为：

- 重度虹膜根部离断（＞ 120°）。
- 中度虹膜根部离断（45° ~120°）。
- 轻度虹膜根部离断（＜ 45°）。

10.4.1 重度虹膜根部离断

这种类型通常出现在严重外伤的病例中，且通常伴有虹膜组织缺失或虹膜撕脱，难以再将虹膜根部复位到巩膜上。在这种情况下应用 TFT，采用非原位修复技术使大范围虹膜可重新复位。随后，运用 SFT 瞳孔成形术修复弥补缺失的虹膜组织，这有助于恢复虹膜结构的连续性，也有助于实现功能瞳孔（图 10.1~ 图 10.4）。

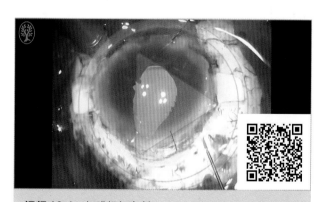

视频 10.1　虹膜根部离断
https://www.thieme.de/de/q.htm?p=opn/tp/311890101/9781684200979_video_10_01&t=video

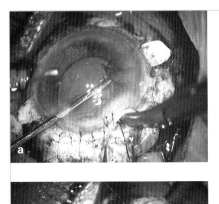
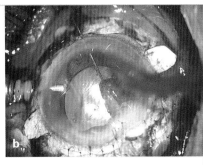
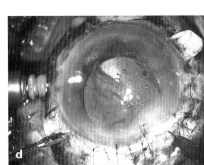

图 10.1　双拼技术修复外伤性大范围虹膜根部离断。（a）将虹膜组织回纳入前房，并将 10-0 缝线的长针穿过离断虹膜组织的根部。（b）10-0 缝线的针在距角膜缘约 1.5mm 处穿出巩膜壁。（c）10-0 缝线的另一缝针穿过与前一个通道相邻的虹膜组织。用眼内镊夹持虹膜组织边缘使 10-0 针穿过，然后打结使虹膜组织贴于巩膜壁上。（d）另一根双长针 10-0 缝线通过相邻虹膜组织并进行非原位修复

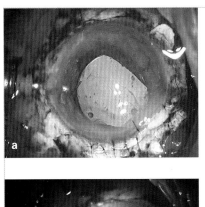
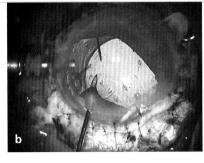
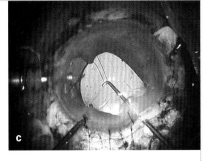
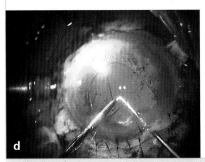
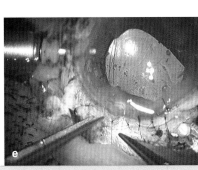
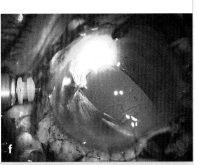

图 10.2　双拼技术行外伤性大范围虹膜根部离断修复。（a）做前房穿刺切口和 SFT 瞳孔成形术，将 10-0 缝线的单长针穿过近端虹膜组织。（b）从对侧面穿刺口伸入前房—26G 注射针头穿过远端虹膜组织。（c）将 10-0 缝线针穿入 26G 注射针头管内并引导出前房，用调位钩在前房内拉出一个线圈。（d）用眼内镊夹持线圈将其拉出前房。（e）10-0 缝线末端穿过线圈并同方向绕 4 圈。（f）拉紧缝线两端使线结紧贴虹膜组织，剪断缝线末端

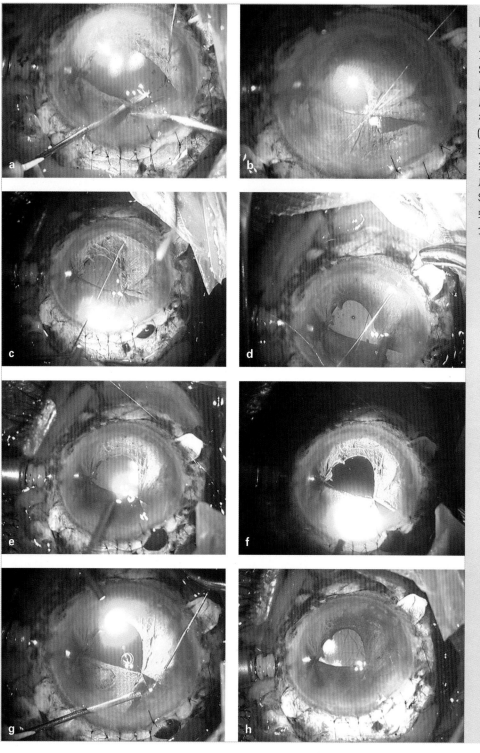

图10.3 双拼技术行外伤性大范围虹膜根部离断修复。(a) 在相反的象限进行 SFT 瞳孔成形术。(b) 虹膜组织对位形成中央瞳孔轮廓。(c) 在虹膜根部离断的相应区域进行非原位修复。(d) 10-0 缝线的第二针刺过相邻的虹膜组织。(e) 打结并埋于巩膜槽内。(f) 形成有功能的瞳孔轮廓。(g) SFT 瞳孔成形术将闭合周边虹膜组织间隙。(h) 虹膜完全修复。SFT. 四环复合单结

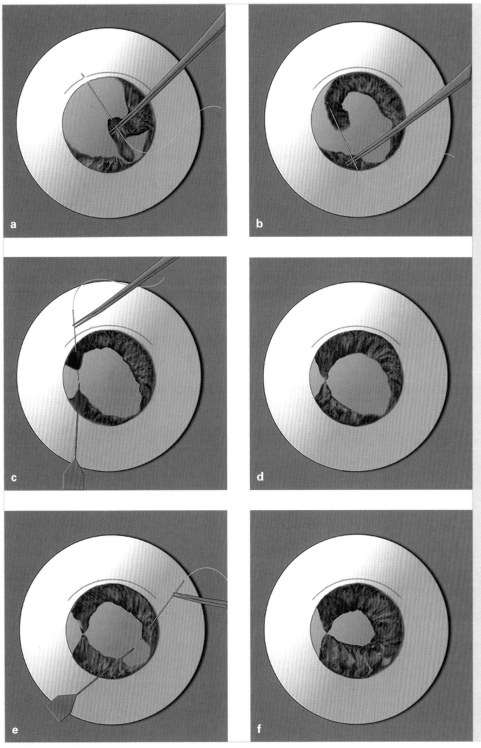

图 10.4 双拼技术行外伤性大范围虹膜根部离断修复的动画演示。(a) 10-0 缝线长针穿过周边虹膜撕裂组织边缘，从对应巩膜区穿出。(b) 采用非原位技术将相邻虹膜组织固定在巩膜壁上。(c) 形成扇形虹膜组织缺损。SFT 将邻近虹膜组织接合起来。(d) 应用 SFT 瞳孔成形术缝合间隙，在一个象限内形成瞳孔轮廓。(e) 在其他象限完成 SFT 步骤。(f) 一个大范围虹膜根部离断的病例实现功能性虹膜结构。SFT. 四环复合单结

10.4.2 中度虹膜根部离断

中度虹膜根部离断时，SFT 瞳孔成形术需首选沿着离断的虹膜组织根部边缘进行，小心地接近近端虹膜组织进而缩小离断口，然后非原位缝合使游离虹膜根部与巩膜壁相连（图 10.5~图 10.7）。

这样做修复的好处是，通过最初进行 SFT 瞳孔成形术缩小的离断间隙，随后仅需要最小间隙将虹膜组织固定在其根部即可。

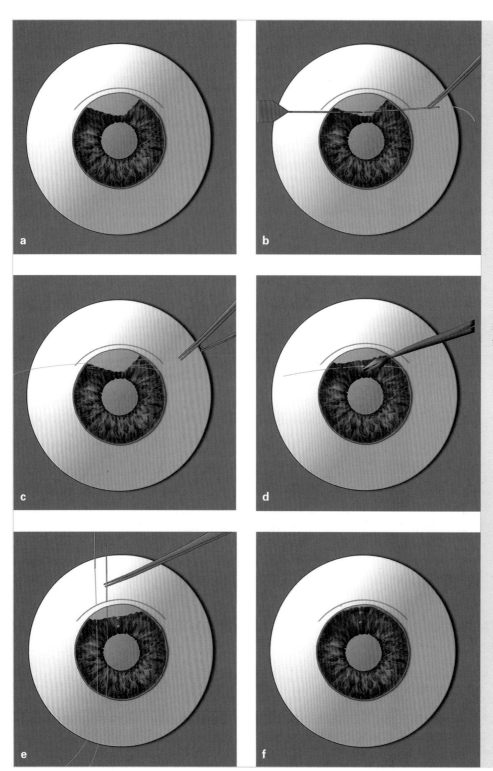

图 10.5 双拼技术行中度虹膜根部离断修复的动画演示。（a）显示一个中度虹膜根部离断。（b）SFT瞳孔成形术修复虹膜组织根部边缘。10-0 缝线的长针从一端穿过，26G 注射针头从另一侧相应的虹膜组织穿入。（c）将 10-0 缝线的针插入 26G 注射针头管内并引导出前房。将线圈拉出前房，远端缝线穿过线圈并沿同一方向绕 4圈。（d）收紧两端缝线成结贴近虹膜组织。剪断线结末端。注意离断间隙变窄。（e）采用非原位修复技术用 10-0 带双长针的缝线将周边离断的虹膜重新缝合。（f）周边虹膜缺损封闭。SFT. 四环复合单结

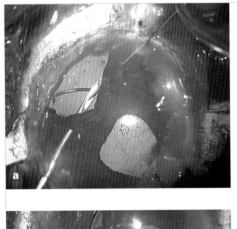
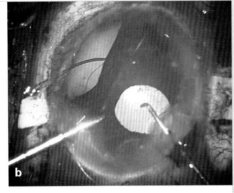
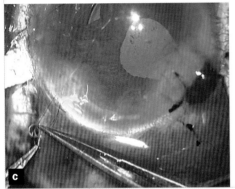
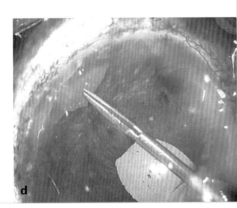

图 10.6 双拼技术行中度虹膜根部离断修复。(a)将 10-0 缝线的长针从近端虹膜组织缺损处穿过，插入从 26G 注射针头的管内，从远端虹膜组织穿出。(b)将线圈从前房拉出。(c)绕线圈 4 圈。(d)拉紧缝线两端，最大限度地使虹膜缺损缩小。用显微剪剪断缝线末端

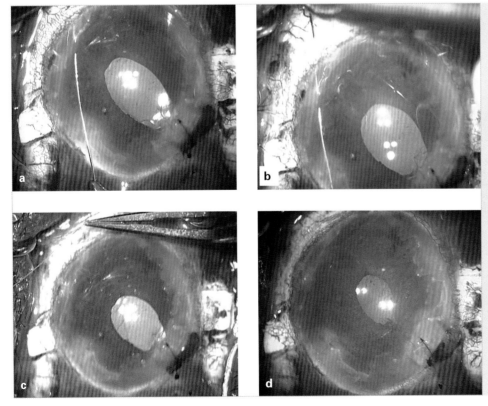

图 10.7 双拼技术行中度虹膜根部离断修复。(a)非原位修复。10-0 缝线的长针从穿刺口入前房，穿过相应的虹膜周围组织。(b)从巩膜侧出针。(c)缝线的另一针通过相邻的虹膜组织并从巩膜侧出针。缝线两端打结。(d)将线结埋入巩膜壁

10.4.3 轻度虹膜根部离断

轻度的虹膜根部离断可以很容易地被非原位修复。在虹膜根部离断修复后，由于虹膜组织萎缩或纤维化或大部分虹膜组织固定在根部，常出现瞳孔异位。在虹膜基底部修复后，进行 SFT 手术有助于获得最佳瞳孔形状和大小（图 10.8，图 10.9）。

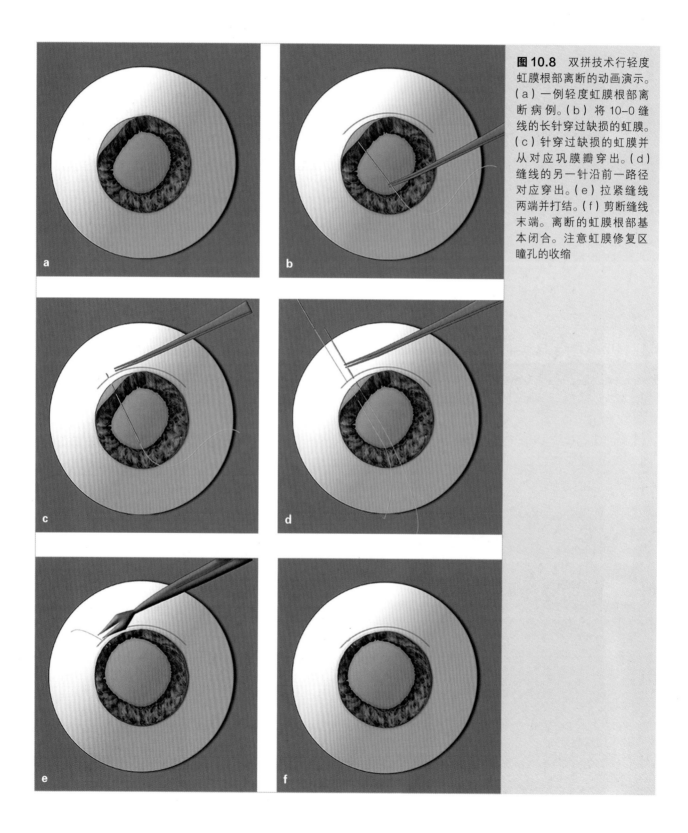

图 10.8 双拼技术行轻度虹膜根部离断的动画演示。（a）一例轻度虹膜根部离断病例。（b）将 10-0 缝线的长针穿过缺损的虹膜。（c）针穿过缺损的虹膜并从对应巩膜瓣穿出。（d）缝线的另一针沿前一路径对应穿出。（e）拉紧缝线两端并打结。（f）剪断缝线末端。离断的虹膜根部基本闭合。注意虹膜修复区瞳孔的收缩

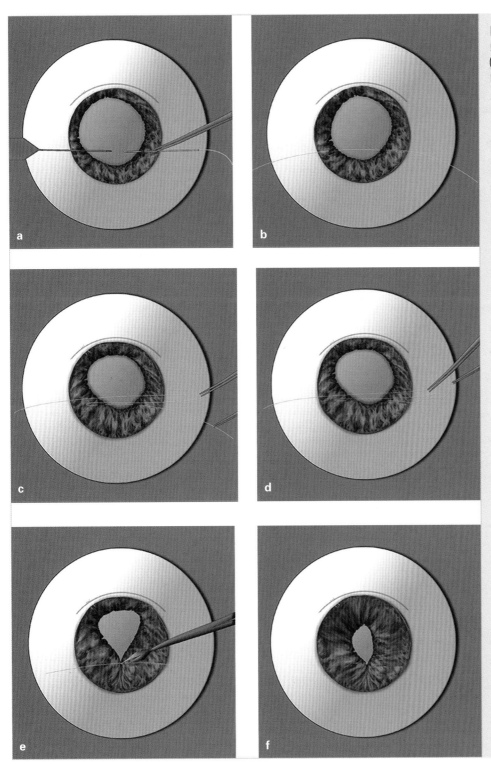

图 10.9 双拼技术行轻度虹膜根部离断的动画演示。(a) 虹膜根部离断修复后瞳孔异位。SFT 瞳孔成形术应用于修复瞳孔异位。将 10-0 缝线的长针穿过近端虹膜组织,针尖插入 26G 注射针头管内,从对侧虹膜根部组织边缘穿出。(b) 针从前房穿出。(c) 调位钩从穿刺口进入,钩住线圈出前房。(d) 缝线末端绕线圈四圈。(e) 拉紧缝线两端最终使线结滑入前房。(f) 在对侧象限再次进行 SFT 瞳孔成形术。形成合适的瞳孔形状和大小。SFT. 四环复合单结

10.5 讨论

Kaufman 等[4] 首次报道了用双直针缝线修复虹膜根部离断的技术,其中修复虹膜组织采用褥式缝合,而不做任何巩膜瓣[4]。这是一种闭合的眼球内将离断虹膜行原位修复的技术。文献已报道过多虹膜离断修复种技术,比如缝纫机技术[10],单结缝纫机技术[9],都被认为技术要求高,适用于需要进行多个结的较大虹膜根部离断的修复。Snyder 等描述了非原位修复技术,该技术相对容易操作并提供了良好的视觉、功

能和美容效果。它还具有在虹膜修复过程中不损伤小梁网的优点。

Sieper[14] 描述了在闭合前房内利用滑结技术来完成瞳孔成形术，Osher 等做了进一步改进并被称为改良 Sieper 滑结技术[15]。这两种技术都采用从前房穿过超过两次打结来制造锁定结。实施 SFT 的优点是只将针从前房穿过一次，这将间接地减轻已有炎症的眼睛的前房炎症反应。除此之外，SFT 已被证明允许术后充分散瞳，因此对于视网膜检查没有任何障碍[16]。

因此，采用 TFT 有益于虹膜根部离断修复。因为它包含了非原位修复技术和 SFT 瞳孔成形术的优点。此外，术后达到了最佳的效果（图 10.10），既重新恢复了虹膜组织到虹膜基底部，同时也辅助检查了瞳孔异位的因素（图 10.11~ 图 10.13）。

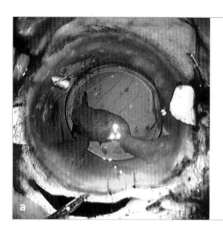
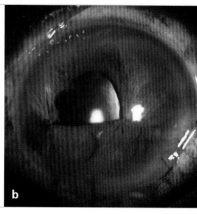

图 10.10 虹膜根部离断修复术前和术后照片。（a）一例重度虹膜根部离断患者的术前照片。（b）双拼技术修复术后的照片

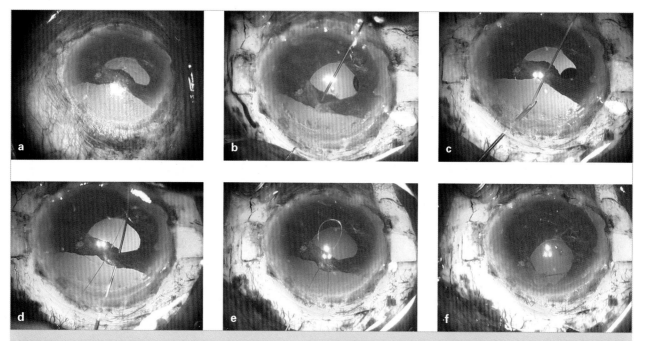

图 10.11 双拼技术修复虹膜根部离断和瞳孔异位。（a）虹膜根部离断合并无晶状体眼病例。（b）一根 10-0 缝线穿过虹膜组织在异位修复中。（c）将 10-0 缝线针穿入 26G 针筒，26G 针从巩膜沟穿出形成虹膜组织的基底部。（d）10-0 缝线针的第二臂穿过近端虹膜组织。（e）在虹膜基底部形成一个 10-0 缝线环。（f）拉紧缝线两端并将其系在巩膜基部

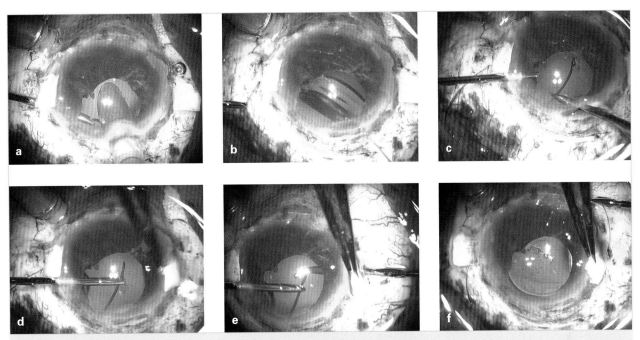

图 10.12 双拼技术修复虹膜根部离断和瞳孔异位。（a）在前房植入 3 片式折叠人工晶状体，从左侧巩膜瓣切口伸入眼内镊夹住人工晶状体襻末端。（b）将襻拉出并置于眼球外。（c）襻的末端向内弯曲，无须辅助技术可植入眼内。（d，e）通过握手技术将人工晶状体襻的末端夹住。（f）将人工晶状体襻拉出并置于眼外

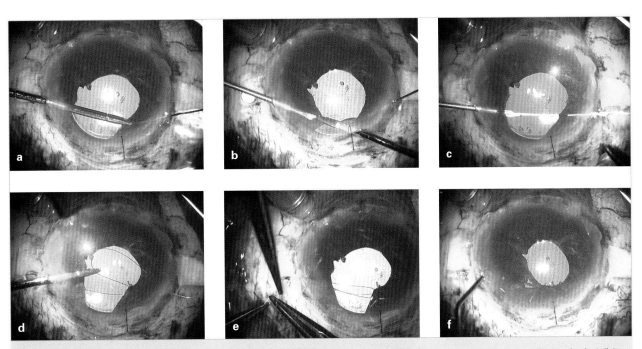

图 10.13 双拼技术修复虹膜根部离断和瞳孔异位。（a）观察到瞳孔异位。因此在 10-0 缝线针从近端虹膜组织穿过后进行 SFT 瞳孔成形。（b，c）从远端虹膜组织穿过 26G 注射针头并将 10-0 缝线针插入 26G 注射针头管内。（d）缝线圈从前房抽出。（e）缝线末端穿过线圈 4 次。（f）拉紧缝线两端使线圈滑动入前房贴近虹膜组织

参考文献

[1] Viestenz A, Küchle M. Ocular contusion caused by elastic cords: a retrospective analysis using the Erlangen Ocular Contusion Registry. Clin Exp Ophthalmol 2002;30(4):266–269.

[2] McCannel MA. A retrievable suture idea for anterior uveal problems. Ophthalmic Surg 1976;7(2):98–103.

[3] Brown SM. A technique for repair of iridodialysis in children. J AAPOS 1998;2(6):380–382.

[4] Kaufman SC, Insler MS. Surgical repair of a traumatic iridodialysis. Ophthalmic Surg Lasers 1996;27(11):963–966.

[5] Bardak Y, Ozerturk Y, Durmus M, Mensiz E, Aytuluner E. Closed chamber iridodialysis repair using a needle with a distal hole. J Cataract Refract Surg 2000;26(2):173–176.

[6] Zeiter JH, Shin DH, Shi DX. A closed chamber technique for repair of iridodialysis. Ophthalmic Surg 1993;24(7):476–480.

[7] Nunziata BR. Repair of iridodialysis using a 17-millimeter straight needle. Ophthalmic Surg 1993;24(9):627–629.

[8] Richards JC, Kennedy CJ. Sutureless technique for repair of traumatic iridodialysis. Ophthalmic Surg Lasers Imaging 2006;37(6):508–510.

[9] Silva JL, Póvoa J, Lobo C, Murta J. New technique for iridodialysis correction: Single-knot sewing-machine suture. J Cataract Refract Surg 2016;42(4):520–523.

[10] Ravi Kumar KV. Sewing Machine Technique for Iridodialysis Repair. DJO. 2014;24:248–51. Presented at the 26th annual meeting of the Asia-Pacific Association of Cataract & Refractive Surgeons. Singapore. July 2013. [Last accessed on 2018 May 09]. Available from: http://www.apacrs.org/filmfestival.asp?info=6.

[11] Snyder ME, Lindsell LB. Nonappositional repair of iridodialysis. J Cataract Refract Surg 2011;37(4):625–628.

[12] Narang P, Agarwal A, Agarwal A, Agarwal A. Twofold technique of non-appositional repair with single pass four throw pupilloplasty for iridodialysis. J Cataract Refract Surg 2018:2018 Dec;44(12):1413-1420.

[13] Narang P, Agarwal A. Single-pass four-throw technique for pupilloplasty. Eur J Ophthalmol 2017;27(4):506–508.

[14] Siepser SB. The closed chamber slipping suture technique for iris repair. Ann Ophthalmol 1994;26(3):71–72.

[15] Osher RH, Snyder ME, Cionni RJ. Modification of the Siepser slip-knot technique. J Cataract Refract Surg 2005;31(6):1098–1100.

[16] Kumar DA, Agarwal A, Srinivasan M, Narendrakumar J, Mohanavelu A, Krishnakumar K. Single-pass four-throw pupilloplasty: Postoperative mydriasis and fundus visibility in pseudophakic eyes. J Cataract Refract Surg 2017;43(10):1307–1312.

第十一章 虹膜环扎术：沿瞳孔缘 360° 缝合

Gregory S. H. Ogawa, Michael E. Snyder

冯　薇 / 译
戴　超 / 校

概述

虹膜环扎术是一种简洁又有效的方法，将 10-0 聚丙烯缝线绕在功能障碍的散大瞳孔缘，形成一个近似生理性的瞳孔，以减少眩光症状，从而恢复成更趋正常的瞳孔形态。

关键词：散瞳，瞳孔，环扎术，虹膜

11.1 前言

永久性的瞳孔散大会造成严重的视觉功能障碍，无论是白天的畏光还是晚上的强光光晕都严重干扰患者视力。当瞳孔散大是由于瞳孔括约肌功能障碍引起的，则可以用局部缝合来修复治疗。当瞳孔括约肌功能障碍是弥散性的，没有有效的收缩区域，那么 360° 缝合方法就是更适宜的方式。目前最常用的虹膜环扎技术采用一根带线弯针和一个最后系于眼内的结。追溯文献可见这项技术于 1990 年末首次提出[1-8]。

11.2 术前评估

术前评估通常需尽可能地采集所有需要注意的信息，以确定瞳孔散大的症状是否是由于瞳孔括约肌功能丧失所致。在非药物性散瞳状态，通过裂隙灯非常弱的光带检查时瞳孔是大的，且当将裂隙灯调到最亮的宽光带检时也没有明显的括约肌收缩，提示括约肌功能障碍很可能是弥漫性，相当于完全的无功能状态。使用瞳孔括约肌松弛剂（如托吡卡胺）不能散大瞳孔，或者虹膜瞳孔括约肌收缩剂（如匹罗卡品）不能收缩瞳孔，则能进一步证实虹膜括约肌缺乏张力。

相反，如果瞳孔括约肌 180° 范围收缩良好，那么在功能失调的区域可以通过间断缝合（两次或多次穿过虹膜）来修复瞳孔散大。术中通过前房注入乙酰胆碱（氯乙酰胆碱），观察瞳孔反应来确定瞳孔括约肌收缩能力。在进行术中评估时，应避免在灌注液瓶中加用肾上腺素或去氧肾上腺素，这会明显减弱乙酰胆碱的收缩作用。事实上，如果瞳孔足够

大，那么术前甚至不需要进行散瞳，这可进一步减少评估不准确的可能。如果虹膜环扎术的效果不好，那么就应该考虑使用角膜滤光镜来保护黄斑。对于既需要进行白内障手术也需要虹膜环扎术的患者，我们通常会在进行白内障手术的同时进行虹膜环扎术，也可考虑在白内障 / 人工晶状体植入手术后一个半月或更长时间后再进行虹膜环扎术，留出时间使囊袋包裹人工晶状体或缩短患者每次手术的时间。

11.3 手术技术

在手术过程中，如果晶状体囊膜破裂，采用角膜缘插入的前房灌注器维持相对正常的眼压，如果晶状体囊膜完好，可采用前房注入眼科手术用黏弹剂来维持眼内压。在手术中，直肌缝线牵引有助于固定和抬高眼球，更容易进行术中操作。

术者在角膜缘处做 3~5 个穿刺口，穿刺口的内口比外口宽，以便于针从穿刺口穿出和通过穿刺口进入虹膜。如果一个切口可以完成手术，可以只做一个穿刺口。一般来说，大瞳孔的环扎术比中等大的瞳孔的环扎术需要更多的穿刺口，这是由于瞳孔缘更靠周边时，缝合瞳孔缘所需要换手次数增加所致

需要认识到的重点是，散大瞳孔的边缘并不总是实际的瞳孔缘。由于瞳孔括约肌位于虹膜的后部，当瞳孔括约肌收缩功能障碍时，会导致瞳孔缘向后卷。因此，在某些情况下，可能需要使用人工晶状调位钩钩住瞳孔底面来展开虹膜，以暴露瞳孔缘。在其他情况下，可用末端开口末端开口眼内钳夹持住瞳孔缘，并在缝合前将虹膜向中央拉伸（图 11.1）。

用于虹膜环扎术的经典针 / 线是一种带长而弯曲双针的 10-0 聚丙烯线（例如，CTC-6L 铲针线，双针 10-0 聚丙烯线，9091G，Ethicon）。双针间留出约 10cm 长的缝线，如果其一针行瞳孔缘缝合中变钝、折断或者行针困难时，可利用另一针从初始瞳孔缘缝合的相反方向行针以继续完成瞳孔环扎的缝合。其中一根针通过角膜穿刺口进入前房时，要确保针不触及任何角膜组织，可使用如睫状体分离器等工具以保持角膜穿刺口的开放，沿着睫状体分离器的侧

面滑动伸入缝针，以最大限度地减少接触角膜组织。缝针的针尖一旦经穿刺口进入前房，应在角膜穿刺切口中左右滑动，以确认缝针没有误缝到角膜组织。通常，需要用眼内镊或 Ogawa 虹膜重建钩（6–109，Duckworth & Kent）之类的器械将瞳孔边缘向中央拉伸，以便让缝针穿过虹膜。行针从角膜穿刺切口最近处的瞳孔缘开始，通常向下穿过虹膜（图 11.2），然后穿过虹膜背面回到虹膜表面（图 11.3），以麻花状连续缝合的方式上下走行穿过虹膜，每从虹膜下面穿过虹膜就完成缝合一针，直到到达下一个角膜缘穿刺口（图 11.4）。Michael Snyder 博士曾在多个重要会议上提出这种改良的荷包缝合方式，相较于连续串针式缝合，这种缝合方式形成更光滑的瞳孔缘，

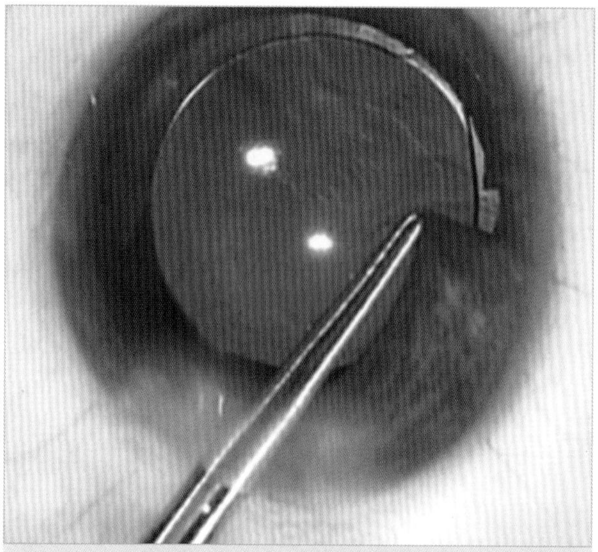

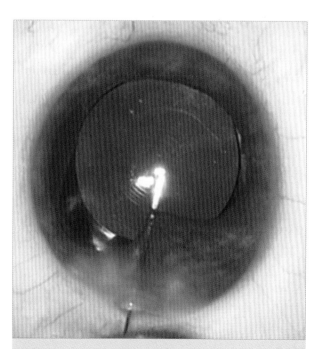

图 11.1 用镊子轻轻地向心性拉伸虹膜，以降低虹膜张力，并形成更好的虹膜位置以便穿过环扎针

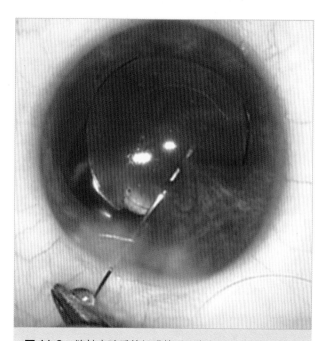

图 11.3 缝针尖随后从虹膜的后面穿向至虹膜前表面

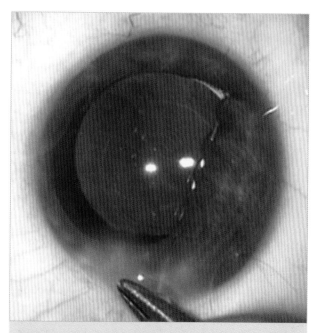

图 11.4 缝针尖再从虹膜后向前反复缝合 5 针，大致缝合了瞳孔缘 4 个钟点位。本图展示改良荷包缝合方式有效地绕瞳孔缘缝合

图 11.2 缝针从虹膜前表面穿向虹膜后面

可能是由于这种改良的荷包缝合的针距间虹膜容易收密对合，从而使瞳孔缘更厚。缝针从下一个角膜穿刺口引出时千万不要缝合到角膜组织。用 24G 静脉穿刺的塑料导管针（拔掉其针芯）以很好地保护针头通过角膜穿刺口出前房而不会使缝针针尖变钝。如果用 27G 金属套管可以为针头穿出前房提供更稳定的接引器，但也容易使缝针尖变钝（图 11.5~ 图 11.7）。

缝针从角膜穿刺口重新返回到前房内，沿着之前的路径继续缝合瞳孔缘。在每一个角膜穿刺口都要应密切关注上一段缝合中缝针出穿刺口时的最后一针穿过虹膜的位置，新一段缝合需从前一段的最后一针重新开始，因为这个位置是最容易在针道之间形成缝隙的地方，并导致该处瞳孔边缘形成一个凹槽（图 11.8~ 图 11.11）。当完成瞳孔缘 360° 变异荷包缝合后（图 11.12~ 图 11.14），缝针从最初进入前房的角膜穿刺口引出，或者在完成缝合后从最近便于操作的位置引出缝针（图 11.15、图 11.16），也可在任何便捷的角膜缘位置引出缝针。

一些术者更喜欢使用较敦厚的圆针，因为它更结实（例如，CIF-4 圆针，788G，Ethicon），但是使用这种针，只能通过角膜缘穿刺口进出前房，因为如果此段缝合没有抵达预先制作的角膜缘穿刺口，缝针将无法很顺畅地通过角膜或巩膜组织引出眼球外。此外，这种缝针的针尖在缝合时越往后越钝，因此，当反复穿过虹膜时，缝合虹膜的阻力会逐渐

增大，对虹膜组织施加的压力更大。

为了完成虹膜环扎术，完成荷包缝合行针的缝线两端需进行眼内打结，其打结方式依术者偏好选择（图 11.17、图 11.18）。多数虹膜缝合打结通过挤压虹膜组织来获取线结张力，而虹膜环扎术的打结方式与此不同，虹膜环扎术的打结是悬挂式打结，

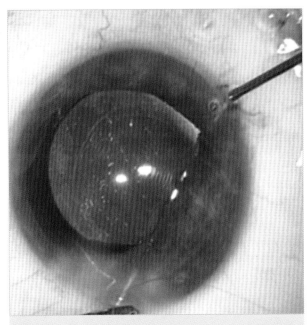

图 11.6 缝针尖插入套管并通过角膜穿刺口引出前房

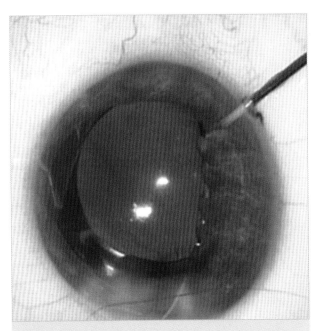

图 11.5 对接套管通过相邻的穿刺口进入前房，缝针尖接近对接套管的头部

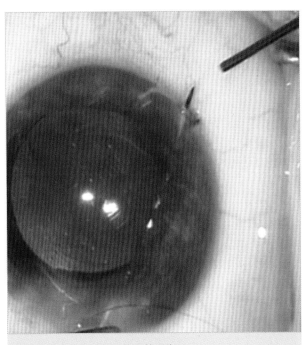

图 11.7 缝针尖与对接套管脱离

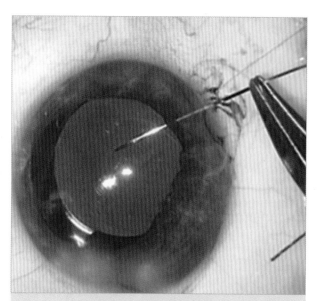

图 11.8 第二次进入前房的缝针缝合方式与前一段，针尖从前到后穿过虹膜

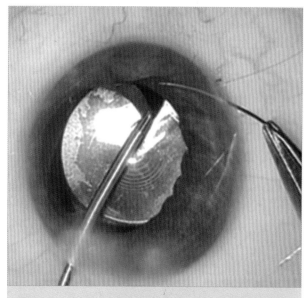

图 11.9 演示第二次进入前房缝针穿过用显微镊把瞳孔边缘拉到针尖上，保持缝针尖稳固。其效果与针绕虹膜是相同的，在某些情况下它更容易操作

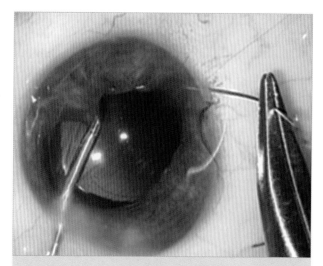

图 11.10 同样，缝针在从下一个角膜穿刺口引出之前尽可能多次地虹膜包绕

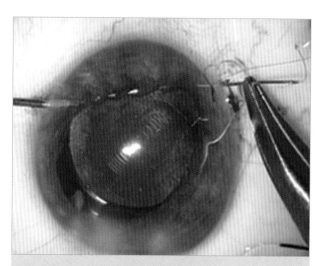

图 11.11 缝针通过角膜穿刺口在第二次与导管末端对接

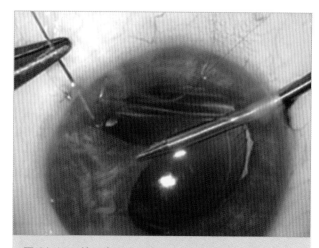

图 11.12 第三次沿瞳孔缘行针起始时虹膜包缝针

类似于在晾衣绳中间打结。临床经验表明，要获得较好的线结张力，至少需 2-1-1（绕 2 圈收紧 1 次，反绕 1 圈收紧第二次，再反绕 1 圈收紧第三次）打结。一个 2-1 打结或绕 4 圈的单结，通常用于虹膜间断缝合，但不能提供足够张力[9]。随着打结时第一轮收紧缝线，一个直径约 4mm 的新瞳孔大小就固定下来。该瞳孔的大小通常足以进行视网膜检查，还足以防止出现畏光、眩光症状（图 11.19）。根据患

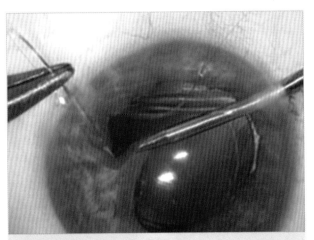

图 11.13　显微眼内镊再次将瞳孔缘包绕住缝针。注意观察基质的外观纹理，行针在色素沉积隆起的虹膜末卷处

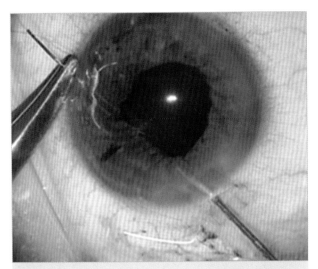

图 11.15　完成第三次行针的缝针尖插入套管穿出前房

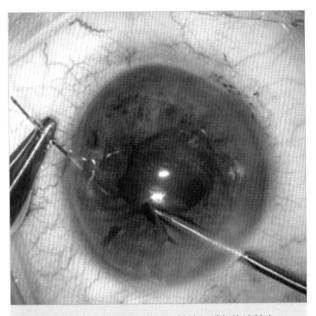

图 11.14　第三次行针的最后一针处虹膜包绕缝针尖

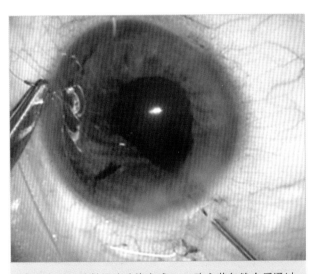

图 11.16　缝针沿瞳孔缘完成 360° 改良荷包缝合后通过超声乳化角膜切口穿出前房

者的具体情况，可在打结时调整瞳孔的大小。如果第一轮收紧缝线后瞳孔比预期的小，可将一对人工晶状体调位钩伸入瞳孔区在相反方向周边拉瞳孔缘，使第一个结滑动，瞳孔直径变大。当收紧第二个结时，如果第一个结没有收紧，将第二个结滑向第一个结后继续收紧，可使瞳孔进一步变小。完成打结后，用眼内剪小心将缝线末端修剪至长约 1.5mm（图 11.20）。吸除前房内的黏弹剂，水密切口，完成其他手术步骤，如确认人工晶状体位置和 / 或通过观察 Purkinje 图像定位瞳孔的居中性（图 11.21，视频 11.1）[10]。操作完成后手术结束。

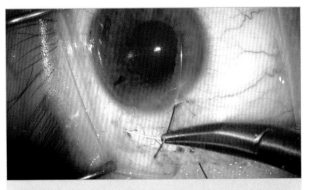

图 11.17　在准备行 Siepser 眼内打结时，缝针通过超声乳化切口（不缝合到任何角膜组织）进入前房缝合瞳孔缘，在预定的 Siepser 式眼内打结的位置穿出角膜缘

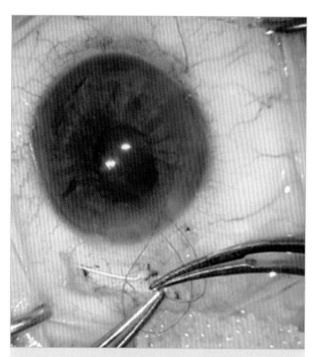

图 11.18 Siepser 式眼内滑结的第一轮绕线

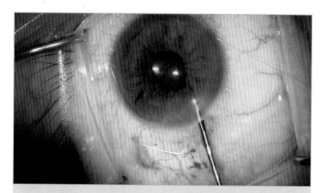

图 11.20 用 23G 眼内剪在打结后保留长度约 1.5mm 处剪断缝线

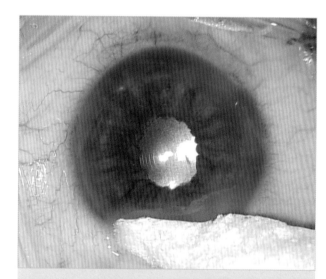

图 11.21 观察到瞳孔与 Purkinje 图像 P1，P3 和 P4 排成一线，表明人工晶状体和瞳孔位置良好

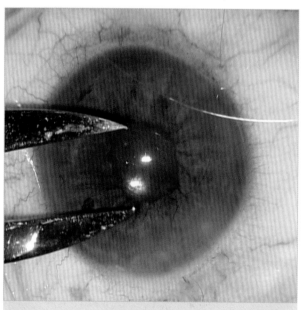

图 11.19 用卡尺测得瞳孔直径约 4mm

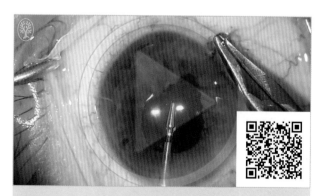

视频 11.1 虹膜环扎术：沿瞳孔缘 360° 缝合
https://www.thieme.de/de/q.htm?p=opn/tp/311890101/9781684200979_video_11_01&t=video

参考文献

[1]　Ogawa GSH. Iris cerclage suture: a running suture technique for permanent/traumatic mydriasis. New Techniques Category of the Film Festival at the American Society of Cataract and Refractive Surgery's Annual Symposium on Cataract, IOL and Refractive Surgery. Boston, MA. April 26 & 28, 1997.

[2]　Ogawa GSH. The iris cerclage suture for permanent mydriasis: a running suture technique. Ophthalmic Surg Lasers 1998;29(12):1001–1009.

[3]　Bucher P. Iris cerclage. Audiovisual J Cataract Implant Surg 1991;7(3).

[4]　Behndig A. Small incision single-suture-loop pupilloplasty for postoperative atonic pupil. J Cataract Refract Surg 1998;24(11):1429–1431.

[5]　Ogawa GSH, O'Gawa GM. Single wound, in situ tying technique for iris repair. Ophthalmic Surg Lasers 1998;29(11):943–948.

[6]　Siepser SB. The closed chamber slipping suture technique for iris repair. Ann Ophthalmol 1994;26(3):71–72.

[7]　Osher RH, Snyder ME, Cionni RJ. Modification of the siepser slip-knot technique. J Cataract Refract Surg 2005;31(6):1098–1100.

[8]　Ahmed IK. The Siepser sliding knot for iris repair. https://www.youtube.com/watch?v=4QipgGl1HTk. Accessed August 7, 2018.

[9]　Snyder M. Cerclage gone wrong. Video Journal of Cataract and Refractive Surgery 2016;XXXII(2).

[10]　Ogawa G. Cerclage in America. Video Journal of Cataract and Refractive Surgery 2016;XXXII(2).

第十二章　无虹膜眼人工晶状体植入术

Dhivya Ashok Kumar, Amar Agarwal

冯　薇／译
戴　超／校

概述

无虹膜是指虹膜组织在其解剖位置上的缺失。可以是全部的，也可以是部分的。无虹膜病可以是先天性的，也可以是后天的。虹膜缺失会导致眩光和不良的视觉功能。无虹膜可以通过人工虹膜植入或虹膜隔人工晶状体进行治疗。本章将介绍无虹膜病例的虹膜重建技术及其优点。

关键词：无虹膜，虹膜重建，四环复合单结瞳孔成形术，胶黏虹膜隔人工晶状体

12.1　前言

"无虹膜"是指虹膜组织的缺失，可能是先天性的（图12.1）或创伤性的（图12.2），常常合并有晶状体的异常[1-3]。50%~85% 的先天性无虹膜[1]患者有白内障伴悬韧带松弛和晶状体前囊脆性大[2, 3]。穿通性眼外伤引起的虹膜缺损常与外伤性白内障，晶状体半脱位或脱位有关[4]。这类晶状体异常的患者需要手术治疗。解决虹膜缺损及人工晶状体植入是实现这些患者更好的视觉功能的关键。

12.2　虹膜隔人工晶状体

彩色虹膜隔人工晶状体已在临床使用几十年

了。早在 1991 年黑色虹膜隔人工晶状体（Black Iris-Diaphragm IOLs，BDIs）就被用于治疗无虹膜的无晶状体眼[5-8]。这种 BDIs 在矫正先天性和外伤性无虹膜伴晶状体异常的病例中获得了成功[8]。从那时起，虹膜隔人工晶状体的设计、植入位置和固定方法都发生了不同的变化。最初的报道是使用 9-0 或 10-0 聚丙烯缝线经巩膜固定 BDIs。进一步的研究推动了虹膜隔人工晶状体的发展，这种人工晶状体可以放置在睫状沟，由残留的后囊膜支撑[4]。对于有完整的晶状体囊袋的病例，通过对虹膜隔人工晶状体的设计进行修改，使囊袋内人工晶状体植入也成为可能[4, 7]。最近，还推出了一种经胶黏固定于巩膜的虹膜隔人工晶状体新技术[6, 7]。这项技术是将人工晶状体的襻塞入巩膜瓣下的巩膜隧道中，然后用纤维蛋白胶固定巩膜瓣以确保稳定。

虹膜隔人工晶状体是一种具有独特的光学设计和硬襻的眼内人工晶状体（图12.3），由聚甲基丙烯酸甲酯（PMMA）或聚甲基丙烯酸乙酯构成。根据不同的设计，人工晶状体的直径为 12.5~13.75mm。光学区包括一个中央透明区域和一个不透明或着色的外围区域。透明的中央光学区直径为 3~5mm，而环绕透明光学区域周围的不透明环从中央延伸至 9~10mm。C 形襻的人工晶状体中部有孔眼用于缝合固定，这种人工晶状体可以一次性进行光学矫正和

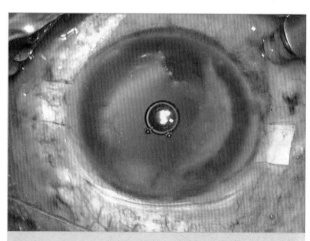

图12.1　先天性晶状体半脱位合并无虹膜　　　　图12.2　创伤性无虹膜

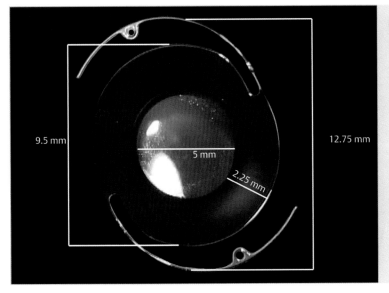

图12.3　无虹膜人工晶状体具有有颜色的光学面和大的光学直径

虹膜重建。中央透明区用于矫正屈光不正，周围不透明区域起人工虹膜的作用，减少大量光线进入眼内。除此之外，它也可减少人工晶状体边缘产生的球差和色差。因此，虹膜隔人工晶状体可以防止眩光和畏光，而眩光和畏光是无虹膜患者潜在的视觉功能障碍的主要症状。此外，虹膜隔人工晶状体还为这些患者提供了美化的外观（视频12.1）。

12.3　胶黏合虹膜隔人工晶状体

外伤性无虹膜合并晶状体损伤和先天性无虹膜合并晶状体半脱位性白内障需要对虹膜缺损和晶状体进行联合治疗。胶黏合虹膜隔人工晶状体，是一种PMMA虹膜隔人工晶状体的ANI5型（Intra Ocular Care，Gujarat，India），可用于此类患者的手术治疗。

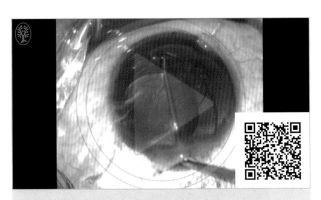

视频12.1　无虹膜眼人工晶状体植入术
https://www.thieme.de/de/q.htm?p=opn/tp/311890101/9781684200979_video_12_01&t=video

这款人工晶状体有一个中央透明区（透明光学中心），外周是一个不透明或着色的环，"A"常数为118.2。晶状体襻也是由带锐角的PMMA制成，襻上的孔眼用于经巩膜固定时穿过聚丙烯缝线。在经过瞳孔中央径线上，在间隔180°的角膜缘后制作相对的两个巩膜瓣，角膜缘后1~1.5mm处的巩膜瓣下行深层巩膜切口，制作角巩膜切口植入人工晶状体。无晶状体眼，可采用直接植入后胶黏合虹膜隔人工晶状体。而对于晶状体半脱位的眼，先行晶状体摘除术，后植入胶黏合虹膜隔人工晶状体（图12.4）。将人工晶状体从角巩膜切口植入，采用交握技术将晶状体襻外置于巩膜瓣下，并留置于板层巩膜隧道中，随后在巩膜瓣基底上使用纤维蛋白胶（图12.5）[9]。一项虹膜隔人工晶状体胶黏合的研究中显示，此方法获得了良好的视觉功能效果[6]。术后（眼镜）矫正视力和视觉效果均有显著改善（图12.6），虹膜隔人工晶状体胶黏合的11只眼中，仅1只眼术后出现色素播散和眼压升高（图12.7）。

12.4　无虹膜眼

先天性无虹膜的患者往往伴有角膜缘干细胞缺失[10]，因此，在手术过程中，应尽可能减少结膜切开，优选在角膜缘干细胞后方做切口，对巩膜和角膜缘组织的操作要精细。术中缝合固定人工晶状体时常因睫状血管损伤引起前房出血[11]。然而，当使用经巩膜胶黏合虹膜隔人工晶状体时，一般不会发生这种并发症。在外伤性无虹膜的病例中，受眼的前段结构修复特别具有挑战性。经巩膜固定虹膜隔人工晶状体需要较大的切口，这意味着可能产生较

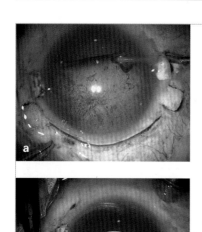
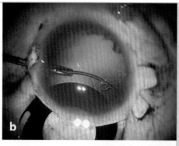
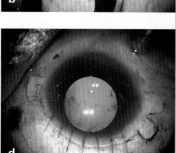

图 12.4 胶黏合虹膜隔人工晶状体植入术。(a)对称地制作两个巩膜瓣，通过巩膜切开摘除晶状体。(b)做角巩膜缘切口，从切口处植入虹膜隔人工晶状体。(c)人工晶状体襻通过握手法拉出眼外，并塞于巩膜隧道内。(d)缝合角巩膜缘切口，用纤维蛋白胶黏合人工晶状体和巩膜瓣

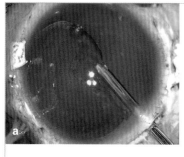
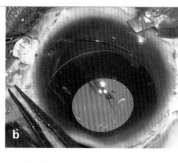
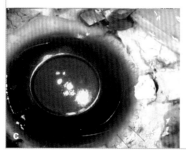
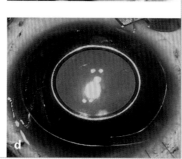

图 12.5 胶黏合虹膜隔人工晶状体。(a)做两个巩膜瓣，通过巩膜切口完成晶状体摘除术。(b)虹膜隔人工晶状体植入。(c)将人工晶状体的两个襻均外置于巩膜瓣下，调整人工晶状体光学中心居中。(d)用纤维蛋白胶黏合固定巩膜瓣

大的术源性散光。术后眼压升高也是最常见的并发症。其他已报道的术后并发症有持续性炎症反应、角膜内皮细胞丢失、继发性青光眼、黄斑水肿、低眼压及睫状体脉络膜脱离[11]。与缝合相关的并发症，如缝线结暴露、缝线被侵蚀及崩解导致人工晶状体脱位，这些都是经巩膜缝线固定人工晶状体术后不容忽视的并发症[6]。然而，胶黏合虹膜隔人工晶状体无此类并发症，并且人工晶状体的长期居中性良好。

12.5 结论

胶黏合虹膜隔人工晶状体可用于完全性虹膜缺失所致的无残余虹膜需固定人工晶状体的无晶状体眼的病例，也可用于外伤性晶状体半脱位合并无虹膜的病例。对于人工晶状体植入病例，如果虹膜撕脱，我们可以取出人工晶状体，并植入虹膜隔胶黏合人工晶状体（图 12.6）。所以对外伤性或先天性无虹膜的患者施行手术具有特殊的挑战性。从我们观察的结果来看，我们认为在囊袋缺损的情况下，用胶黏合虹膜隔人工晶状体植入术治疗完全性虹膜缺失手术的效果不错。通过改变无晶状体状态，减少了眩光症状，并解决了虹膜缺失和无晶状体所致的美观问题，这些都能有效地改善术后效果。

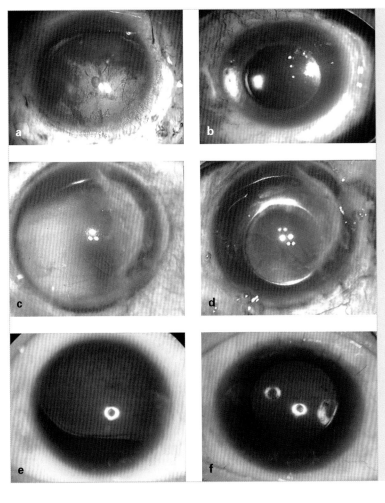

图12.6　病例展现了胶黏合虹膜隔人工晶状体植入术术前状态（a，c，e）和术后效果（b，d，f）

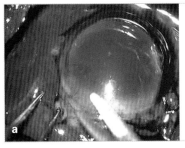 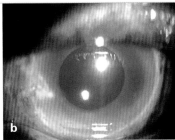

图12.7　（a）人工晶状体脱出并虹膜撕脱行胶黏合虹膜隔人工晶状体植入术术前状态。（b）这位独眼患者术前视力为光感，术后提高至0.6

参考文献

[1]　Nelson LB, Spaeth GL, Nowinski TS, Margo CE, Jackson L. Aniridia. A review. Surv Ophthalmol 1984;28(6):621–642.

[2]　Schneider S, Osher RH, Burk SE, Lutz TB, Montione R. Thinning of the anterior capsule associated with congenital aniridia. J Cataract Refract Surg 2003;29(3):523–525.

[3]　Hou ZQ, Hao YS, Wang W, Ma ZZ, Zhong YF, Song SJ. [Clinical pathological study of the anterior lens capsule abnormalities in familial congenital aniridia with cataract] Beijing Da Xue Bao 2005;37(5):494–497.

[4]　Pozdeyeva NA, Pashtayev NP, Lukin VP, Batkov YN. Artificial iris-lens diaphragm in reconstructive surgery for aniridia and aphakia. J Cataract Refract Surg 2005;31(9):1750–1759.

[5]　Choyce P. Intraocular lenses and implants. London: HK Lewis; 1964.

[6]　Kumar DA, Agarwal A, Jacob S, Lamba M, Packialakshmi S, Meduri A. Combined surgical management of capsular and iris deficiency with glued intraocular lens technique. J Refract Surg 2013;29(5):342–347.

[7]　Kumar DA, Agarwal A, Prakash G, Jacob S. Managing total aniridia with aphakia using a glued iris prosthesis. J Cataract Refract Surg 2010;36(5):864–865.

[8]　Burk SE, Da Mata AP, Snyder ME, Cionni RJ, Cohen JS, Osher RH. Prosthetic iris implantation for congenital, traumatic, or functional iris deficiencies. J Cataract Refract Surg 2001;27(11):1732–1740.

[9]　Agarwal A, Jacob S, Kumar DA, Agarwal A, Narasimhan S, Agarwal A. Handshake technique for glued intrascleral haptic fixation of a posterior chamber intraocular lens. J Cataract Refract Surg 2013;39(3):317–322.

[10]　Sundmacher T, Reinhard T, Althaus C. Black diaphragm intraocular lens in congenital aniridia. Ger J Ophthalmol 1994;3(4–5):197–201.

[11]　Lee H, Khan R, O'Keefe M. Aniridia: current pathology and management. Acta Ophthalmol 2008;86(7):708–715.

第十三章 人工虹膜植入术

Walter T. Parker, David R. Hardten, Michael E. Snyder

冯　薇 / 译
戴　超 / 校

概述

这一章综述目前全世界可供选择的各种各样人工虹膜，及其用于相应患者的外科手术技术。

关键词：虹膜缺损，人工虹膜，定制虹膜，眼内植入，无虹膜，白化病

13.1 前言

虹膜缺损的临床治疗收益和手术效果是眼科一项极其重大的挑战，虹膜对眼球而言有很多动态功能。理解虹膜的解剖结构有助于我们全面了解其不同的功能。对于患者来说，一个明显的作用是基质层色素存在或者色素缺失对容貌的影响，且虹膜作为一个调节器，可调节进入眼内的光线从而减少眩光和畏光。位于虹膜后部基质层内的括约肌受交感神经支配，开大肌受副交感神经支配。这些肌肉位于虹膜色素上皮层之前，减少了光线传入眼内。瞳孔括约肌可调节瞳孔缩小和减少像差，从而有助于患者获得更好的视觉功能[1]。

虹膜缺损的细节变化往往需要一个独特的治疗方案，因此，评估虹膜缺损的个体差异和鉴别其产生特殊症状的原因至关重要。例如，特定区域虹膜缺损的大小不一定与患者所述症状的严重程度直接相关。医生们需要避免不经意间把注意力集中在看起来虹膜缺损明显的地方，因为这可能不是困扰患者的问题。此外，视网膜脱离、青光眼或角膜病等并存病可能会使一个原有症状恶化，在患者评估、计划修复或治疗时，应充分考虑到这种情况。一些虹膜缺陷患者对光线非常敏感，以至于他们不敢进行户外活动，甚至不能在光线强的室内进行活动。这些患者经历了视觉质量下降和有害的眩光，他们有时会因此要求眼睛视线雾化、遮盖眼睛或完全摘除眼球。其他时候，在人工晶状体眼患者中，瞳孔会极度扩大，使 6mm 的光学区边缘暴露在外界光线下，这将导致图像植入人工晶状体后视网膜的成像被其光学区周围的光线冲淡，或者由于照射到人工晶状体光学区边缘的光线所致眩光。虹膜缺损导致的多瞳症患者要不断忍受多重图像困扰。当这些虹膜缺损患者得不到适当的治疗时，会因眼睛不正常外观和容貌变化导致的不适而产生心理副作用，如不安全感、焦虑和抑郁[2]。

13.2 虹膜缺损的替代治疗方案

13.2.1 角膜接触镜

人工虹膜对患者非常有用，即使没有残留的原生虹膜组织，它也能有效。然而，有时我们可以使用非手术或替代手术的方法来治疗这些虹膜异常情况。其中一种解决方案就是使用一种外周不透明的角膜接触镜，通过外部光圈来阻挡入射光，称为"无虹膜眼角膜接触镜"（图 13.1）。然而，在许多病例中，由于接触镜镜片的厚度和透氧力弱，患者主诉有很多不适症状，患者宁愿克服其之前的不适症状也不愿意佩戴角膜接触镜。此外，很多虹膜缺损同时伴有角膜异常，这类患者往往不适合选择角膜接触镜。在这些病例中，入射光被阻挡在角膜平面上，相对于眼球的节点更靠前，这会导致人工晶状体眼的患者出现持续的畏光症状，还可导致其他患者视野缺损。

13.2.2 角膜染色

在另一些病例中，可选择角膜染色作为治疗方案。甚至可用飞秒激光制作角膜兜袋作为染色剂涂

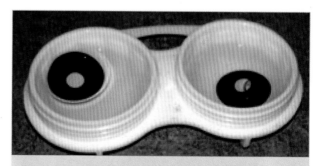

图 13.1　不透明角膜接触镜。不透明角膜接触镜可消除眩光和畏光症状，可以阻挡周边光学进入眼内，但通常比普通的角膜接触镜更厚，且随眨眼运动时，这种角膜接触镜会遮挡视轴，引起视物遮挡和不适感

抹区。然而，这种治疗是不可逆的，可能会影响对眼球内其他部位的检查，特别是眼底检查。虽然在现有研究中有此项技术运用的成功报道，但在 Alio 等的最近一项研究中，针对 234 只接受了角膜染色治疗的眼睛进行的研究中，多达 49% 的患者出现了某种程度的畏光。其他患者则出现视野缺损及磁共振成像困难。这种手术的学习曲线很长、学习困难，且有可能引起严重的术后并发症[3-6]。

13.2.3　直接缝合

当有足够的残余虹膜组织充分填补缺损时，直接缝合虹膜成形术是不错的手术方式。对于虹膜局限于 1 个钟点位的缺损或扇形缺失的患者，可以使用 Siepser 滑结或其变形结[7, 8]。对于更多的外围缺损，使用 McCannel 缝合可直接闭合缺损[9]。在瞳孔扩大的情况下，可以应用虹膜环扎技术缩小瞳孔。然而，在颜色较浅或轻微半透明的虹膜，即使瞳孔外观看起来有所改善，患者仍然会有畏光不适[10]。其他有症状的虹膜根部离断患者可以使用双针的 9-0 或 10-0 缝线将虹膜缝合到巩膜壁进行修复，这样缝合后常常会使瞳孔变形，即使采用悬吊式缝合技术也难以防止这种变形的发生。虽然上述这些技术可以适用于部分患者，但更多患者需要采用人工虹膜才能达到更好的修复目标。

13.3　人工虹膜：适应证

人工虹膜具有许多优点，它在治疗虹膜缺损方面具有多功能性。基于恢复虹膜的基本解剖结构和功能，我们会考虑采用人工虹膜进行修复时。虹膜缺损所导致症状的严重程度是否需要手术治疗？我们需要把虹膜缺损进行简单分类，可分为先天性 / 遗传性和后天性 / 创伤性虹膜缺损。

13.3.1　虹膜完全或近乎完全缺损

这种类型的虹膜缺损可以分为先天性、后天或创伤性原因。先天性无虹膜是一种全眼球疾病，最显著的特征是虹膜发育不良。发育不全的严重程度从完全缺失（至少残端存在于所有病例中）到只有轻微的虹膜组织缺失。这种情况可能是自发的，也可能是家族性的，其形式是 PAX6 基因 11p13 带缺失的常染色体显性遗传。家族性病例具有完全外显率，但表达率有变异。散发型与肾母细胞瘤、无虹膜、泌尿生殖系统异常和智力迟钝综合征有关，特别与肾母细胞瘤尤为相关。如前所述，许多虹膜缺失与

伴随的眼部其他疾病有关。先天性无虹膜的影响范围很广，从孤立性虹膜缺失到晶状体、视神经、视网膜黄斑中心凹和角膜的异常。轻度的虹膜发育不全需要与 Axenfeld-Rieger 综合征相鉴别，因此，对这些患者进行仔细检查才可能避免术中未预料到和无手术预案的意外情况发生[11, 12]。

无虹膜患者的晶状体悬韧带松弛和囊袋脆弱，因而对这类患者进行手术具有相当的挑战性[13]。此外，一小部分患者会发生一种叫作无虹膜纤维化综合征的现象，这种现象会产生灾难性和严重威胁视力的情况。这种进行性纤维化可能发生在大约 5% 的无虹膜患者中，并无明显的眼内手术作为诱因[14, 15]。虽然目前还不知道确切的原因，也不清除何种手术类型会导致其纤维化进展，但我们建议尽可能将人工虹膜放置在囊袋内，而不是放置在睫状沟。如条件允许，应尽量在白内障手术时进行，避免睫状沟放置刺激残余的天然虹膜组织和 / 或睫状体。

虽然外伤引起的虹膜完全或接近完全缺失并不常见，但钝性外伤引起的大面积虹膜根部离断可导致功能性无虹膜。挫伤或穿通伤在罕见的情况下可能严重到足以使患者表现为功能性无虹膜。另外，白内障手术中发生内眼术中虹膜松弛综合征（Intraoperative Floppy Iris Syndrome，IFIS）、植入或取出人工晶状体发生的医源性虹膜损伤，也可能导致患者出现较大的虹膜缺损。对这样的患者应该及其小心地处理由医源性和手术本身创伤所致的虹膜缺损。

13.3.2　虹膜部分缺损

这包括一大类虹膜缺损，和之前的分类一样，可分为先天性 / 后天性和创伤性 / 医源性部分虹膜缺损。Axenfeld-Rieger 综合征是虹膜间质发育不良最常见的病因之一，它是通过 PITX2 基因的 4q25 带突变，为常染色体显性遗传。其虹膜异常可以从轻度透照缺陷到严重发育不全，与先天性无虹膜表现极为相似，鉴别困难。值得注意的是，这些患者因多瞳而难以获得有用视力，在多数情况下，没有足够的虹膜组织可以进行直接修复，因此，人工虹膜将是更好的选择。同时需要高度关注其伴发疾病，高达 50% 的病例可能同时患有青光眼，选择手术治疗时，应考虑与青光眼医生协同治疗。

有的患者表现为虹膜多部位缺损，典型的是鼻下象限缺损伴后部脉络膜缺损，如缺损小且虹膜组织足够时，可直接缝合而无须人工虹膜。测量虹膜缺损区并进行个体化分析，是选择适合患者的手术方案继而取得手术成功的基础[11]。其他部分虹膜缺

损，如虹膜角膜内皮综合征（Iridocorneal Endothelial Syndrome，ICE）表现为特征性的角膜内皮增生和角膜内皮的非正常增殖，导致"ICE"细胞在包括虹膜内的眼前节扩展[16, 17]，增殖膜所致的虹膜萎缩。前面描述的虹膜缝合技术因无法使虹膜拉伸而不能采用，此时人工虹膜可能是患者最好的选择。

在白内障手术中可能会因 IFIS 而发生不同严重程度的医源性虹膜损伤，穿通性眼外伤可导致不同的虹膜缺损。在某些情况下，肿瘤切除会留下足够小的节段性缺损，可以直接修复，也可能表现为不同程度的虹膜缺损。

13.3.3 虹膜色素缺乏

虹膜色素缺乏这类特殊患者可能是先天性的黑色素缺失，如眼部白化病，也可能是手术并发症、眼内感染或慢性炎症所导致的。眼部白化病具有 X 连锁遗传，虹膜解剖结构正常，但基质层后的色素上皮层缺乏黑色素。这些患者可能会有严重的畏光，就诊时也往往会主诉此症状。正常情况下，入射光仅通过瞳孔射出，但在这些患者中，光线直接穿过虹膜。因为经过人工晶状体光学区直接进入眼内的光线和人工晶状体襻直接反射的光线会相互干扰[18]，植入人工晶状体会使情况更糟。

类似这样的色素缺乏也可能是由于系统性疾病，如 Chediak-Higashi 综合征和 Hermansky-Pudlak 综合征，这两种疾病都存在其他相关系统严重的健康问题。IFIS 也是导致色素缺乏的医源性原因，一些患者在没有全层虹膜缺损时可能出现相应症状。人工虹膜可能是治疗许多类型综合征和其他原因所致虹膜色素缺失的最佳选择。

13.3.4 虹膜收缩乏力

大多数这类患者是由于眼外伤、眼压升高、Adie's 强直瞳孔或炎症引起的。正如本章前面所讨论的，虹膜环扎术在某些情况下可能是一个不错的选择，但光线透过量仍然是一个问题。经过与患者讨论可能的选择、风险和好处，使用人工虹膜可能成为最令人满意的治疗方案。

13.4 人工虹膜简史：从先驱试验到获得美国食品和药品监督管理局（FDA）的批准

过去的 50 多年以来，眼科医生一直在致力于研发各种各样的人工虹膜装置，直到今天，只有一款

人工虹膜通过了 FDA 的批准：CustomFlex 人工虹膜（HumanOptics AG 公司）[19]。在 20 世纪 60 年代，开展第一台次超声乳化手术之前，Peter Choyce 已经完成了第一例人工虹膜植入。这种聚甲基丙烯酸甲酯（PMMA）人工虹膜植入眼内时采用直接前房角固定，很容易引起继发性青光眼或角膜内皮失代偿，因此，他们最终放弃了这款人工虹膜。但也从此开启了直到今天的人工虹膜的研发探索[20, 21]。

继 CustomFlex 人工虹膜之后，下一代人工虹膜装置出现在 1991 年，由 Sundmacher 等和 Morcher GMBH 共同研发，其周边为黑色 PMMA 虹膜隔、中央为 PMMA 光学区。正如人们所能想象的，这个直径非常大的虹膜隔人工晶状体需要一个非常大的切口[22, 23]。这款人工虹膜装置一直在临床使用，直到 Volker-Rasch 和 Morcher 发明了一种新的可注射多片式人工虹膜（也是 PMMA 材料和黑色周边），它是一款植入晶状体囊袋的囊膜张力环型装置。Kenneth Rosenthal 开展了这款人工虹膜的首例植入，后来在 1996 年 Robert Osher 再次植入成功[10, 24]。从此以后，这类型的人工虹膜无论是部分虹膜还是全部虹膜，都经历了多年的持续改进。

后来，Ophtec 公司开始生产小切口人工虹膜装置，这种装置也可以植入晶状体囊袋内，并增加了除黑色以外的其他颜色（蓝色、浅绿色和棕色），然而，这些颜色仍然与对侧眼颜色难以匹配。Ophtec 公司还提供更大的单片式人工虹膜装置——Ophtec 311，可有或无光学区（图 13.2）。Heino Hermeking 开发出可以植入晶状体囊袋内的多片式人工虹膜，

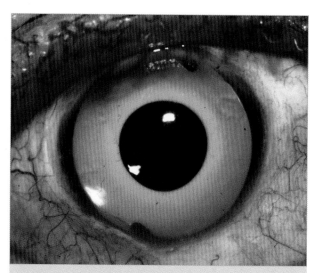

图 13.2 Ophtec 311。Ophtec 311 绿色人工虹膜装置，植入眼内的光学区和其匹配的虹膜隔

然后将光学区锁扣到位使其不发生移位，然而，锁扣的操作可能会非常困难。

Morcher 继续开发人工虹膜装置，其 IrisMatch（30B）系列为患者和眼科医生提供了多达 45 种颜色选择。由一个虹膜装置和光学区组合而成，以带有白色虹膜隔 PMMA 为主体，虹膜隔的颜色可以与对侧眼相匹配。这款人工虹膜装置需要一个大切口，虽然与之前的设计相比可以更好地匹配对侧眼的颜色，但仍然难以完全相同。这款 30B 系列人工虹膜也曾有散发的光学区混浊的报道，现在临床已经停止使用了。

HumanOptics 公司与 Hans Reinhard Koch 公司于 20 世纪初开始设计一种硅胶材质的定制人工虹膜装置。这种人工虹膜是可折叠的，可以放在囊袋或睫状沟内。它可以在有或无光学区情况下缝合固定到位，也可以在没有缝合时被固定在睫状沟内（图 13.3）。这款人工虹膜装置已在国际上应用多年，并在美国进行了临床试验。最近，该款人工虹膜装置在其临床试验结果的基础上获得了 FDA 的批准（ClinicalTrials，政府标识号：NCT01860612）。

13.5 人工虹膜装置设计：现有可选手术方式概览

可选择人工虹膜的手术设计有很多，这些设计可以分为几个不同的类别，我们会在下面进行阐述。术前规划时一定要与患者进行充分的沟通，这个过程非常重要。患者眼中"完美的"手术与医生的客观判断可能会有很大的不同。许多患者对双眼对称的外观有强烈的诉求。例如，有患者一只眼睛内先前植入了一枚外观不自然的人工虹膜，那么即使市场上出现了一款更新外观更自然的人工虹膜，这些患者中的许多人也会仍然选择与对侧眼颜色型号一致的旧款人工虹膜。对于另一些患者，尽管双眼虹膜颜色不匹配，但依然要选择与之前外观一致的人工虹膜。

13.5.1 人工虹膜 – 晶状体装置

自从 Sundmacher 第一次植入这种类型的人工虹膜装置以来，设计经历了一系列更新。这种设计的主要优点是，一次手术中使用一个装置可同时解决无虹膜和无晶状体的问题。正如我们之前讨论的，在当前可用的人工虹膜装置中，这种类型的临床使用时间最长。它的悠久历史使我们掌握了更多的经验，对它的优缺点也有了一定的认识[25-27]。尽管这种人工虹膜的设计结果较为合理，但仍存在一些缺点。首先，聚甲基丙烯酸甲酯的材料是刚性的，而且直径很大，需要一个长达 10mm 的切口才能安全地植入人工虹膜装置避免其发生断裂。目前的人工虹膜只有少数几种颜色可供选择（大部分是黑色），单从不自然的外观就可判断患者的虹膜是人造的。此外，光学区较小，部分患者会出现视觉障碍。

目前有 Ophtec BV 和 Morcher 两家公司提供这种类型的人工虹膜装置，并都对其有改良和创新。理想情况下，这款人工虹膜装置要植入晶状体囊袋。然而，实际临床运用中会出现很多困难，只好植入睫状沟或行巩膜固定。Morcher 根据患者的需要提

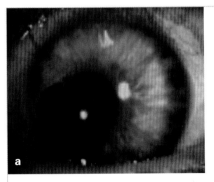
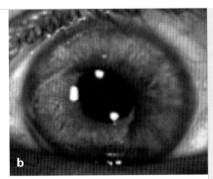
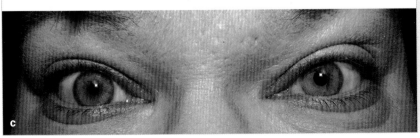

图 13.3　HumanOptics 人工虹膜。（a）虹膜黑色素瘤切除术后较大的虹膜缺失。（b）由于虹膜大量缺失，患者出现了明显的眩光。人工虹膜显著减少了眩光，改善了患眼的外观。（c）双眼虹膜颜色匹配度很高

供了多种设计，但是所有颜色均为黑色。部分人工虹膜为小尺寸非对称的，对于扇形缺损的患者来说，无须再行大切口植入。光学区直径范围为 3~6.5mm，屈光度为 10~30D，整个人工虹膜装置总直径范围为 12.5~13.75mm，根据瞳孔大小的变化，其设计也各不相同。黑色 PMMA 不透明的过程会导致材料更易碎，术中操作时容易发生断裂。

Ophtec 311 提供了几种不同颜色选择（浅蓝色、浅绿色或棕色）。设计瞳孔直径为 4mm，总直径为 13.75mm。光学区的屈光度范围是 1~30D，增量梯度为 0.5D，该光学区是一个平面透镜。这种材料会反射周围的光线，与对侧眼相比会显得不自然。然而，此类人工虹膜的襻有更强的抗折韧性，因此，不像 Morcher 人工虹膜装置那样容易破损。与 Morcher 人工虹膜装置一样，Ophtec 311 人工虹膜的直径也很大，植入时会有囊袋撕裂或悬韧带断裂的风险，操作技术难度很高。光学区有一个斜面嵌入到人工虹膜复合体，可帮助减少眩光。Morcher 和 Ophtec 都提供带或不带光学区的设计。Ophtec 还提供了一光学区的 Artisen 虹膜固定型人工晶状体。然而，这些类型的晶状体需要足够的虹膜组织来安全地固定，因而很少使用。

Repre 是一家俄罗斯公司，在该领域是相对的后来者，它生产一种类似的人工晶状体虹膜复合体膜片装置，这种装置由疏水性丙烯酸制成，有多种颜色可选。这种人工虹膜装置有许多几何结构，用于不同的解剖位置或结构情况。该装置很少使用，直到最近才获得了欧洲的 CE 标志，而在美国暂时还未有人对此装置的应用进行报道[28]。

13.5.2 囊袋张力环：基础装置

这款装置的主要优点是能够通过比虹膜隔人工晶状体（图 13.4）小得多的切口植入眼内。该装置可以通过角膜切口植入晶状体囊袋，但植入囊袋张力环需要保证囊袋的完整性。Morcher 96C，这款张力环可以用于睫状沟植入，但目前还没有任何关于 Morcher 96C 植入成功和失败的病例或文章报道，只是在 Morcher 网站上有一段视频展示了成功植入的案例[29]。此款囊袋张力环仅由 Morcher 公司提供，只有黑色可选。如前所述，黑色 PMMA 装置在受力时更脆弱，因此，植入手术期间容易发生断裂。

对于不对称或完全无虹膜，这些年发展起来的由不同数量碟片构成百叶窗样人工虹膜设计已经历了多代更迭，这种设计可以基于虹膜缺损情况有不同的选择。但这样百叶窗样人工虹膜是很难将所有

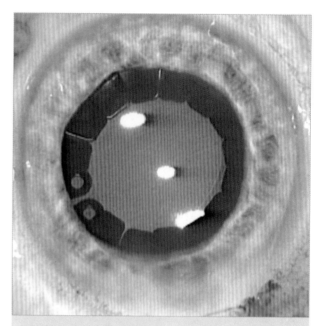

图 13.4 Morcher 50D。Morcher 50D 装置允许通过相对较小的切口将两个装置放入囊袋中。重叠装置可以实现光的外围部分的完全覆盖。不过，效果好坏取决于是否正确对齐

碟片完全对齐密闭，因此，外界光线可能通过碟片间隙进入眼内引起持续性的眩光。Miller 50F 款人工虹膜设计采用更宽的碟片，且每个碟片之间的空间更小，因此，对碟片间完美对齐的要求降低。由于人工晶状体是分开植入的，因此应注意避免人工晶状体光学区与人工虹膜装置重叠，如果发生重叠，患者可能会出现难以克服的视觉功能障碍。

13.5.3 囊袋内多片锁扣式人工虹膜

Optec 人工虹膜系统也是一种囊袋内人工虹膜装置，但人工晶状体和囊膜张力环是与该装置分别植入的。这种多片设计人工虹膜的主要优点是可通过一个自封闭式透明角膜的小切口植入眼内。然而，正如我们想象的那样，一旦将多片部件植入晶状体囊袋后，就需要非常灵巧的手术操作才能将各部件组合锁定并放置在恰当位置[30]。这些部件都由相同的 Ophtec 311 材料制成，同前所述，只有一种颜色，因此，在这款人工虹膜植入后，患者可能对外观不满意。

13.5.4 可折叠针孔人工虹膜

这款人工虹膜通过不同的方法来解决虹膜缺损和不规则散光的问题，但仍然还没有得到 FDA 的批准。Trindade 展示了一款人工虹膜，采用一种可折叠

的黑色丙烯酸材料制成，可以通过 2.2mm 的切口植入睫状沟（图 13.5），由 1 个直径 1.5mm 的中央小孔和 3 个闭环状襻构成，该型号为 Morcher 93E 人工虹膜。此后，其改良款 Morcher 93L，设计原理相同，但采用了更像人工晶状体襻样的非闭合环。这些黑

色不透明区域在在红外线照射下显现清楚，不会影响红外成像设备对眼后节的观察。

13.5.5　折叠式人工虹膜

折叠式人工虹膜是很有前景的一种设计，切口更小，对眼内结构产生的应力更小。此外，由于有许多颜色可供选择，外观效果可能会得到很大改善。前面我们所提到过 Pozdeyeva 报道了 Reper 公司的商用混合疏水性丙烯酸人工虹膜，这一代的人工虹膜的款式之一是一个直径 9mm 的圆盘设计，需要放置于囊袋中；而另一个款式则有 5 个闭合环作为固定襻，根据植入眼前节的解剖结构，可以选择将襻放置于睫状沟固定或缝合固定 [28]。

目前唯一经 FDA 批准的人工虹膜是 CustomFlex 人工虹膜（HumanOptics 公司）[19, 33]。这款人工虹膜在欧洲已经使用超过 15 年，直到 2018 年年中才以美国 10 年同情治疗研究和 5 年 FDA 临床试验的研究数据为基础，获得了 FDA 批准。这款硅胶材质人工虹膜有如下两优点：一是植入切口小，无缝线固定襻款植入切口只需要 2.5~2.8mm、带缝线固定襻款的植入切口为 3.2mm；二是可完美匹配双眼虹膜颜色，对于只有一只眼睛有虹膜缺损的患者，通过发送另一只眼睛的照片，或者对于先天性双侧虹膜缺损的患者，通过发送自己所需虹膜颜色的照片，可以做到高仿真定制（图 13.6）。根据发送的照片进行个性化定制的人工虹膜，可以与囊袋张力环和人工晶状体植入晶状体囊袋内，也可以植入睫状沟，可单独缝合固定或与人工晶状体一起缝合固定（图 13.7）。带缝合固定襻的设计用于预期需要缝合固定以防止缝线致硅胶材料撕裂的发生（图 13.8）。这款人工虹膜的直径为 12.8mm，人造瞳孔的直径为 3.35mm。表面为凸面设计，中央厚 0.4mm 渐减薄至周边 0.25mm，可防止虹膜后粘连，其凸起的前表面有助于防止光的反射，还有助于形成自然的美观。用裂隙灯的光带进行检查时，人工虹膜会比对侧眼略亮些，但是在随意的交谈距离下，多数情况下时人工虹膜眼看起来与对侧眼几乎相同。由于制造过程中定制颜色需要进行手工着色，因而此类人工虹膜成本较高，这也是患者需要考虑的因素之一。人工虹膜的其他细微差别和植入技术将在本章后面讨论 [34-38]。

13.5.6　美容性人工虹膜

值得注意的是，美容性人工虹膜主要是用于仅仅希望改变虹膜颜色而没有眼部异常的人员，国际市场上提供多种不同人工虹膜颜色。NewColorIris 人

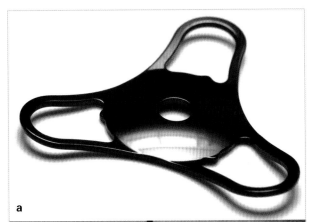

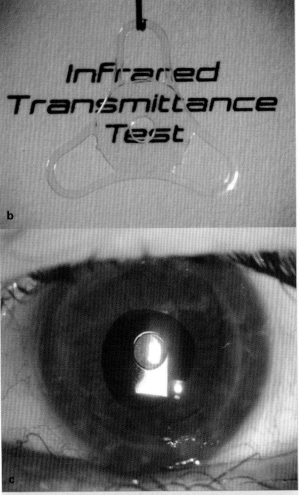

图 13.5　Trindade。Trindade 针孔不透明装置（a）在自然光下，（b）用红外光观察，（c）在眼内原位观察

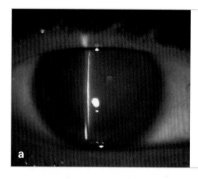
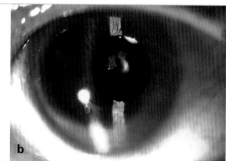

图 13.6　无虹膜。（a）一例术前白色无虹膜白内障病例。如果没有人工虹膜装置，这个患者肯定会增加光敏度。（b）术后结果显示虹膜呈褐色，前房中深。双眼无虹膜的患者可以根据其他图像来选择自己的虹膜颜色

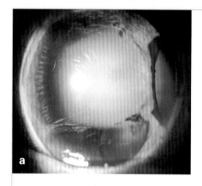
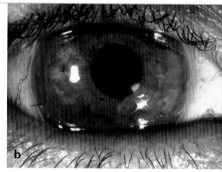

图 13.7　HumanOptics（ICE 综合征患者）。（a）ICE 综合征患者的治疗非常具有挑战性，因为该病例往往伴有角膜疾病和青光眼。此眼术前有明显虹膜缺损。（b）术后患者的眩光明显减少，人工虹膜周边覆盖良好。（c）这个患者的双眼对称性很好。ICE，虹膜角膜内皮综合征

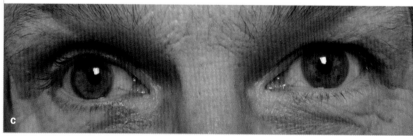

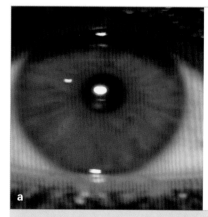
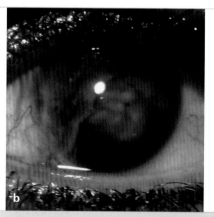
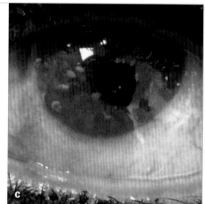

图 13.8　HumanOptics（外伤患者）。（a）外伤性白内障伴残留晶状体皮质，对侧眼悬韧带松弛和玻璃体脱出。（b）外伤性白内障伴玻璃体脱出及明显虹膜缺损。（c）缝合后房型人工晶状体和人工虹膜术后结果。虹膜缝合至巩膜

工虹膜（Khan 公司，Panama 市，Panama）常导致严重眼部并发症甚至严重的视力丧失，因此，这款人工虹膜已停产。BrightOcular（Stellar 公司，纽约，美国）生产了另一款新型的美容性人工虹膜，并对之前的设计进行了改进，带有弧形节段上设计有小通道，其表面有利于房水流动。这款美容性人工虹膜为一种可折叠式硅胶，植入眼内固定于虹膜角膜角。目前尚缺乏安全性同行评审报告。无论如何，我们

并不提倡进行美容性人工虹膜植入，现已有许多报道指出，将人工虹膜植入在自然虹膜前可能导致严重的并发症。美容性人工虹膜可导致葡萄膜炎、青光眼、角膜内皮失代偿、严重的虹膜损伤和不可逆的视力损害[39-41]。

13.6　手术技术

手术设计和适应证已在前面章节简单讨论过，在此将重点讨论不同人工虹膜的一些细微差别，了解这些细微差别将有助于确保手术成功。需要特别关注用于放置可折叠人工虹膜的技术，这是目前FDA批准的唯一类型。在理想的情况下，每片人工虹膜都会被放置在囊袋内。然而，很多时候，由于虹膜缺损患者出现囊膜不稳定或囊膜不充分，不能安全地放置在囊袋中，那么植入睫状沟是次佳选择。然而，如果没有足够的虹膜或囊膜组织支撑其放置在睫状沟中，则需要缝合固定。未缝合固定的放置于前房则无法保证其效果且并发症高发。

13.6.1　囊袋张力环和段的使用

由于晶状体囊袋是人工虹膜的理想放置位置，因此在许多情况下，要努力以确保其稳定性。在一个明显不稳定的晶状体囊袋中，值得尝试用 Ahmed 囊袋张力段（Morcher GMBH）或 Cionni 固定环（Morcher CMBH）来使囊袋变稳固。使用 Ahmed 囊袋张力段时难以拨放到位，在取出晶状体前放置可能更容易。对于不稳定超过 4 个钟点位的晶状体囊袋，Ahmed 囊袋张力段和 Cionni 固定环都是很好的辅助器材。很多人主张在放置这些固定节段时使用 Gore-Tex 缝合线以确保其保持长期稳定性，尤其是对于年轻患者，也可使用 9-0 或 10-0 聚丙烯缝线。在这些情况下，可以采用有或无 Hoffman 口袋技术的多种技术[42, 43]。若人工虹膜装置不含囊袋张力环，则植入前放置囊袋张力环，可避免随着时间推移而发生的囊袋皱缩。

13.6.2　黑色聚甲基丙烯酸酯人工虹膜、多片式，及人工晶状体植入

许多 Morcher 人工虹膜装置都可以通过一个小切口进行植入。然而，对于某些人工虹膜装置，如碟片式人工虹膜，它需要在晶状体囊袋中植入多个组件，以充分覆盖虹膜缺损。植入第一块后，囊袋中的空间会变小，此时调整其位置，不同部件会相互卡住。建议在植入前要超量准备好碟片，因为黑色

的 PMMA 片在手术中容易因应力而断裂。

在某些情况下，植入如人工晶状体等第三个或第四个组件时，术中操作相当具有挑战性，在不给晶状体悬韧带或囊袋施加压力的情况下，几乎没有可操作的空间。建议在 IOL 植入前先放置人工虹膜装置，以减轻植入过程中的阻碍。很多时候，在植入过程中将 IOL 滑入人工虹膜之下而不是置于人工虹膜之上，可以使 IOL 襻在人工虹膜下打开，并且保持与后囊接触，以防止后囊混浊。在选择 IOL 度数时，重要的是要考虑有效晶状体位置。如果将 IOL 放在人工虹膜的后面，那么它将更靠后，可能需要稍微大一点度数的 IOL。

13.6.3　前囊膜

在一些具有挑战性的病例中，建议通过染色来降低识别前囊的难度。台盼蓝常用于密集型和瓷白色的白内障。许多外科医生非常熟悉它的特性，获取材料时也非常容易。然而，因为这种蓝色染料会使囊膜对抗张力的能力下降[44]，在先天性无虹膜，囊袋本来就很脆弱的情况下，应该谨慎使用。此外，在植入黑色 Morcher 装置的时候，蓝色染色剂可以很容易地与黑色背景相容，建议使用吲哚菁绿作为替代染色剂。

13.6.4　Customflex 人工虹膜（Human Optics AG）植入术

这款人工虹膜最近受到了普遍关注，因为在FDA 批准上市后，将会有更多患者接受这款人工虹膜植入。获取对侧眼的高质量照片或无虹膜患者对虹膜颜色的预期是完成高质量 Customflex 人工虹膜植入的首要前提。我们还需要完成精确的生物测量，包括直接测量、超声生物显微镜、广角眼前节光学相干断层扫描获得沟 - 沟的精确测量值，如果无法获得这些测量值，则通过白 - 白距离来估算，这对于确定植入人工虹膜的尺寸至关重要。然后在平坦的表面上使用一次性环钻将其钻取出预算好的准确大小。

人工晶状体眼的睫状沟植入

对于已有人工晶状体、稳定的囊袋以及足够的自然虹膜组织来支持人工虹膜位于其后面的患者来说，这可能是一种更快更简单的技术。可以使用注射器通过透明的角膜切口将人工虹膜植入睫状沟。这类病例不用缝合。这项技术目前尚存在一定争议，因为发现有少数病例植入的人工虹膜发生微小运动，

导致葡萄膜炎 – 青光眼 – 前房积血综合征，导致需要在巩膜壁进行二次缝线固定。

白内障手术时植入晶状体囊袋内

这类患者需要有稳定的晶状体囊袋，也就是说需要有正常完整的悬韧带，或者说是需要有可固定人工虹膜和 IOL 的复合体，如改良的 Cionni 囊袋张力环。白内障手术中摘除晶状体后，依次将囊袋张力环和后房型 IOL 植入晶状体囊袋内。由于囊袋比虹膜小，需用眼内尺测量囊袋的直径（图 13.9）。为环钻钻取人工虹膜的直径提供正确数据（图 13.10），然后，使用推注器将人工虹膜注入晶状体囊袋内（图 13.11）。

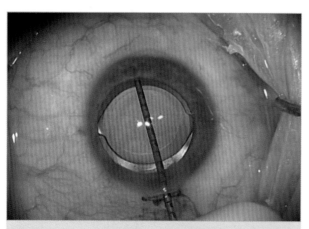

图 13.9 眼内尺测量晶状体囊袋直径。这张照片显示，虹膜有明显色素缺陷（白化病），可以透见 IOL 襻。用眼内尺（Snuler）测量晶状体囊袋的直径，以确定放置在晶状体囊袋内人工虹膜的大小。这款人工虹膜出厂的直径为 12.3mm，对于囊袋固定来说偏大，需要用环钻钻取适合的大小。直径 12.3mm 的人工虹膜可能适合许多无晶状体囊袋的患者，和一些需巩膜固定的特殊患者，但用于晶状体囊袋内固定来说其直径太大，准确测量晶状体囊袋的直径非常重要。IOL. 人工晶状体

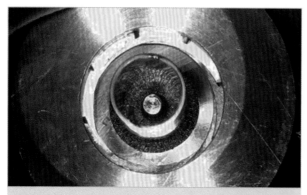

图 13.10 用环钻钻取所需较小直径的人工虹膜。钻取时，要十分细心地将人工虹膜的瞳孔区对准在中心区

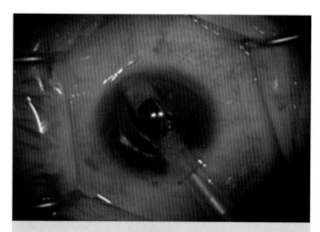

图 13.11 使用推注器将装置注入囊袋。注入后，由于虹膜比囊袋大，使用两个显微镜，以及折叠技术减少虹膜的周长，使其更容易植入囊袋

无晶状体眼人工虹膜和人工晶状体分别巩膜固定术

这种手术方式适用于玻璃体切割术后无虹膜（先天性或后天性）的无晶状体眼，此类患者因没有足够的晶状体囊袋而无法实施前面介绍的手术技术。这种手术方式需要一个至少 7.0mm 角巩膜切口，首先植入 PMMA 人工晶状体，然后植入人工虹膜。IOL 和人工虹膜缝合在同一个巩膜切口处，或分别缝合在不同位点的巩膜切口处。这种手术方式的人工虹膜需要带有嵌入式固定襻结构才能使其缝合更安全。

无晶体眼人工虹膜与 IOL 复合体的巩膜固定术

这种手术方式可以同时植入人工虹膜和 IOL，只需将两个固定点固定到巩膜上，而无须像前面介绍的方法一样固定 4 个点。如果使用折叠式 IOL，则 IOL 襻应直接固定在人工虹膜上。前面已经描述了几种将 IOL 固定到虹膜上的方法，直接将 IOL 襻缝合到人工虹膜的中周部，或者在人工虹膜上相隔 180°制作两袖状切除以固定 IOL 襻[45]。可将人工虹膜 / IOL 复合体折叠通过 5.5~6.0mm 巩膜切口植入眼内，并缝线固定到巩膜上。有些医生建议使用如 CZ70BD 的 PMMA 人工晶状体，其襻环可直接缝合到人工虹膜上，采用这种手术方法需要一个 8~9mm 稍大的切口。有一位医生报道了用 Gore-Tex 缝线将 PMMA 人工晶状体的两襻分别缝合在人工虹膜上，打结后将缝线穿过周边人工虹膜，然后将 IOL- 人工虹膜作为一个复合体缝合固定到巩膜上。还有些医生则倾向于采取单独固定方式，因此存在多种手术解决方案。在手术过程中，使用 23G 套管针进行巩膜穿刺，可便于通过缝线（图 13.12）。

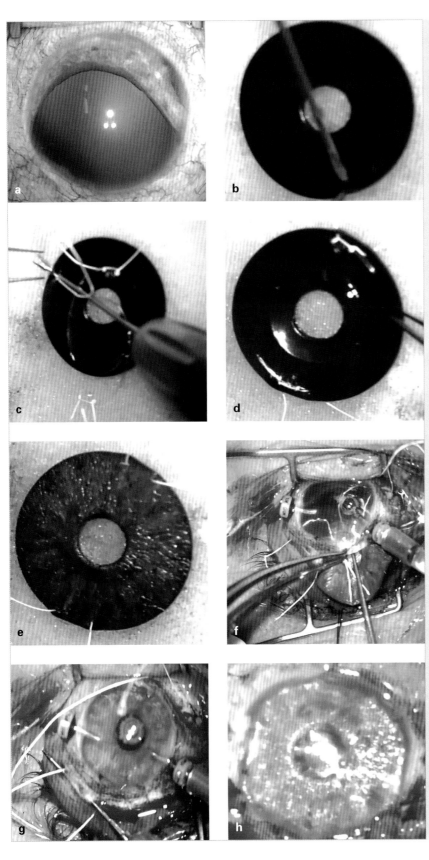

图 13.12　外伤性无虹膜病例巩膜切口。(a) 术前有较大的外伤性虹膜缺损且无晶状体。(b) 玻璃体切割术已经完成,Gore-Tex 缝线将爱尔康 CZ70BD 人工晶状体与人工虹膜缝合在一起。使用 23G MVR 刀片在人工虹膜上,相距 2mm 不同径线上距离人工虹膜的周边缘 0.5mm 处分别切开两道狭缝。另外两个狭缝与初始狭缝在 180°对称位置。(c) IOL 放置在人工虹膜与眼内植入放置方向相反的倒置位。Gore-Tex 缝线穿过小缝将 IOL 襻固定人工虹膜上。(d) 从后方观察的 IOL-人工虹膜复合体。IOL 中心应与人工虹膜瞳孔中心一致。(e) 从前方观察的 IOL-人工虹膜复合体。(f) IOL-人工虹膜复合体通过巩膜切口植入眼内,Gore-Tex 缝线的 2 个头分别从角膜缘后 2.5mm、相距 4mm 巩膜切口口引出,并在相距的 180°对侧相应巩膜处引出另 2 个头。(g) 当 IOL 植入到位,两 Gore-Tex 线头间巩膜用缝针穿刺制作巩膜隧道,将 Gore-Tex 线头穿过巩膜隧道后打结,打结后向逆时针调整缝线结进入巩膜隧道,线结埋入巩膜隧道的深度可以帮助 IOL-人工虹膜复合体居于角膜缘的中心。巩膜隧道必须与角膜缘保持等距离平行,对侧相距 180°,使 IOL-人工虹膜达到良好的集中性。(h) 切口和结膜缝合后,IOL-人工虹膜复合体的中心位置良好。IOL. 人工晶状体;MVR. 显微玻璃体视网膜

穿透性角膜移植术中的开天窗

这项技术使得人工虹膜更容易植入，而穿透性角膜移植术中采用适当环钻钻取病变角膜，使角膜中央形成一个大的开口。上述任何一种将人工虹膜固定在 IOL 的技术都可以用于开天窗角膜移植手术中使用，但会明显增加开天窗持续的时间。

13.7 并发眼部异常与手术规划

许多需要人工虹膜的眼睛都有并发症，比如角膜病变、青光眼、斜视和视网膜疾病。这些其他疾病可能需要其他眼内植入物，比如引流管或硅油，这些情况下的手术规划显得更加重要。对于有其他系统性疾病的患者，应与术中麻醉师以及与其他手术专家进行良好得协同合作，为患者提供细心医护服务。

我们应重点考虑晶状体的处理，如果需要晶状体摘除，则要慎重选择其摘除的时机。对于外伤性无虹膜合并青光眼的患者，需要行引流管植入术，但同时伴有明显的角膜瘢痕，最好先摘除混浊的晶状体，为引流管植入留出空间。如果外伤后有相关的增殖性玻璃体视网膜病变，则可结合平坦部玻璃体切割术、剥膜术、白内障手术和平坦部置管术，以期将来可能进行角膜移植或角膜缘干细胞移植。人工虹膜和穿透性角膜移植术可以与之前提及的手术同时进行，也可以在其他复杂因素稳定后进行。悬韧带的稳定性也会影响 IOL 和人工虹膜的植入位置和植入方法。许多患有多种复杂病变的眼睛可能需要一个很强的团队来协作处理，而不只是普通的多个专家联合手术。

先天性无虹膜伴黄斑中心凹发育不全、眼球震颤、斜视和角膜缘干细胞缺乏的患者需要采取谨慎的治疗策略，以减少这些眼部问题的并发症。这些合并症会影响 IOL 的选择，根据晶状体悬韧带的稳定性选择是否使用缝线固定 IOL，基于黄斑中心凹发育不全和眼球是否震颤，以及斜视手术规划对其预后视力予以评估。亦可将人工虹膜和 IOL 先植入，然后再进行角膜缘干细胞移植。如果其他治疗后仍需行斜视手术，可在伤口愈合后再进行。每一个手术都有很强的特殊性，必须小心应对，提供个性化处理。

13.8 可能的并发症

就像任何其他手术一样，人工虹膜植入术术中和术后都存在风险。

13.8.1 术中

在所有类型的人工虹膜中，都有晶状体前囊膜和后囊膜撕裂的报道，这种情况在硬性人工虹膜中发生率更高，可折叠和分片活动的人工虹膜也可能发生。前房积血和玻璃体积血在较复杂的病例中很常见，但一般为短暂的。残留虹膜脱出也有报道，这些并发症使得手术操作难度越来越高。但这类并发症多源于现有疾病，而非人工虹膜引起。关于人工虹膜，尤其是黑色 PMMA 人工虹膜术中断裂的报道也很多。

13.8.2 术后

植入人工虹膜后遇到的一个常见的术后问题是眼压升高或原有青光眼恶化。这可能是由于术中出血，或已经受损的前房角结构损伤进一步发展，还有一种极少发生的危险因素——人工虹膜植入过程中撞击小梁网。如果人工虹膜未牢固固定，人工虹膜或 IOL 在某些情况下可能会偏心，需要重新调位和固定。对于没有 Gore-Tex 使用经验的眼科医生来说，术后暴露的缝线需要修剪或用补片移植覆盖。可以通过不同的技术来埋藏结和缝线尾部。角膜失代偿可能发生在一些角膜缘干细胞缺乏的患者，通常发生在已存在的风险因素或潜在的病理进展因素的病例，如先天性无虹膜或虹膜角膜内皮综合征。此外，与涉及晶状体囊袋的手术一样，会发生后囊膜混浊[23, 27]。

13.9 结论

我们在现有的医疗器材中，人工虹膜是一个非常有价值的产品。多年来，人工虹膜技术经历了一系列发展，我们已经研发出了不同品种的人工虹膜，其安全性、有效性、美容性都有了一定的提升，术后患者的满意度大大提升，而这种情况在没有人工虹膜时是无法想象的。未来，我们将继续鼓励人工虹膜技术的不断发展，加强眼科医生的实操培训。尽管人工虹膜移植的病例极具挑战性，但患者的术后视力效果及满意度提升，使得所有付出都非常值得。

参考文献

[1] Remington LA. Uvea. In: Remington LA, Goodwin D, eds. Clinical anatomy and physiology of the visual system. 3rd ed. St. Louis: Elsevier/Butterworth-Heinemann; 2012:40–60.

[2] Synder ME, Han DC. Prosthetic iris device implantation. In: Randleman B, Ahmed I, eds. Intraocular lens surgery: selection, complications, and complex cases. New York, New York: Thieme; 2016.

[3] Alio JL, Al-Shymali O, Amesty MA, Rodriguez AE. Keratopigmentation with micronised mineral pigments: complications and outcomes in a series of 234 eyes. Br J Ophthalmol 2018;102(6):742–747.

[4] Alió JL, Rodriguez AE, El Bahrawy M, Angelov A, Zein G. Keratopigmentation to change the apparent color of the human eye: a novel indication for corneal tattooing. Cornea 2016;35(4):431–437.

[5] Alio JL, Rodriguez AE, Toffaha BT, El Aswad A. Femtosecond-assisted keratopigmentation double tunnel technique in the management of a case of Urrets-Zavalia syndrome. Cornea 2012;31(9):1071–1074.

[6] Sirerol B, Walewska-Szafran A, Alio JL, Klonowski P, Rodriguez AE. Tolerance and biocompatibility of micronized black pigment for keratopigmentation simulated pupil reconstruction. Cornea 2011;30(3):344–350.

[7] Siepser SB. The closed chamber slipping suture technique for iris repair. Ann Ophthalmol 1994;26(3):71–72.

[8] Osher RH, Snyder ME, Cionni RJ. Modification of the Siepser slip-knot technique. J Cataract Refract Surg 2005;31(6):1098–1100.

[9] McCannel MA. A retrievable suture idea for anterior uveal problems. Ophthalmic Surg 1976;7(2):98–103.

[10] Rosenthal KJ. Iris defects and complications. In: Fishkind WJ, ed. Phacoemulsification and intraocular lens implantation: mastering techniques and complications in cataract surgery. 2nd ed. New York, New York: Thieme; 2017.

[11] Lueder GT. Chapter 20: diseases of the cornea, anterior segment, and iris. In: 2014–2015 basic and clinical science course (BCSC): section 6: pediatric ophthalmology and strabismus. San Francisco: American Academy of Ophthalmology; 2014.

[12] Levine LM. Chapter 6: clinical genetics. In: 2014–2015 basic and clinical science course, section 02: fundamentals and principles of ophthalmology. San Francisco: American Academy of Ophthalmology; 2014.

[13] Schneider S, Osher RH, Burk SE, Lutz TB, Montione R. Thinning of the anterior capsule associated with congenital aniridia. J Cataract Refract Surg 2003;29(3):523–525.

[14] Neuhann IM, Neuhann TF. Cataract surgery and aniridia. Curr Opin Ophthalmol 2010;21(1):60–64.

[15] Tsai JH, Freeman JM, Chan CC, et al. A progressive anterior fibrosis syndrome in patients with postsurgical congenital aniridia. Am J Ophthalmol 2005;140(6):1075–1079.

[16] Levy SG, McCartney AC, Baghai MH, Barrett MC, Moss J. Pathology of the iridocorneal-endothelial syndrome. The ICE-cell. Invest ophthalmol Vis Sci 1995;36(13):2592–2601.

[17] Rosa RH Jr. Chapter 7: anterior chamber and trabecular meshwork. In: 2014–2015 basic and clinical science course, section 04: ophthalmic pathology and intraocular tumors. San Francisco: American Academy of Ophthalmology; 2014.

[18] Lewis RA. Ocular albinism, X-linked. [revised November 19, 2015; cited https://www-ncbi-nlm-nih-gov.ezp2.lib.umn.edu/books/NBK1343/.

[19] HumanOptics A. CustomFlexTM artificial iris professional use information—FDA. June 18, 2018. https://www.accessdata.fda.gov/cdrh_docs/pdf17/P170039d.pdf.

[20] Choyce P. Intra-ocular lenses and implants. London: HK Lewis & Co Ltd; 1964.

[21] Pandey SK, Apple DJ. Professor Peter Choyce: an early pioneer of intraocular lenses and corneal/refractive surgery. Clin Exp Ophthalmol 2005;33(3):288–293.

[22] Sundmacher T, Reinhard T, Althaus C. Black diaphragm intraocular lens in congenital aniridia. Ger J Ophthalmol 1994;3(4)(–)(5):197–201.

[23] Reinhard T, Engelhardt S, Sundmacher R. Black diaphragm aniridia intraocular lens for congenital aniridia: long-term follow-up. J Cataract Refract Surg 2000;26(3):375–381.

[24] Rosenthal KJ. Sutureless phacotrabeculectomy and insertion of an iris diaphragm ring in a patient with the Axenfeld Rieger syndrome: first reported case. Video Journal of Cataract and Refractive Surgery 1997;13(2).

[25] Mavrikakis I, Mavrikakis E, Syam PP, et al. Surgical management of iris defects with prosthetic iris devices. Eye (Lond) 2005;19(2):205–209.

[26] Burk SE, Da Mata AP, Snyder ME, Cionni RJ, Cohen JS, Osher RH. Prosthetic iris implantation for congenital, traumatic, or functional iris deficiencies. J Cataract Refract Surg 2001;27(11):1732–1740.

[27] Aslam SA, Wong SC, Ficker LA, MacLaren RE. Implantation of the black diaphragm intraocular lens in congenital and traumatic aniridia. Ophthalmology 2008;115(10):1705–1712.

[28] Pozdeyeva NA, Pashtayev NP, Lukin VP, Batkov YN. Artificial iris-lens diaphragm in reconstructive surgery for aniridia and aphakia. J Cataract Refract Surg 2005;31(9):1750–1759.

[29] Surgeries with Morcher Aniridia Implants. Sulcus Ring—Type 96S [Internet]: Morcher [cited 2018 June/21]. http://www.morcher.com/en/videos/aniridia-implants.html.

[30] Khng C, Snyder ME. Iris reconstruction with a multipiece endocapsular prosthesis in iridocorneal endothelial syndrome. J Cataract Refract Surg 2005;31(11):2051–2054.

[31] Trindade CLC, Trindade BL. Novel pinhole intraocular implant for the treatment of irregular corneal astigmatism and severe light sensitivity after penetrating keratoplasty. JCRS Online Case Rep 2015;3(1):4–7.

[32] Tsaousis KT, Werner L, Trindade CLC, Guan J, Li J, Reiter N. Assessment of a novel pinhole supplementary implant for sulcus fixation in pseudophakic cadaver eyes. Eye (Lond) 2018;32(3):637–645.

[33] FDA Approves First Artificial Iris [Internet]. FDA: U.S. Food & Drug Administration; c2018 [cited 2018 June/18]. https://www.fda.gov/newsevents/newsroom/pressannouncements/ucm609291.htm.

[34] Srinivasan S, Ting DS, Snyder ME, Prasad S, Koch HR. Prosthetic iris devices. Can J Ophthalmol 2014;49(1):6–17.

[35] Ayliffe W, Groth SL, Sponsel WE. Small-incision insertion of artificial iris prostheses. J Cataract Refract Surg 2012;38(2):362–367.

[36] Rana M, Savant V, Prydal JI. A new customized artificial iris diaphragm for treatment of traumatic aniridia. Cont Lens Anterior Eye 2013; 36(2):93–94.

[37] Mayer CS, Reznicek L, Hoffmann AE. Pupillary reconstruction and outcome after artificial iris implantation. Ophthalmology 2016;123(5):1011–1018.

[38] Mayer C, Tandogan T, Hoffmann AE, Khoramnia R. Artificial iris implantation in various iris defects and lens conditions. J Cataract Refract Surg 2017; 43(6):724–731.

[39] Mansour AM, Ahmed II, Eadie B, et al. Iritis, glaucoma and corneal decompensation associated with BrightOcular cosmetic iris implant. Br J Ophthalmol 2016;100(8):1098–1101.

[40] Chaurasia S. Devastating complication of cosmetic iris implants. Indian J Ophthalmol 2017;65(8):771–772.

[41] Kelly A, Kaufman SC. Corneal endothelial cell loss and iritis associated with a new cosmetic iris implant. JAMA Ophthalmol 2015;133(6):723–724.

[42] Khan MA, Gupta OP, Smith RG, et al. Scleral fixation of intraocular lenses using Gore-Tex suture: clinical outcomes and safety profile. Br J Ophthalmol 2016;100(5):638–643.

[43] Chee SP, Chan NS. Suture snare technique for scleral fixation of intraocular lenses and capsular tension devices. Br J Ophthalmol 2018;102(10): 1317–1319.

[44] Dick HB, Aliyeva SE, Hengerer F. Effect of trypan blue on the elasticity of the human anterior lens capsule. J Cataract Refract Surg 2008;34(8):1367–1373.

[45] Gooi P, Teichman JC, Ahmed II. Sutureless intrascleral fixation of a customtailored iris prosthesis with an intraocular lens. J Cataract Refract Surg 2014;40(11):1759–1763.

第十四章　美容性虹膜植入并发症及处理

Priya Narang, Amar Agarwal

冯　薇 / 译
戴　超 / 校

概述

试图用美容型彩色植入物来改变眼睛颜色的人们往往没有意识到这个过程中潜在的并发症及其对正常眼睛可能造成的伤害。本章将详细讨论所有相关的并发症和这些病例的诊疗方案，这些并发症可以通过适当的术前谈话沟通及适当的手术方案来挽救。

关键词：美容用植入物，眼颜色改变，美容人工晶状体，角膜内皮失代偿，白内障，眼压，炎症

14.1　前言

美容性彩色植入物可用于人们改变虹膜颜色，这些人对他们自身虹膜的颜色不满意，旨在追求改变，单纯为了美容，他们往往没有意识到与这种手术相关的危险和并发症。美容性虹膜是用于植入于虹膜前表面前房（Anterior Chamber，AC）的植入物，由医用级硅胶材料制成，单个直径为 15mm。

据报道美容性虹膜植入术后可出现从角膜退行性变到前房角结构受累的严重并发症，伴有眼压升高、炎症反应、葡萄膜炎和白内障形成[1-3]，甚至在植入过程中也会出现严重的并发症，需要借助二次手术来处理[1, 2]。

已有研究报道指出，这种植入物造成的眼内损害可能是由于植入物的边缘置于前房角，植入物与角膜内皮和前房角结构的持续摩擦造成了机械损伤。这导致虹膜色素播散和周边虹膜前粘连，最终导致眼压升高和青光眼的进展。这些植入物通常会导致不可逆的眼部损害，如角膜内皮细胞计数减少、白内障形成、眼压升高、葡萄膜炎 – 青光眼 – 前房积血综合征和新生血管性青光眼[1-21]。

前面已经描述了很多用于处理这些并发症的手术，例如白内障摘除术、角膜后弹力层撕除角膜内皮移植术[4]、自动角膜后弹力层撕除角膜内皮移植术（DSAEK）[1, 2]、穿透性角膜移植术[1]、小梁切除术[1, 8]和引流管手术[1]。一旦出现此类并发症，必须以损伤最小的方式移除美容性虹膜植入物，此外，还必须进行其他手术以获得更好的视力。

14.2　手术技术

美容性虹膜植入物取出后，根据每个并发症类型还需实施相应手术。这类病例通常表现出白内障、虹膜变形和角膜内皮失代偿。临床上最常见的手术是超声乳化白内障吸出术（图 14.1）、四环复合单结

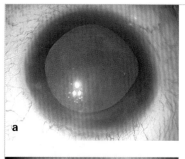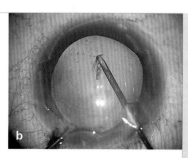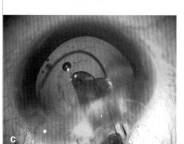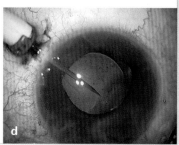

图 14.1　美容性虹膜植入。（a）虹膜植入术后白内障合并角膜内皮失代偿和虹膜萎缩。（b）开始撕囊。（c）将一枚三片式折叠 IOL 植入囊袋内。（d）将套管针前房维持器放置到位，以便进行液体和气体的灌注。IOL. 人工晶状体

（SFT）瞳孔成形术（图 14.2）[22, 23] 和角膜前弹力层内皮移植术（PDEK）（图 14.3）[24]。

本书第六章和第九章分别讨论了 SFT 和 PDEK 的手术技术。

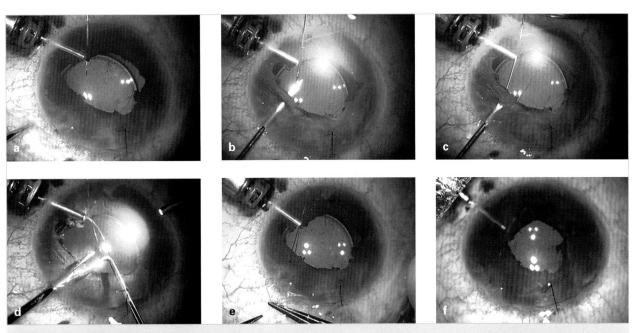

图 14.2　四环复合单结瞳孔成形术。（a）与长臂针相连的 10-0 缝线从近端虹膜组织穿出。（b）一根 26G 针从另一端穿刺口进入，穿入远端虹膜组织。（c）10-0 缝线的针穿入 26G 针筒。（d）Sinskey's 钩进入前房并拉出线圈。（e）缝合端穿过线圈 4 次。（f）牵拉缝线两端，使线结在前房内滑动，从而接近虹膜缺损。缝合端用显微剪剪断

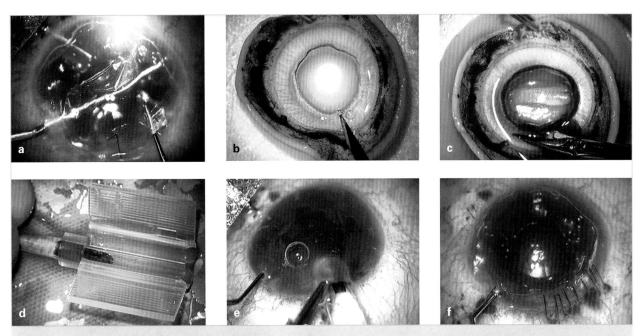

图 14.3　角膜内皮失代偿的前弹力层内皮角膜移植术（PDEK）。（a）在空气下完成弹力层剥离术。（b）为前弹力层内皮角膜移植术（PDEK）制造的 1 型气泡。气泡的边缘用小刀刺破。（c）将台盼蓝注入气泡内，然后用刺刀刺穿气泡边缘，将其切割，得到移植物。（d）将移植物装载到可折叠 IOL 的推注器上。（e）移植物被注入前房内。（f）供体移植物用空气和液体展开。空气被注入前房内，移植物附着在受体植床。采用角膜缝线防止空气外泄，保持有效的空气填塞。IOL. 人工晶状体；PDEK. 前弹力层内皮角膜移植术

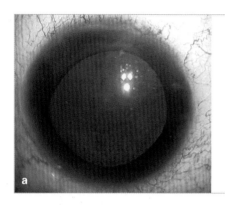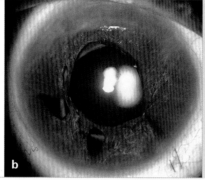

图14.4 美容性虹膜植入术前和术后照片。(a)术前照片和(b)术后3周随访照片

14.3 讨论

业内对美容性虹膜植入物并发症报告的文献相对不足，在出现炎症迹象的早期即应考虑取出这些植入物。除了所描述移除美容性虹膜植入物的手术外[4]，对于植入美容性虹膜植入物复杂的病例，建议进行各种联合手术，如小梁切除术、房角粘连松解术、DSAEK和白内障摘除术。

尽管在进行手术的过程中会遇到一些困难，但对这些病例进行超声乳化白内障吸出术、SFT和前弹力层内皮角膜移植术有助于恢复眼睛视力。由于虹膜组织脆弱，实施SFT有困难。因虹膜缝合处有切口，通常需要二次尝试完成SFT。轻柔地处理虹膜组织，并进行第二次SFT，可有助于完成手术。在报道的病例中，低视力最常见的原因是青光眼的发展，继而导致青光眼视野缺损。尽管如此，如果干预及时，三联手术操作容易，并且可获得良好的视觉效果。

三联手术有一期和二期两种选择。实施一期手术的优点是避免了不必要的第二次手术，患者术后随访较少。三联手术是治疗美容性虹膜植入术后并发症的一种可行手术方法，术后视觉功能良好（图14.4）。

参考文献

[1] Hoguet A, Ritterband D, Koplin R, et al. Serious ocular complications of cosmetic iris implants in 14 eyes. J Cataract Refract Surg 2012;38(3):387–393.

[2] Hull S, Jayaram H, Mearza AA. Complications and management of cosmetic anterior chamber iris implants. Cont Lens Anterior Eye 2010;33(5):235–238.

[3] Sikder S, Davis SW, Holz H, Moshirfar M. Complications of NewColorIris implantation in phakic eyes: a review. Clin Ophthalmol 2011;5:435–438.

[4] Arjmand P, Gooi P, Ahmed II. Surgical technique for explantation of cosmetic anterior chamber iris implants. J Cataract Refract Surg 2015;41(1):18–22.

[5] Shweikh Y, Ameen S, Mearza A. Complications secondary to cosmetic artificial iris anterior chamber implants: a case report. BMC Ophthalmol 2015;15:97.

[6] Thiagalingam S, Tarongoy P, Hamrah P, et al. Complications of cosmetic iris implants. J Cataract Refract Surg 2008;34(7):1222–1224.

[7] Mamalis N. Cosmetic iris implants. J Cataract Refract Surg 2012;38(3):383.

[8] Arthur SN, Wright MM, Kramarevsky N, Kaufman SC, Grajewski AL. Uveitis-glaucoma-hyphema syndrome and corneal decompensation in association with cosmetic iris implants. Am J Ophthalmol 2009;148(5): 790–793.

[9] Anderson JE, Grippo TM, Sbeity Z, Ritch R. Serious complications of cosmetic NewColorIris implantation. Acta Ophthalmol 2010;88(6):700–704.

[10] Chaurasia S. Devastating complication of cosmetic iris implants. Indian J Ophthalmol 2017;65(8):771–772.

[11] Galvis V, Tello A, Corrales MI. Postoperative results of cosmetic iris implants. J Cataract Refract Surg 2016;42(10):1518–1526.

[12] Li S, Noble J, Lloyd JC. Risks of cosmetic iris implantation. Can J Ophthalmol 2012;47(6):e50–e51.

[13] Luk S, Spiteri A, Muthusamy K, Mearza AA. Cosmetic iris implantation complicated by secondary angle closure. Cont Lens Anterior Eye 2015;38(2): 142–143.

[14] Kelly A, Kaufman SC. Corneal endothelial cell loss and iritis associated with a new cosmetic iris implant JAMA Ophthalmol 2015;133(6):723–724.

[15] Mansour AM, Ahmed II, Eadie B, et al. Iritis, glaucoma and corneal decompensation associated with BrightOcular cosmetic iris implant. Br J Ophthalmol 2016;100(8):1098–1101.

[16] Morales-Fernandez L, Martinez-de-la-Casa JM, Borrego L, et al. Glaucoma and corneal decompensation following cosmetic iris prosthesis implantation: a case report. JSM Ophthalmol 2015;3:1031.

[17] Jonsson NJ, Sahlmüller MC, Ruokonen PC, Torun N, Rieck P. Komplikationen nach kosmetischer Irisimplantation. [Complications after cosmetic iris implantation]. Ophthalmologe 2011;108(5):455–458.

[18] Garcia-Pous M, Udaondo P, Garcia-Delpech S, Salom D, Díaz-Llopis M. Acute endothelial failure after cosmetic iris implants (NewIris®). Clin Ophthalmol 2011;5:721–723.

[19] McCall D, Hamilton A, Grigg J, Chau-Vo S. Severe glaucoma and vision loss due to cosmetic iris implants. [Letter]. Med J Aust 2015;202(4):182.

[20] Veldman PB, Behlau I, Soriano E, Starling JC, Pineda R. Two cases of cosmetic iris implant explantation secondary to uveitis, glaucoma, and corneal decompensation. Arch Ophthalmol 2012;130(6):787–789.

[21] Shah RD, Randleman JB. New color iris implants. Ophthalmology 2012;119(7):1495–1495.e2.

[22] Narang P, Agarwal A. Single-pass four-throw technique for pupilloplasty. Eur J Ophthalmol 2017;27(4):506–508.

[23] Narang P, Agarwal A. Single pass four throw (SFT) pupilloplasty for angle closure glaucoma. Indian J Ophthalmol 2018;66(1):120–124.

[24] Agarwal A, Dua HS, Narang P, et al. Pre-Descemet's endothelial keratoplasty (PDEK). Br J Ophthalmol 2014;98(9):1181–1185.

第十五章　针孔样瞳孔成形术

Priya Narang, Amar Agarwal

冯　薇 / 译
戴　超 / 校

概述

本章阐述了针孔样瞳孔成形术的概念及其在高阶不规则角膜散光病例中的适用性。针孔效应使入射光通过窄光圈，可阻挡周围不规则角膜引起的周围散射光。

关键词：针孔，瞳孔成形术，针孔样瞳孔成形术，四环复合单结，不规则散光，角膜不规则性，像差

15.1　前言

角膜散光分为规则或不规则。对于规则散光，可以通过眼镜矫正或通过矫正散光的角膜松解切开手术获得良好的视觉功能。而对于不规则散光，由于像差所致难以用眼镜矫正，因此，对于此类病例，建议采取其他干预措施，如植入角膜基质透镜和人工晶状体（IOL）。针孔或小孔视觉的概念在眼科领域应用价值已经很明确[1-10]。

瞳孔成形术[11-15]通常是在瞳孔结构受损后进行的，以获得适当的瞳孔形状和大小。David Chang 提出了针孔样瞳孔成形术（Pinhole Pupilloplasty，PPP），这一概念，旨在缩小瞳孔孔径，实现针孔功能，从而有助于高阶不规则角膜散光的患者改善视功能（视频15.1）。

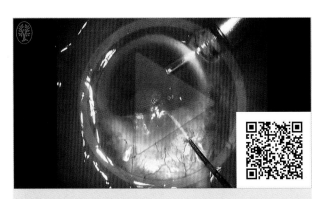

视频 15.1　针孔样瞳孔成形术
https://www.thieme.de/de/q.htm?p=opn/tp/311890101/
9781684200979_video_15_01&t=video

15.2　原理

通过创建一个针孔或小孔径（图15.1），可以减少由不规则角膜散光所致高阶像差的影响。针孔允许光线通过中央孔，可阻挡来自周围角膜不规则的散射光。

PPP 的另一种可能机制可能是第一类"Stiles-Crawford 效应"[16, 17]（图15.2）。同等强度光由瞳孔边缘附近进入，会比瞳孔中心附近进入而产生的

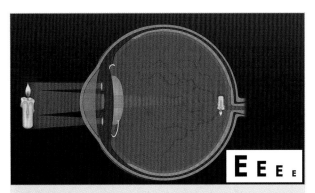

图 15.1　针孔样瞳孔成形术原理的动画图像。当来自角膜中央的光线聚焦在视网膜上时，就会得到一个清晰的聚焦图像

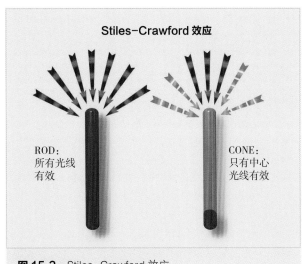

Stiles-Crawford 效应

ROD：
所有光线有效

CONE：
只有中心光线有效

图 15.2　Stiles-Crawford 效应

感光反应更低。因此，可通过减小瞳孔边缘附近进入光的角度，降低光感受器的反应。第一类"Stiles-Crawford 效应"是一种现象，通过瞳孔边缘的光比通过瞳孔中心的光更暗。

15.3 手术技术

四环复合单结（SFT）的手术步骤[15]可实现完美的 PPP（图 15.3）。使用 SFT 手术步骤进行 PPP 时要有一个细微的变化。接近瞳孔缘的 10-0 缝线的长针需要缝合穿过较多的虹膜组织，这样可确保瞳孔缘附近虹膜组织的准确适当缝合。至少进行 SFT 3 次缝合，确保针孔样瞳孔的大小适当，以发挥针孔效应。

15.4 讨论

对于 PPP，尽管还可以采用其他技术如虹膜环扎术、Siepser's 和 McCannel 及其改良技术方式，我们在所有病例中都采用了 SFT 瞳孔成形术（图 15.4）。

SFT 的优点在于滴注散瞳药后可使瞳孔散大以进行清楚的眼后检查，并足以使视网膜外科医生在必要时进行手术干预（图 15.5、图 15.6）。尽管对聚丙烯缝线标记困难，但其缝线结可以很容易地被显微手术剪剪断，以便视网膜外科医生进一步进行后节手术和观察。

针孔样 IOL（图 15.7）在文献中有描述，其工作原理与针孔样瞳孔相似。进行 PPP 是一个卫生经济

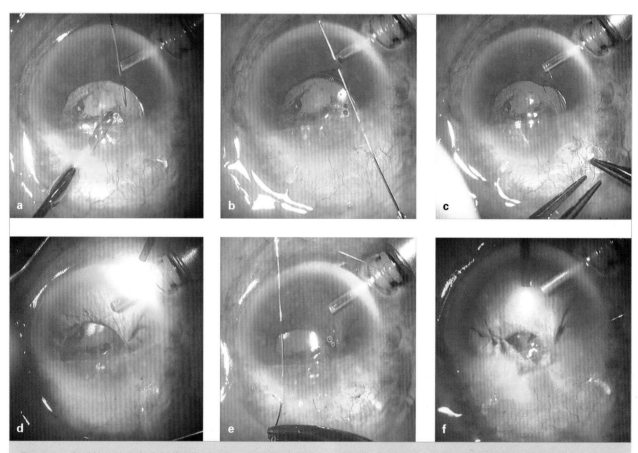

图 15.3 角膜补片移植术致高度不规则的散光病例实施四环复合单结瞳孔成形术以完成针孔样瞳孔成形术的照片。（a）一个小切口白内障手术的术前图像，其伤口感染并进行了角膜补片移植。角膜地形图显示 24.2D 的角膜散光。BCVA 为 +3.75/-9.75×97° −0.25。（b）PPP 术后照片（图 15.3a 同一病例），BCVA 为 −1−1×90° −0.5。（c）该病例取出玻璃体内异物（IOFB）后的术前照片，角膜地形图显示散光为 4.4D。（d）同一病例行 PPP 术后的照片如图所示（图 15.3c）。术后裸眼视力为 1.0。（e）一例穿透性角膜移植术，术后角膜地形图显示散光 26.6D 的病例，其术前照片，BCVA 为 +2/+5×10° −0.1。（f）超声乳化白内障吸出术联合 IOL 植入术联合瞳孔成形术的术后照片（与图 15.3e 同一病例）。BCVA 为 −0.75/-2×90° −0.5。BCVA. 最佳矫正视力；IOL. 人工晶状体；PPP. 针孔样瞳孔成形术

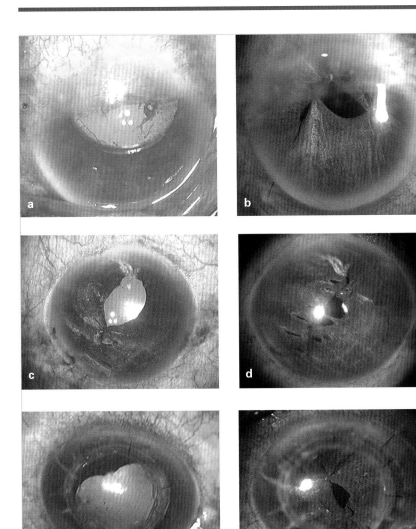

图 15.4 PPP 术前和术后照片。（a）补片移植术后高度不规则散光患者的术前照片。角膜地形图（Pentacam）显示散光 24.2D。（b）PPP 的术后照片（如图 15.4a 所示）。（c）玻璃眼内异物取出后 PPP 的术前照片，Pentacam 显示散光 4.4D。患者有强烈的眩光和视力下降。（d）同例 PPP 术后照片（图 15.4c）。Snellen 视力表显示术后裸眼视力 6/6。（e）穿透性角膜移植术后高度不规则散光患者的术前图像。Pentacam 显示 26.6D 的散光。（f）白内障超声乳化吸除联合 IOL 植入联合 PPP 术后照片（如图 15.4e）。IOFB. 眼内异物；IOL. 人工晶状体；PK. 穿透性角膜移植术；PPP. 针孔样瞳孔成形术

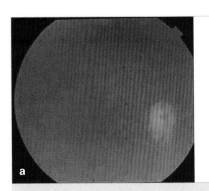
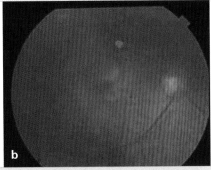
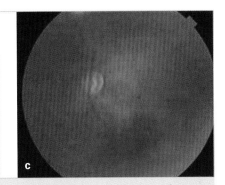

图 15.5 （a~c）针孔样瞳孔成形术后的眼后节照相

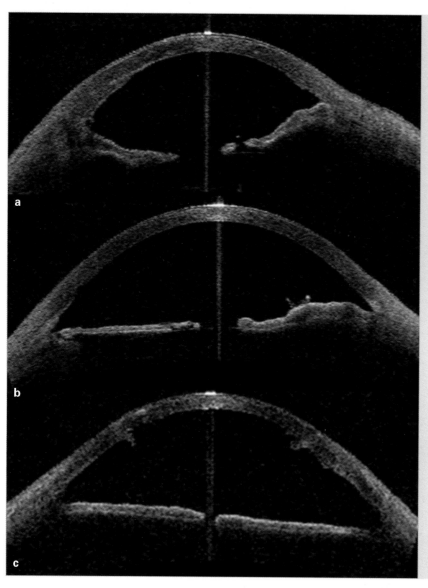

图 15.6 （a~c）例 1、例 2、例 3 显示 PPP 的眼前节 OCT。OCT. 光学相干断层扫描；PPP. 针孔瞳孔成形术

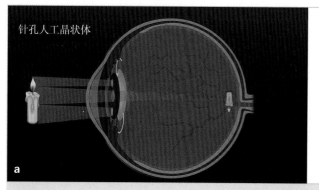
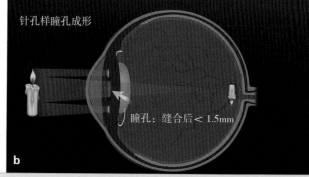

图 15.7 （a，b）针孔 IOL 与 PPP 的比较。两者成像原理相同。IOL. 人工晶状体；PPP. 针孔样瞳孔成形术

学成本效益高的手术，无须要任何特定的植入装置。

为了确定患者是否适合 PPP，术前应进行小孔视力检查。可以告知患者这将是 PPP 术后的视力。这样有助于提高患者对手术的依从性和信心。

参考文献

[1] Trindade CLC, Trindade LC. Novel pinhole intraocular implant for the treatment of irregular corneal astigmatism and severe light sensitivity after penetrating keratoplasty. J Cataract Refract Surg 2015;3:4–7.

[2] Trindade CC, Trindade BC, Trindade FC, Werner L, Osher R, Santhiago MR. New pinhole sulcus implant for the correction of irregular corneal astigmatism. J Cataract Refract Surg 2017;43(10):1297–1306.

[3] Dick HB, Piovella M, Vukich J, Vilupuru S, Lin L; Clinical Investigators. Prospective multicenter trial of a small-aperture intraocular lens in cataract surgery. J Cataract Refract Surg 2017;43(7):956–968.

[4] Schultz T, Dick HB. Small-aperture intraocular lens implantation in a patient with an irregular cornea. J Refract Surg 2016;32(10):706–708.

[5] Trindade BLC, Trindade FC, Trindade CLC, Santhiago MR. Phacoemulsification with intraocular pinhole implantation associated with Descemet membrane endothelial keratoplasty to treat failed full-thickness graft with dense cataract. J Cataract Refract Surg 2018;44(10):1280–1283.

[6] Srinivasan S. Small aperture intraocular lenses: The new kids on the block. J Cataract Refract Surg 2018;44(8):927–928.

[7] Barnett V, Barsam A, Than J, Srinivasan S. Small-aperture intraocular lens combined with secondary piggyback intraocular lens during cataract surgery after previous radial keratotomy. J Cataract Refract Surg 2018;44(8):1042–1045.

[8] Waring GO IV. Correction of presbyopia with a small aperture corneal inlay. J Refract Surg 2011;27(11):842–845.

[9] Seyeddain O, Hohensinn M, Riha W, et al. Small-aperture corneal inlay for the correction of presbyopia: 3-year follow-up. J Cataract Refract Surg 2012;38(1):35–45.

[10] Dexl AK, Seyeddain O, Riha W, Hohensinn M, Hitzl W, Grabner G. Reading performance after implantation of a small-aperture corneal inlay for the surgical correction of presbyopia: two-year follow-up. J Cataract Refract Surg 2011;37(3):525–531.

[11] Siepser SB. The closed chamber slipping suture technique for iris repair. Ann Ophthalmol 1994;26(3):71–72.

[12] Osher RH, Snyder ME, Cionni RJ. Modification of the Siepser slip-knot technique. J Cataract Refract Surg 2005;31(6):1098–1100.

[13] McCannel MA. A retrievable suture idea for anterior uveal problems. Ophthalmic Surg 1976;7(2):98–103.

[14] Schoenberg ED, Price FW Jr. Modification of Siepser sliding suture technique for iris repair and endothelial keratoplasty. J Cataract Refract Surg 2014;40(5):705–708.

[15] Narang P, Agarwal A. Single-pass four-throw technique for pupilloplasty. Eur J Ophthalmol 2017;27(4):506–508.

[16] Westheimer G. Directional sensitivity of the retina: 75 years of Stiles-Crawford effect. Proc Biol Sci 2008;275(1653):2777–2786.

[17] Stiles WS, Crawford BH. The luminous efficiency of rays entering the eye pupil at different points. Proc R Soc Lond, B 1933;112(778):428–450.

第三部分
房水引流重建

第十六章　微创青光眼手术和青光眼阀

Priya Narang, Amar Agarwal

戴　超 / 译
张东昌 / 校

概述

　　本章介绍各种类型的微创青光眼手术和用于微创青光眼手术（Minimally Invasive Glaucoma Surgery，MIGS）的不同装置以及根据其房水引流作用机制而设计的手术步骤。

　　关键词：微创青光眼手术（MIGS），iStent，Hydrus植入，XEN胶，小梁消融术，Schlemm管，房角镜辅助下小梁切开术（GATT），青光眼，原发性开角型青光眼，开角型青光眼

16.1 微创青光眼手术

　　对于原发性开角型青光眼[1-7]的传统治疗方法包括：进展期病例行小梁切除术，难治性青光眼病例行植入物引流术。这些手术在降低眼压和阻止青光眼进展方面非常有效，但由于手术的侵袭性，它们有一系列潜在的并发症。

　　MIGS已经被证实对轻中度青光眼病例治疗有帮助。这些手术与传统的青光眼手术比较，手术并发症更少、更安全、手术创伤更小、手术时间更短、术后愈合更快（视频16.1）。

　　MIGS利用显微手术器械，通过微小的切口进行手术（视频16.2）。

　　下面介绍4种主要的MIGS。

16.1.1 增加小梁网引流的手术

　　小梁网是房水引流的重要通路，通过对小梁网的破坏（小梁消融术）或使用微管式装置（iStent）使房水绕行促进房水排出。这些装置已获美国食品和药品监督管理局（FDA）批准，而且眼压不会降得很低，因此在早期和中期的青光眼病例非常有效。这种微小装置目前有3种，分别是iStent、iStent inject（Glaukos Inc.，Laguna Hills，CA，美国）和Hydrus（Ivantis Inc.，Irvine，CA，美国），这些装置作用于小梁网的近管部分，该处被认为是开角型青光眼患者房水流出阻力最大的部位。所有这些手术的一个局限性是，术后眼压（IOP）不低于巩膜上静脉压，具体数值很难评估，但在不同的研究中有报道术后眼压的范围为7.6~9.1mmHg。

iStent

　　iStent是FDA批准的第一代装置，而iStent inject是获批的第二代装置。iStent的高度为0.3mm，长度为1mm。它是一种表面涂有肝素无磁性的微管状钛支架，呈中空的小管状，便于植入。通过1.5mm的角膜切口，使用一次性无菌植入器放置该装置。将

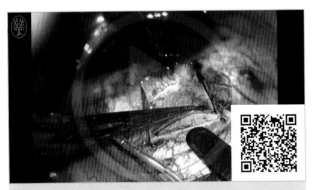

视频 16.1　Ahmed 青光眼阀管磨损
https://www.thieme.de/de/q.htm?p=opn/tp/311890101/9781684200979_video_16_01&t=video

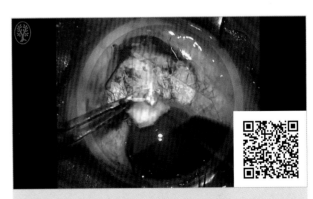

视频 16.2　滤过泡漏。巩膜瓣转位、移植
https://www.thieme.de/de/q.htm?p=opn/tp/311890101/9781684200979_video_16_02&t=video

植入器插入前房（AC）并植入鼻侧小梁网。尖端可穿透小梁网并插入 Schlemm 管，3 个弓形曲面可确保装置固定在适当位置。

iStent inject 是一个更小的装置，其长度为 360μm，直径为 230μm。iStent inject 的植入器是一个注射器推注系统，该系统通过一个不锈钢推注器将 iStent 自动插入 Schlemm 管，手术医生按下注射器上一个释放按钮就可以完成植入。通常情况下，我们会在鼻侧小梁网和 Schlemm 管植入两个 iStent inject，它们相距 30°~60°。

小梁消融术

利用小梁消融器（NeoMedix，CA）通过内路进行小梁切开术。在这个手术中，沿着 Schlemm 管的内壁移除一条小梁网，为房水引流劈开一条通道。手术使用一次性电极装置，具有电烧灼、冲洗和抽吸功能。本设备有一个三级踏板，可依次启动冲洗、抽吸和电灼操作。连续注吸可清除碎片和调节温度。建议消融 60°~120° 范围的小梁网以重建房水引流通路。

Hydrus 微支架

Hydrus 微支架（Ivantis Inc.）由弹性好、生物相容性好的镍钛合金（nitinol）制成，大小为 8mm。这种 "Schlemm 管内微支架" 插入 Schlemm 管可维持和沟通房水流出。该手术可以与白内障手术联合进行，并采用同一角膜切口。利用预装式植入器将 Hydrus 微支架通过透明角膜切口植入 Schlemm 管。预装式植入器的斜面尖端穿透小梁网，并将 Hydrus 微支架植入 Schlemm 管中。植入后，Hydrus 微支架将鼻侧象限的全部 Schlemm 管扩张，使房水绕过小梁网进入多个集合通道。

房角镜辅助的跨小管小梁切开术（GATT）

GATT 是一种内路小梁切开术，在房角镜辅助下，从鼻侧小梁网进行房角切开，该切开口作为 iTrack 微导管（iScience Interactive Corp, Menlo Park, CA）的入口，或者，也可以使用 4-0 尼龙线替代微导管。用显微手术镊将微导管沿 Schlemm 管向全周 360° 推进，并用其远端发光的尖端跟踪微导管的进展。一旦微导管穿过全周 Schlemm 管，将微导管收紧拉出，从而形成 360° 小梁切开。

16.1.2 结膜下滤过

这一类手术包括采用显微微小管经前房插入结膜下，将房水引流到结膜下吸收。

这类手术有两种新装置：XEN 胶微支架和 InnFocus 微支架表现出比小梁切除更安全和卓越的降眼压作用。XEN 胶微支架利用预装植入器从角膜切口插入并植入到相应位置。

16.1.3 减少房水生成

内路睫状体光凝

该术式采用内窥镜下二极管激光对睫状体光凝，以减少房水的产生。

青光眼阀

这类青光眼引流装置通常用于降低难治性青光眼的眼压。其作用是通过一个小口径管子将房水引流到巩膜外的结膜下形成房水池。在众多青光眼引流阀装置中，Ahmed 青光眼阀（Ahmed Glaucoma Valve，AGV）因其单向引流作用机制而广受欢迎。自 1993 年推出以来，目前在许多国家已经有许多不同的型号可供选择。

AGV 的作用原理是利用一个特殊设计的锥状梯形腔室来产生 Venturi 效应，降低房水通过的阀内部的摩擦力以利于房水流过。根据 Bernoulli's 方程描述的流体力学原理，随着房水从逐渐变细的 Venturi 腔锥形腔道时，进流速显著增加。增加的出口速度有助于从阀门中排出房水，从而减少阀门摩擦力。AGV 也有一个无阻力、能自动调节、可伸缩的弹力膜，通过不断地变化形态，帮助调节房水流量。膜的张力在减少低眼压发生上作用非常重要。

16.1.4 脉络膜上腔引流

CyPass

CyPass 是一种用于眼内植入睫状体上腔的聚酰胺材质的装置，其目标是建立一个可控的睫状体脱离支架将房水流到睫状体上腔。该支架长 6.35mm，外径 0.51mm。在手术中，植入物被加载到一个可伸缩的导丝上，通过超声乳化角膜切口插入，并向巩膜突推进。导丝用于对睫状体进行钝性剥离，以便进入睫状体上腔，并放置支架。

2018 年 8 月 29 日，Alcon 宣布立即从全球市场召回 CyPass 微支架，并要求医生立即停止 CyPass 微支架植入术。这是基于对 COMPASS-XT 长期安全性研究的 5 年术后数据分析后做出的决定。与单纯白内障手术组相比，CyPass 微支架植入组 5 年后出现了更多的角膜内皮细胞丢失，差异具有统计学意义。

16.2 手术技术

Ahmed 青光眼阀有多种型号，我们更偏好成人型的 FP7。它由医用级硅胶制成，有一个 13mm×16mm 的板状阀体和一根阀管。插入技巧包括周边结膜切开和在 Tenon 囊下形成一个放置阀体的空间。利用 27G 针头向阀管注射平衡盐溶液使青光眼阀初始化（图 16.1），将青光眼阀体置于距角膜缘后 8～10mm 的 Tenon's 囊下两直肌之间，应小心避免顶压直肌附止点，以防止术后产生复视。缝合固定好阀体后，标记并做好表层巩膜瓣，避免巩膜瓣太薄导致阀管暴露。然后用一根 23G 针头在巩膜瓣下斜穿刺过巩膜进入前房，按 30° 斜面将阀管剪断至所须长度，将其插入前房并调整位置，一旦调整到满意位置，缝合巩膜瓣并确保固定阀管在巩膜瓣下不移动。如果有纤维蛋白胶，可以将其涂于阀管周围巩膜瓣下使其完全密封。然后在巩膜瓣后的巩膜面留置一针缝线将阀管固定于巩膜表面。我们相信通过这 3 个简单的步骤可以防止管道移动（图 16.2）。随后缝合结膜。也可用纤维蛋白胶封闭，将其只涂在角膜缘的前缘，并确保纤维蛋白胶不涂到后面，不能封住后部结膜下间隙。

16.3 复杂情况

之前有过小梁切除术或 Ahmed 青光眼阀植入术后的病例，术前需要确定颞上象限是否适合青光眼阀植入，因为颞上象限通常是 AGV 植入的首选位置。在颞上象限不适合新的青光眼阀植入的情况下，可以在鼻上象限植入青光眼阀，使青光眼阀体位于上直肌和内直肌之间，其余步骤保持不变。也可以在颞下象限植入，使青光眼阀体位于下直肌和外直肌之间。

阀管接触角膜内皮可导致角膜内皮失代偿，务必避免发生此种情况。对于人工晶状体眼，我们更喜欢在虹膜和人工晶状体之间的后房植入阀管。这种情况下青光眼阀管植入前的 23G 针头穿刺需要将针指向平行于虹膜后表面的后房空间，这样可以保持青光眼阀管与角膜内皮之间的安全距离，避免长期接触所致角膜内皮失代偿。在有晶状体眼中，阀管放置在前房内。但应避免在虹膜周边前粘连的象限中置管，前粘连可能导致阀管向前移位，继而造成青光眼阀管接触角膜内皮。此时可能需要将阀管置于一个没有前粘连的其他象限或在白内障摘除术后放置于后房。

无论是前房还是后房型植入，都要保证青光眼阀管与虹膜平行，避免虹膜脱色素和虹膜堵塞管口，松弛型虹膜可能需要行虹膜成形术或虹膜切除术。应小心插入阀管，以免损伤虹膜根部或睫状体造成前房积血。

在特定情况下，如后囊膜缺失、巩膜固定人工晶状体后等，我们还会将青光眼阀管植入玻璃体腔内。在这种情况下，有必要进行彻底的前部玻璃体切割术，以防止玻璃体阻塞阀管，我们常常在阀管末端附近进行补充玻璃体切割术。为了避免阀管移

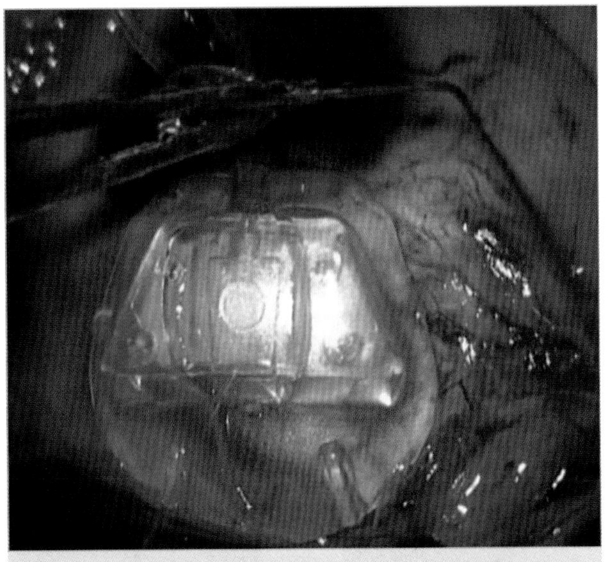

图 16.1 成年人型 Ahmed 青光眼阀，未插入前房前的初始化

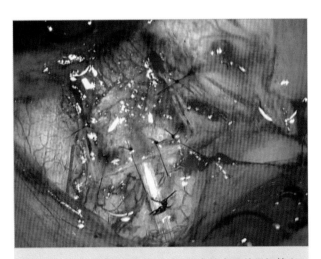

图 16.2 通过斜行的巩膜隧道、紧密缝合覆盖于阀管上的巩膜瓣和巩膜上固定缝线以固定青光眼阀管，避免阀管移动

位，我们采用斜长巩膜通道、阀管锚定固定缝线，紧密缝合巩膜瓣。

对于儿童难治性青光眼，儿童 FP8 型号的术后效果也令人鼓舞。我们也会使用 AGV 治疗穿透性角膜移植术后青光眼。这种眼睛通常有畸形的前房和大面积的周边虹膜前壁粘连。有或没有抗代谢药物的小梁切除术失败的眼睛。AGV 作为引流装置，可与二期人工晶状体固定术、瞳孔成形术等眼前节重建手术联合进行，取得良好的术后效果。在这种情况下，我们一般将阀管植入在虹膜后面，人工晶状体前面，或者在没有后囊膜的眼睛进行彻底的玻璃体切割术后植入在前部玻璃体腔。

另一组需要特别关注的是那些正在接受 Boston 人工角膜（BKPro）植入术的患者。这些患者，尤其是有畸形的复杂的眼前节病变的患者，有时会在术

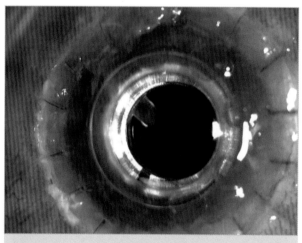

图 16.3 Ahmed 青光眼阀常常和 Boston 人工角膜植入联合使用

后出现眼压升高，在 Boston 人工角膜存在的情况下测量眼压很困难，手术医生通常只依赖指测眼压估计。我们认为在这类患者中植入 Ahmed 青光眼阀的门槛较低，并且经常需将这两种手术联合进行（图 16.3）。

在完整后囊膜人工晶状体的人工角膜眼，将阀管置于人工晶体前面。如果是无虹膜眼或后囊膜缺失的无晶状体人工角膜眼，则应进行彻底的玻璃体切割术以防止玻璃体阻塞青光眼阀管。我们并不常规在睫状体平部植入 AGV 阀管，而是在巩膜壁上采用一个更斜的隧道入口，并用缝线将阀管固定。

16.4 并发症

要仔细注意 AGV 阀管。眼睛内的任何炎症都需要提前进行积极的治疗，防止引起阀管口阻塞。阻塞阀管口的玻璃体可能需要行玻璃体切割术。太长的阀管可能出现在视轴上并引起视觉障碍症状。过长的管子可能需要从前房中取出并剪短，然后重新植入。其他与阀管相关的并发症包括阀管移位、阀管侵蚀巩膜和结膜、阀管接触角膜、阀管接触晶状体、阀管接触虹膜等。

阀管口有时很难看到，可能需要眼前节光学相干断层扫描（AS-OCT）来显示（图 16.4）。AS-OCT 还可以显示巩膜和结膜下的阀管道以及 AGV 体。它可以显示管口和任何堵塞的存在。

尽管我们通常使用板层巩膜瓣加强对阀管的覆盖，但也可以使用异体巩膜移植片、自体巩膜移植片或保存的异体硬脑膜，或者用于术后阀管暴露的情况。这样手术的缺点是需要另外的供体组织或增加额外的手术部位。

术后早期低眼压可采用 Vicryl 缝线暂时结扎导管

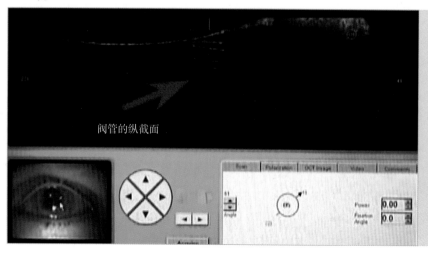

图 16.4 眼前节 OCT 可用于观察前节透明度不足时青光眼阀管的开口端。OCT. 光学相干断层扫描

来避免。这有助于避免术后并发症，如脉络膜渗出脱离和脉络膜上腔出血。对于晚期高血压病例，如果发生这种情况，可尽量采用药物治疗。滤过泡包裹和纤维化会导致眼压升高和手术失败，可通过第二次 AGV 植入或针刺滤过泡来处理。

16.5 结论

总之，我们发现 AGV 治疗难治性青光眼和复杂性前房的青光眼具有令人鼓舞的效果。然而，它的使用需要更高的手术技巧，操作严谨，并密切关注手术细节。

参考文献

[1] Wilson MR, Martone J. Epidemiology of chronic open-angle glaucoma. In: Ritch R, Shields MB, Krupin T, eds. The glaucomas – clinical science. 2nd ed. St. Louis: Mosby; 1996:729–738.

[2] Jonas JB, Budde WM, Panda-Jonas S. Ophthalmoscopic evaluation of the optic nerve head. Surv Ophthalmol 1999;43(4):293–320.

[3] Ramrattan RS, Wolfs RCW, Jonas JB, Hofman A, de Jong PT. Determinants of optic disc characteristics in a general population: the Rotterdam study. Ophthalmology 1999;106(8):1588–1596.

[4] Weinreb RN. Assessment of optic disc topography for diagnosing and monitoring glaucoma. Arch Ophthalmol 1998;116(9):1229–1231.

[5] Fitzke FW, McNaught AI. The diagnosis of visual field progression in glaucoma. Curr Opin Ophthalmol 1994;5(2):110–115.

[6] Lütjen-Drecoll E. Functional morphology of the trabecular meshwork in primate eyes. Prog Retin Eye Res 1999;18(1):91–119.

[7] Polansky JR. HTM cell culture model for steroid effects on intraocular pressure. In: Lutjen-Drecoll E, Rohen JW, eds. Basic aspects of glaucoma research III. Stuttgart: Schattaeur Press; 1993:307–318.

第十七章 四环复合单结瞳孔成形术在闭角型青光眼中应用

Priya Narang, Amar Agarwal

戴 超 / 译
张东昌 / 校

概述

广泛的虹膜堵塞小梁网房水外流是导致继发性闭角型青光眼进展的主要因素。通过瞳孔成形手术，有助于避免周边虹膜前粘连（Peripheral Anterior Synechiae，PAS）的早期形成和破坏新形成的PAS。本章将讨论在特定的继发性闭角型青光眼（Angle Closure Glaucoma，ACG）病例中，通过瞳孔成形手术阻止前房角关闭所致青光眼进展。四环复合单结（Single-Pass Four-Throw，SFT）瞳孔成形术有助于牵拉周边虹膜，从而防止小梁网被机械阻塞，如高褶虹膜综合征、Urrets-Zavalia综合征和其他继发性房角关闭病例。

关键词：闭角型青光眼，瞳孔成形术，四环复合单结，周边前粘连，房角镜，虹膜牵引，Urrets-Zavalia综合征，眼压，硅油性青光眼

17.1 前言

青光眼是全世界主要的致盲性眼病之一，可分为开角型青光眼和闭角型青光眼（Angle Closure Glaucoma，ACG）。ACG可分为原发性和继发性，还分为急性和慢性。激光虹膜周切（Laser Peripheral Iridotomy，LPI）用于可能存在瞳孔阻滞的ACG患者。高褶虹膜、Urrets-Zavalia综合征（UZS）[1-4]、

和继发性房角关闭都会因周边虹膜虹膜粘连（PAS）进展恶化，这些情况下LPI的作用很有限。PAS进展可致虹膜根部组织附着到小梁网上，从而导致长期持续的眼压（IOP）升高。

采用四环复合单结（Single-Pass Four-throw，SFT）技术[5-7]的瞳孔成形术在开放高褶虹膜、Urrets-Zavalia综合征（Urrets-Zavalia Syndrome，UZS）、和硅油眼继发房角关闭的病例中，发现有助于阻止和分离PAS、开放前房角结构以解决眼压升高问题（图17.1、图17.2）。

17.2 手术技术

对于因PAS形成的UZS综合征和继发性前房角关闭，初始治疗几乎没有差异（视频17.1）。用末端开口眼内镊伸入前房，抓住周边虹膜轻轻地往瞳孔中央方向牵拉以分离周边前粘连。这样可以评估用于瞳孔成形的周边虹膜状况，帮助分离PAS和阻止PAS进一步形成。

针对所有的ACG病例，在术中使用前房灌注维持前房比黏弹剂更好，可避免使用黏弹剂加重本已存在的炎症反应，由于炎症已造成了眼压升高，还可避免黏弹剂残留导致术后眼压升高。

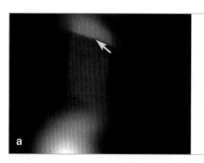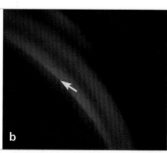

图17.1 瞳孔成形术后前房角图像。（a）虹膜组织聚集于前房角导致前房角闭合。（b）SFT瞳孔成形术后，前房角打开。SFT. 四环复合单结

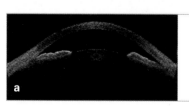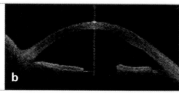

图17.2 眼前节光学相干断层扫描（AS-OCT）前房角图像。（a）继发性前房角关闭所致前房变浅。（b）瞳孔成形术后前房角开放

17.3 讨论

睫状突前移推动周边虹膜向前并导致前房角狭

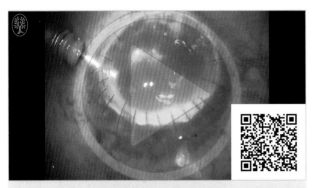

视频 17.1 Urrets-Zavalia 综合征
https://www.thieme.de/de/q.htm?p=opn/tp/311890101/
9781684200979_video_17_01&t=video

窄是高褶虹膜的典型特征（图 17.3）。这可以导致急性或慢性闭角型青光眼的发生。前房角镜和超声生物显微镜有助于临床诊断。LPI 可解除瞳孔阻滞，但无法改变周边虹膜不正常的解剖结构和缓解已经存在的前房角关闭。氩激光周边虹膜成形术可使周边虹膜变薄，尽管能加深房角隐窝，但慢性的前房角关闭仍会进展[8]。目前情况下，通过 STF 瞳孔成形术，为解除慢性前房角关闭进展提供了可能。瞳孔散大使前房角进一步拥挤、周边虹膜堆积并堵塞小梁网。

UZS 综合征患者的眼压升高与持续性瞳孔散大有关，对缩瞳药物和降眼压药物无反应。最初报道发生在穿透性角膜移植患者，但后来也有许多报道发生在内眼手术中。长期持续的瞳孔散大虹膜堆积在周边堵塞小梁网进一步发展成为 PAS。SFT 术后结果显示，SFT 是治疗 UZS 综合征的最好措施，可使眼压明显下降、角膜恢复透明和视力提高（图 17.4）。

视网膜脱离术后，玻璃体腔硅油填充可阻止视

图 17.3 高褶虹膜1例图像。（a）1例虹膜高褶的前节照片。（b）AS-OCT 显示前房角结构变窄。（c）前房角镜检查显示 PAS 的形成。（d）超声生物显微镜（UBM）显示虹膜和睫状体前插的狭窄的前房角。（c）瞳孔成形术后的前节照片。（f）AS-OCT 显示 SFT 术后前房变宽。（g）前房角镜显示前房角结构开放和 PAS 分离。（h）UBM 显示前房角结构为开角。AS-OCT. 眼前节光学相干断层扫描；PAS. 周围前粘连；SFT. 四环复合单结

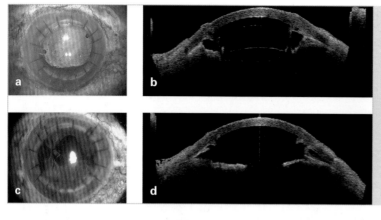

图 17.4 1 例 UZS 患者的前节照相。(a)角膜移植术后并发 UZS 综合征。注意持续扩张的瞳孔。(b)术前 AS-OCT 显示前房角结构拥挤。(c)SFT 术后眼前节照相。(d)术后 AS-OCT 显示前房角开放。AS-OCT.眼前节光学相干断层扫描；SFT.四环复合单结；UZS.Urrets-Zavalia 综合征

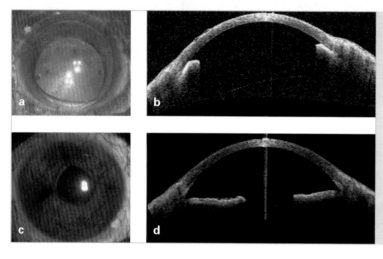

图 17.5 1 例硅油眼闭角型青光眼眼前节照相。(a)AC 中的硅油导致眼压升高。(b)AS-OCT 显示 AC 角狭窄。(c)瞳孔成形术后眼前节照相。(d)AS-OCT 显示 AC 角开放。AC.前房；AS-OCT.眼前节光学相干断层扫描

网膜脱离复发。很多研究报道了硅油眼继发性闭角型青光眼[9-14]，包括瞳孔阻滞、虹膜周切孔闭锁、乳化或未乳化硅油堵塞小梁网、炎症、周边房角粘连闭合等多种机制参与硅油眼继发性青光眼形成。眼内硅油填充后眼压升高导致眼痛和视物模糊。硅油与小梁网接触导致小梁网发生不可逆性损害，临床上遇到这样情况表现为硅油取出后眼压不下降。因此，这样的病例早期干预非常重要。当前房角检查发现前房角粘连发生时需尽快取出硅油，这样的患者行 SFT 瞳孔成形术能降低眼压，阻止或阻断 PAS 形成和进展，从而预防前房角闭合粘连（图 17.5）。

对于炎症、新生血管、恶性青光眼这样的继发性闭角型青光眼，SFT 是不适用的。然而，如本章所述，尽管 SFT 不适用于这部分特殊病例，但对于很多 ACG，SFT 可缓解周边虹膜堆积阻塞小梁网，从而改善房水的排出。

参考文献

[1] Urrets Zavalia A Jr. Fixed, dilated pupil, iris atrophy and secondary glaucoma. Am J Ophthalmol 1963;56(8):257–265.

[2] Jain R, Assi A, Murdoch IE. Urrets-Zavalia syndrome following trabeculectomy. Br J Ophthalmol 2000;84(3):338–339.

[3] Espana EM, Ioannidis A, Tello C, Liebmann JM, Foster P, Ritch R. Urrets-Zavalia syndrome as a complication of argon laser peripheral iridoplasty. Br J Ophthalmol 2007;91(4):427–429.

[4] Yuzbasioglu E, Helvacioglu F, Sencan S. Fixed, dilated pupil after phakic intraocular lens implantation. J Cataract Refract Surg 2006;32(1):174–176.

[5] Narang P, Agarwal A. Single-pass four-throw technique for pupilloplasty. Eur J Ophthalmol 2017;27(4):506–508.

[6] Narang P, Agarwal A, Kumar DA. Single-pass four-throw pupilloplasty for angle-closure glaucoma. Indian J Ophthalmol 2018;66(1):120–124.

[7] Narang P, Agarwal A, Ashok Kumar D. Single-pass four-throw pupilloplasty for Urrets-Zavalia syndrome. Eur J Ophthalmol 2018;28(5):552–558.

[8] Pavlin CJ, Foster FS. Plateau iris syndrome: changes in angle opening associated with dark, light, and pilocarpine administration. Am J Ophthalmol 1999;128(3):288–291.

[9] Nguyen QH, Lloyd MA, Heuer DK, et al. Incidence and management of glaucoma after intravitreal silicone oil injection for complicated retinal detachments. Ophthalmology 1992;99(10):1520–1526.

[10] Henderer JD, Budenz DL, Flynn HW Jr, Schiffman JC, Feuer WJ, Murray TG. Elevated intraocular pressure and hypotony following silicone oil retinal tamponade for complex retinal detachment: incidence and risk factors. Arch Ophthalmol 1999;117(2):189–195.

[11] Gedde SJ. Management of glaucoma after retinal detachment surgery. Curr Opin Ophthalmol 2002;13(2):103–109.

[12] Honavar SG, Goyal M, Majji AB, Sen PK, Naduvilath T, Dandona L. Glaucoma after pars plana vitrectomy and silicone oil injection for complicated retinal detachments. Ophthalmology 1999;106(1):169–176, discussion 177.

[13] Valone J Jr, McCarthy M. Emulsified anterior chamber silicone oil and glaucoma. Ophthalmology 1994;101(12):1908–1912.

[14] Billington BM, Leaver PK. Vitrectomy and fluid/silicone-oil exchange for giant retinal tears: results at 18 months. Graefes Arch Clin Exp Ophthalmol 1986;224(1):7–10.

第四部分
晶状体重建

IV

第十八章 Jacob 回形针囊袋稳定装置

Vinanti Kangale, Soosan Jacob

苏金凤 / 译
魏　莉　范乔娇 / 校

概述

晶状体脱位的处理取决于悬韧带的断裂程度。对于上方一个象限的晶状体脱位，可以使用囊袋张力环。为避免术后偏中心和囊袋脱位，需行巩膜内缝线固定。为了降低缝合难度，避免出现并发症，Jacob 医生设计了一种新的装置叫"回形针囊袋稳定装置"，目的是在无缝合的术式中将囊袋固定在巩膜壁。它是由蓝色聚甲基丙烯酸甲酯做成的一片式装置，有一个固定装置和一个襻。固定装置位于破口边缘，从而增强其稳定性。襻上有 13mm 长的凹槽，显微镜下可经巩膜切开术制成的巩膜瓣，将襻折叠在巩膜隧道内。固定装置宽 2.5mm，很容易通过超乳切口进入前房。此装置可提供简单、快速、安全的手术，具有其独特优势。与囊袋缝合固定在巩膜壁上的手术相比，这种手术术中操作更少。无须缝合也减少了所有缝合相关的术后并发症。术中可以通过襻的收拢轻松使人工晶状体位置居中。对于范围大的晶状体半脱位，可以用两个囊袋稳定装置。对于人工晶状体囊袋复合物，也可以轻松地用 Jacob 回形针囊袋稳定装置重新固定。

关键词：半脱位的白内障，无缝合固定、Jacob 回形针囊袋稳定装置，人工晶状体，胶黏合脱位囊袋拉钩，悬韧带断裂，半脱位，脱位

18.1 前言

半脱位的白内障[1, 2]处理取决于悬韧带断裂的范围。对于一个象限的脱位应该用囊袋张力环[3-5]。然而，对于更大范围的脱位，为避免术后的偏中心和囊袋半脱位，需行巩膜固定。目前可用的巩膜固定装置都是用线缝合的，包括 Ahmed 片段[6]、Cionni 单 – 双钩环[5]、Assia 片段[7] 等。所有这些装置，一旦植入，不是用 9-0 聚丙烯缝线就是用 Gore–Tex 固定在巩膜壁上。用线把这些装置固定在巩膜壁上缺点很多，需要又长又细的针穿过前房，而这类操作技术复杂，时间也长。另外，线结的松紧程度也会影响人工晶状体的居中性。如果线结碰巧太松或太紧，人工晶状体会偏中心。此时必须剪断缝线，另行过程复杂的巩膜壁缝合。Jacob 提出了无缝线固定的胶黏附囊袋张力环[8, 9]和囊袋拉钩[10]技术，还设计了 Jacob 囊袋稳定装置（Morcher GmbH 公司，德国），这些装置使整个过程操作起来更简单，可无须缝合，将囊袋固定在巩膜壁上[11-14]。

18.2 装置的设计

回形针囊袋稳定装置是用聚甲基丙烯酸酯制成的一片式装置，有固定部分和襻两个部分，固定部分在两侧的凸缘和中央延展部分，共同组成回形针结构（视频 18.1）。回形针装置固定于破口处，与破口吻合。襻通过巩膜瓣下的切开处穿过巩膜然后被折叠在巩膜 Scharioth 隧道内。襻长 13mm，有凹槽，可使固定更稳。固定装置宽 2.5mm，可以很容易地通过超乳切口穿入前房（图 18.1）。

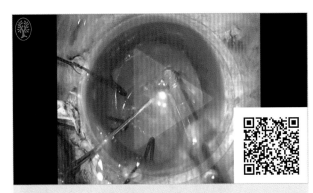

视频 18.1　为什么缝合：胶合囊袋拉钩
https://www.thieme.de/de/q.htm?p=opn/tp/311890101/
9781684200979_video_18_01&t=video

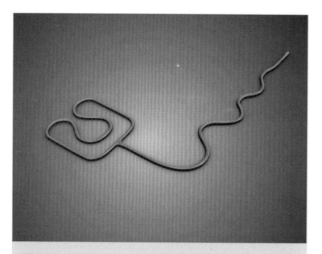

图18.1 装置设计，Jacob 回形针囊袋稳定装置由两部分组成：（1）2.5mm 宽的固定部分。两边各有一个凸缘构成回形针部件；（2）长13mm 的襻，有凹槽

18.3 手术技术

手术过程

若晶状体半脱位的范围超过一个象限，可使用 Jacob 回形针囊袋稳定装置进行处理。先在悬韧带断裂中间制作一个巩膜瓣，做超乳切口，在玻璃体内注入不含防腐剂的曲安奈德以识别有无玻璃体脱出，如存在脱出，行玻璃体切割术移除。这样做是为了给悬韧带断裂处的囊袋留足够的空间。眼内注入黏弹剂，扩开虹膜下空间，用23G 针头以一种外路或内路的方式做巩膜切口。首先，做一个简单的水分离；其次，在黏弹剂的保护下，在襻的引导下将回形针囊袋稳定装置植入前房；然后用平衡盐溶液灌注或前房维持器维持前房形态。再次用黏弹剂扩大虹膜后空间，通过巩膜切口在虹膜后面和前囊膜前面伸入一个23G 显微镊，抓住回形针囊袋稳定装置的襻将其通过巩膜切开处拉出眼外。此时应该另外植入囊袋拉钩给予术中支持。抓住囊袋稳定装置的回形针部分将它放置在悬韧带断裂部位。操作完成

后，拉动襻将囊袋居中。修剪襻将其折叠在巩膜内 Scharioth 隧道。为了增强稳定性，隧道应制成朝向角膜缘处略微倾斜的挂衣钩形状，在巩膜床转角处开始比较容易完成（图18.2）。襻收拢的居中性决定了囊袋的居中性。收拢程度越大，拉动越大。Jacob 囊袋稳定装置和传统的囊袋拉钩一样，可辅助白内障术中的各步骤。核处理前或皮质吸除前的任何一个阶段均可植入囊袋张力环，从而为术中提供额外的穹隆部张力，在晶状体半脱位中，核处理和皮质吸除的超声乳化术按常规进行。将人工晶状体植入囊袋内，而后取出所有额外的囊袋拉钩，必要时再次调整回形针稳定装置中襻的收拢程度。手术结束时用纤维蛋白胶关闭巩膜瓣和结膜切口（图18.3~图18.6）。

Jacob 回形针囊袋稳定装置亦可用于术中悬韧带断裂稳定囊袋。

18.4 Jacob 回形针囊袋稳定装置的优点

这个装置使手术更简单、快速、安全。与将囊袋缝合固定在巩膜壁相比较，这种手术对术者的技

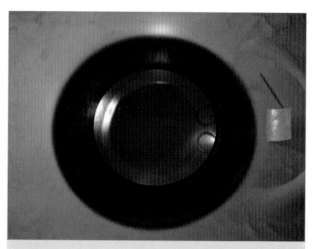

图18.2 巩膜 Schariot 隧道内折叠

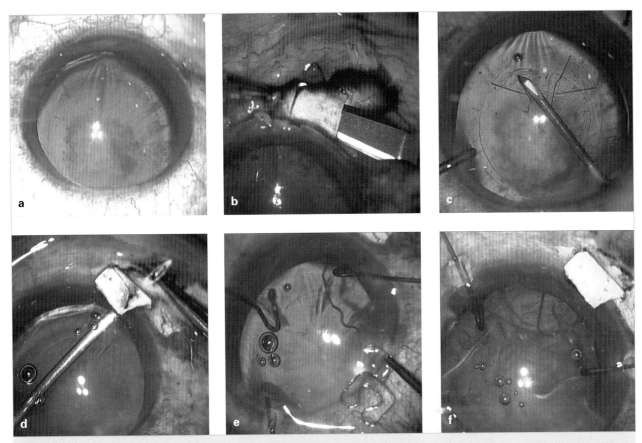

图 18.3　Jacob 回形针囊袋稳定装置在晶状体半脱位中的应用。（a）超过 180°的晶状体半脱位。（b）以悬韧带断裂处为中心做一定巩膜厚度的巩膜瓣。（c）做一穿刺口，在悬韧带断裂处留出足够的边缘。（d）用 23G 针头从内侧或外侧巩膜切开。（e）Jacob 回形针囊袋稳定装置引入前房，用显微镊抓住襻的末端。（f）抓住囊袋稳定装置的固定部分把它放置在断裂部分的边缘

巧并无太高要求。且无须线缝避免了缝合相关并发症的发生。术中人工晶状体的居中性和调节性亦可通过调节襻的收拢程度简单实现。对于大范围的脱位，可以使用两个囊袋稳定装置。

18.5　在脱位人工晶状体中的应用

　　对于脱位的人工晶状体囊袋复合物 [15-17]，使用

Jacob 回形针囊袋稳定装置也可以简单容易地重新固定。囊袋脱位的人工晶状体与半脱位晶状体的固定方式类似，在悬韧带断裂的区域做一个巩膜瓣，巩膜瓣下做一个巩膜切口，通过巩膜切口处将 Jacob 回形针囊袋稳定装置的襻穿出。固定部分与悬韧带断裂边缘嵌合将人工晶状体拉回到适当的位置。对于大的脱位，可以用多个囊袋稳定装置。襻的收拢程度将决定人工晶状体的居中性。

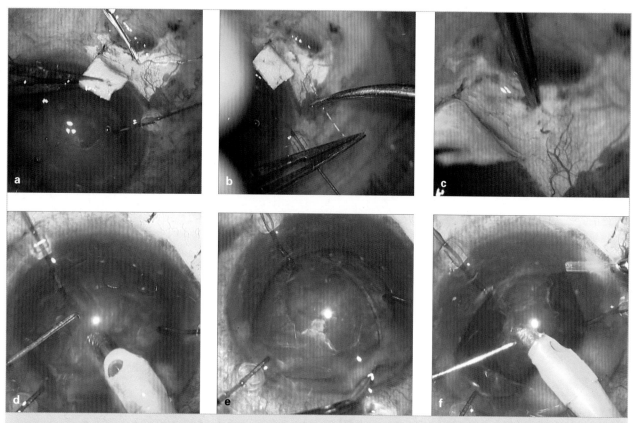

图 18.4 Jacob 回形针囊袋稳定装置（Morcher GmbH，德国）在晶状体半脱位中的应用。(a) 26G 针头在巩膜内做一个 Scharioth 隧道。(b) 根据设定的尺寸修剪 Jacob 囊袋稳定装置的襻。(c) 将襻收拢在巩膜 Scharioth 隧道内。(d) 另外植入囊袋拉钩，辅助超乳过程中处理晶状体核。(e) 在囊袋内植入张力环扩张周边。(f) 注吸皮质

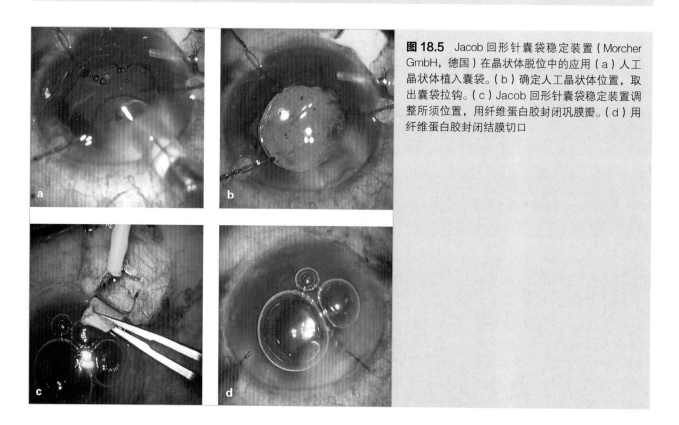

图 18.5 Jacob 回形针囊袋稳定装置（Morcher GmbH，德国）在晶状体脱位中的应用 (a) 人工晶状体植入囊袋。(b) 确定人工晶状体位置，取出囊袋拉钩。(c) Jacob 回形针囊袋稳定装置调整所须位置，用纤维蛋白胶封闭巩膜瓣。(d) 用纤维蛋白胶封闭结膜切口

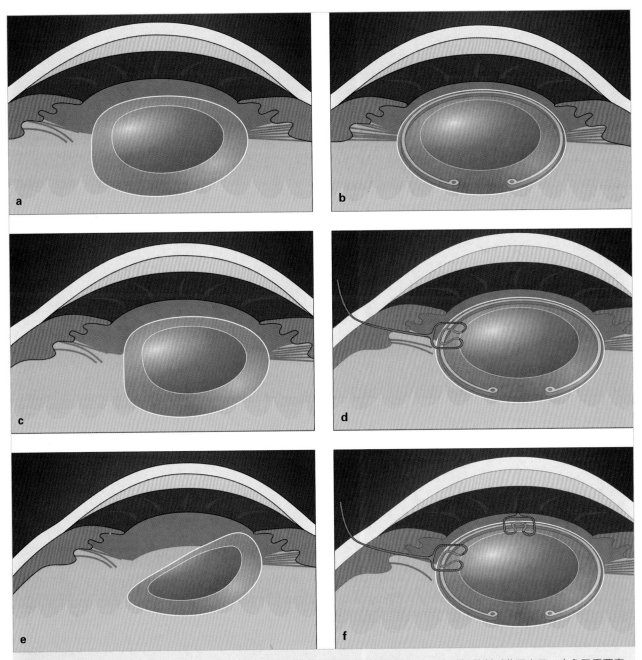

图 18.6（a，b）悬韧带断裂范围小于一个象限可以通过植入囊袋张力环稳定（c，d）悬韧带断裂范围大于一个象限需要囊袋的巩膜固定。这可通过使用 Jacob 回形针囊袋稳定装置（Morcher GmbH）以无缝线缝合的方式完成，为扩张周边囊袋可以植入囊袋张力环。（e，f）大范围的脱位可以通过植入两个囊袋稳定装置和一个张力环的方式处理

参考文献

[1] Davis D, Brubaker J, Espandar L, et al. Late in-the-bag spontaneous intraocular lens dislocation: evaluation of 86 consecutive cases. Ophthalmology 2009;116(4):664–670.

[2] Fernández-Buenaga R, Alio JL, Pérez-Ardoy AL, et al. Late in-the-bag intraocular lens dislocation requiring explantation: risk factors and outcomes. Eye (Lond) 2013;27(7):795–801, quiz 802.

[3] Jacob S, Agarwal A, Agarwal A, Agarwal S, Patel N, Lal V. Efficacy of a capsular tension ring for phacoemulsification in eyes with zonular dialysis. J Cataract Refract Surg 2003;29(2):315–321.

[4] Hara T, Hara T, Yamada Y. "Equator ring" for maintenance of the completely circular contour of the capsular bag equator after cataract removal. Ophthalmic Surg 1991;22(6):358–359.

[5] Cionni RJ, Osher RH. Management of profound zonular dialysis or weakness with a new endocapsular ring designed for scleral fixation. J Cataract Refract Surg 1998;24(10):1299–1306.

[6] Hasanee K, Ahmed IIK. Capsular tension rings: update on endocapsular support devices. Ophthalmol Clin North Am 2006;19(4):507–519.

[7] Assia EI, Ton Y, Michaeli A. Capsule anchor to manage subluxated lenses: initial clinical experience. J Cataract Refract Surg 2009;35(8):1372–1379.

[8] Jacob S, Agarwal A, Agarwal A, Sathish K, Prakash G, Kumar DA. Glued endocapsular hemi-ring segment for fibrin glue-assisted sutureless transscleral fixation of the capsular bag in subluxated cataracts and intraocular lenses. J Cataract Refract Surg 2012;38(2):193–201.

[9] Jacob S, Agarwal A. Fibrin glue assisted trans-scleral fixation of an endocapsular device for sutureless trans-scleral capsular bag fixation in traumatic subluxations: the glued endocapsular ring/segment. Med Hypothesis Discov Innov Ophthalmol 2013;2(1):3–7.

[10] Jacob S, Agarwal A, Agarwal A, Agarwal A, Narasimhan S, Ashok Kumar D. Glued capsular hook: technique for fibrin glue-assisted sutureless transscleral fixation of the capsular bag in subluxated cataracts and intraocular lenses. J Cataract Refract Surg 2014;40(12):1958–1965.

[11] Glued Capsular Hook Soosan Jacob. https://www.youtube.com/watch?v=M8AHOMVCz4k. Accessed January 8, 2018.

[12] Glued Capsular Hook for subluxated cataract Soosan Jacob [with audio 5 min]. https://www.youtube.com/watch?v=sz4DiMnHDCk. Accessed January 8, 2018.

[13] New Glued Capsular Hook Soosan Jacob [with audio 54 min final]. https://www.youtube.com/watch?v=O3KLj5I2ijY. Accessed January 8, 2018.

[14] Glued capsular hook in subluxated IOL Soosan Jacob [32 min with audio]. https://www.youtube.com/watch?v=DOu45gIwHOE. Accessed January 8, 2018.

[15] Hayashi K, Hirata A, Hayashi H. Possible predisposing factors for in-the-bag and out-of-the-bag intraocular lens dislocation and outcomes of intraocular lens exchange surgery. Ophthalmology 2007;114(5):969–975.

[16] Jehan FS, Mamalis N, Crandall AS. Spontaneous late dislocation of intraocular lens within the capsular bag in pseudoexfoliation patients. Ophthalmology 2001;108(10):1727–1731.

[17] Jakobsson G, Zetterberg M, Lundström M, Stenevi U, Grenmark R, Sundelin K. Late dislocation of in-the-bag and out-of-the-bag intraocular lenses: ocular and surgical characteristics and time to lens repositioning. J Cataract Refract Surg 2010;36(10):1637–1644.

第十九章　双针法人工晶状体虹膜内固定术

John C. Hart Jr

苏金凤 / 译
魏　莉　范乔娇 / 校

概述

　　首先我们会对普通人工晶状体虹膜内固定术导致的瞳孔和虹膜变形进行介绍。双针法人工晶状体虹膜内固定术是一种可以解决使虹膜和瞳孔不规则问题的手术方式。第一针提起角膜附近的虹膜并拉伸，使其远离虹膜根部，随后固定于角膜。这种手术方式可以克服角膜内反射从而改善视觉效果，并可将周边虹膜置于张力下以改善其穿透性。第二针将人工晶状体缝合于虹膜，抓取更小、更周边的虹膜组织。缝合后，瞳孔区的光学部会引起虹膜变形，并遮盖因缝合引起的变形区域。因而，要在晶状体光学部正确植入后房，且确保所有瞳孔变形区域都被处理后方可完成打结，这样才能实现人工晶状体虹膜内固定术后无虹膜或瞳孔变形。

　　关键词：虹膜，人工晶状体固定，缝合人工晶状体，二期人工晶状体

19.1　前言

　　在无囊膜或悬韧带支撑的情况下，眼前节医生可选择将人工晶状体固定于虹膜。这种技术可以用于无晶状体眼或半脱位的人工晶状体眼。1976[1]年McCannel第一次提出了人工晶状体虹膜缝合固定的方法。McCannel缝合技术需要在打结处上方做角膜穿刺口，使缝线伸到外面。1980年Stark[2]和他的同事运用了McCannel缝合技术进行后脱位人工晶状体虹膜固定。1994年Siepser[3]公布了创新的滑结技术，可以在密闭的前房内打结而无须前房穿刺。Condon[4]和Chang[5]后来将Siepser技术运用于人工晶状体虹膜内固定。这些技术都会使用单结将人工晶状体襻固定于虹膜上，尽管固定都很有效，但也经常会引起虹膜和瞳孔的扭曲变形（图19.1）。

　　与此相比，双针法人工晶状体虹膜内固定术，就像前房内的第三只手，可以提起、拉紧周边虹膜组织并缝合固定，术者使用缝线咬合支撑人工晶状体，抓取虹膜中更小、更周边的虹膜组织，从而使虹膜和瞳孔变形最小化。脱位人工晶状体缝线固定主要用于非囊袋植入内的人工晶状体和三片式人工晶状体。虹膜固定聚甲基丙烯酸甲酯一片式人工晶状体也是可行的，但技术上难度更大，特别是人工晶状体为平面设计时。

19.2　手术技术

　　在虹膜内固定脱位的人工晶状体之前，医生必须评估玻璃体与人工晶状体之间的关系。如前房内有玻璃体或玻璃体附着在脱位的人工晶状体上，为避免玻璃体牵拉视网膜，应该在角膜缘或睫状体扁平部行玻璃体切割术。

　　评估人工晶状体在眼内的位置是处理脱位人工晶状体决定性的第一步。如人工晶状体脱入前玻璃体腔，需行睫状体扁平部后灌注将人工晶状体带回到前房[6]。同时需确定人工晶状体位置是否朝上（图19.2）。如果人工晶状体是翻转的，缝合前应将其翻转朝上，对IOL的翻转应于玻切后进行操作。

　　对于囊袋内或睫状沟脱位人工晶状体，通过两个穿刺口从前部进入就可以将光学部递到瞳孔区。在颞上方和颞下方做两个1mm的穿刺口，前房注入缩瞳剂（Miochol），瞳孔缩小后前房注入弥散型黏弹剂，用Kuglen钩将人工晶状体光学部拉到虹膜表面。在瞳孔区人工晶状体光学部下插入一个27G OVD套管，用27G套管托起人工晶状体光学部至瞳孔区，

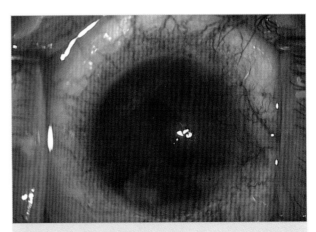

图 19.1　虹膜缝合后的瞳孔变形

用 Kuglen 钩将虹膜托到光学部下。

通过这些操作，光学部会位于虹膜前，襻位于虹膜后，虹膜均匀分布于两个襻的两侧。在虹膜下方襻的位置 90° 左右做一与襻平行的斜行穿刺口（图 19.3），最好可以通过这个平行穿刺口看到襻，且穿刺口的内口刚好位于这条平行线上，使用 10-0 Prolene 缝线进行 CTC-6L 针双针缝合，将其中一根针游离，游离针穿过斜行穿刺口，反复穿过虹膜及虹膜下的襻（图 19.4），针尖穿出虹膜根部后再出周边角膜（图 19.5）。这个操作有 4 个重要目的：缩小虹膜与角膜之间的角度，将虹膜从根部拉开，将拉伸的虹膜固定在角膜处，拉伸襻下虹膜使固定区域更明显。然后将 10-0 Prolene 缝线的 CTC-6L 针穿过斜行穿刺口，从后面到达第一针处。由于第一针已将虹膜拉紧，我们可以看到周边虹膜，使得第二针能从更周边的位置进入虹膜以固定晶状体襻。保持

周边虹膜的张力可使第二根针抓取的虹膜组织更少，缝合后更加可控。缝合时缝线应与下面的襻垂直（图 19.6）。随后将两根针从眼内穿出。使用相同的

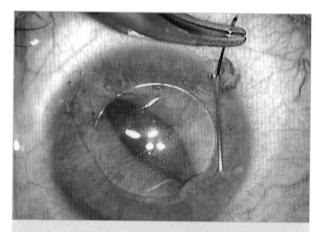

图 19.4 术中图片，游离针通过斜行穿刺口，通过穿入和穿出虹膜将虹膜下面的襻置于线圈内

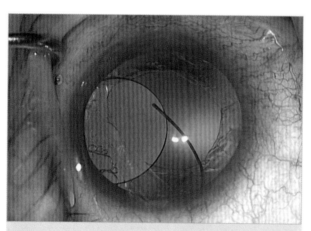

图 19.2 后囊膜破裂的人工晶状体脱位和偏中心。缝合虹膜前务必确认人工晶状体在眼内位置

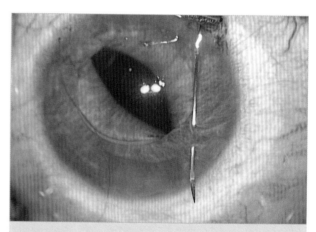

图 19.5 针尖从虹膜根部穿出后再从角膜周边穿出

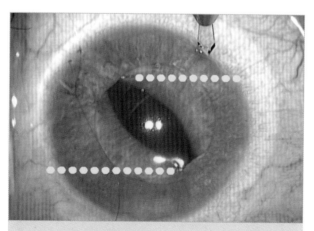

图 19.3 插图图片，通过画与襻平行的虚线（黄色，点状）显示前房穿刺的位置

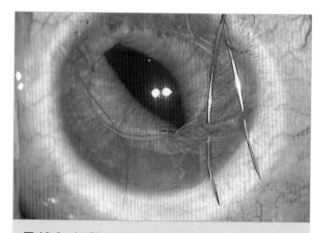

图 19.6 虹膜组织的缝合部位应垂直于人工晶状体襻

方法缝合第二个襻。两根缝线用Siepser滑结技术打双防脱结，但不要锁结，这点非常重要。此时人工晶状体光学部在瞳孔区仍是下垂的，光学部位于瞳孔后，我们可以评估缝线是否造成虹膜和瞳孔变形。如确实存在变形，可通过用显微镊拉伸瞳孔缘松动线结内的虹膜组织。如这样仍无法解除变形，则需拆除缝线，重新进行双针法人工晶状体虹膜内固定术。然后使用Siepser滑结技术打双防滑结锁结。

19.3 讨论

为什么先前描述的人工晶状体虹膜内固定技术会使虹膜和瞳孔发生变形？虹膜是一种位于虹膜根部和瞳孔缘之间的，通常为扁平状的半透明组织。不同虹膜部位的运动也不尽相同。根部虹膜比瞳孔区虹膜运动幅度小，将人工晶状体固定于虹膜，使缝线尽量远离活动度大的虹膜区域，以减少虹膜和瞳孔变形一样减少人工晶状体移位。缝线会限制瞳孔散大，因此缝线越靠周边，眼底检查时瞳孔就散得越大。

相比于光学部，人工晶状体襻较硬，且有一定的倾斜角度与光学部连接。最前端是襻由直向弯的过渡的部分（图19.7），如果缝合线太靠近襻与光学部连接的部位，虹膜就因被向下拉扯而发生变形。距离越近，变形越明显。最佳的缝线位置取决于人工晶状体襻的结构。缝线应位于襻直的部分末端（图19.8）。距襻插入光学部的位置大约3mm。而缝线远离这个位置会增加襻与缝线滑开的风险，继而导致人工晶状体脱位。

人工晶状体固定时缝线内虹膜太多也会造成虹膜和瞳孔变形。虹膜组织咬合太多，或一个襻的虹膜组织咬合较另一个襻多，通常会造成这类情况。此外，如果缝线太紧，会使虹膜组织在线结内挤作一团。虹膜缝合固定人工晶状体时，应尽量避免此类情况。

虹膜缝合的方向也可能造成虹膜变形。缝线垂直于襻比平行于襻引起的虹膜变形要小。虹膜缝线平行于襻时会使虹膜缩短，将瞳孔缘牵向角膜缘。

在人工晶状体虹膜内固定时，未将人工晶状体中心预先放置于虹膜中央也会导致虹膜和瞳孔变形。缝线固定前必须确定虹膜均匀分布在两个襻之间。这种情况多发生在虹膜异常时，如外伤性瞳孔散大，大范围虹膜切开术后，虹膜萎缩，或瞳孔缘机化膜形成。若术前存在这种情况，行人工晶状体虹膜内固定术而不造成虹膜变形的难度非常大。

第一针改善了周边虹膜的可视性和穿透性。由于眼内角膜全反射，大量的周边虹膜是无法通过手术显微镜看清的。房角镜可利用光学原理消除眼内角膜全反射，从而看清房角和周边虹膜。同样，在此类手术中，第一根针将虹膜和角膜之间的角度机械性缩小到角膜全反射的临界角度，从而消除了角膜内全反射，以看清更多的周边虹膜。

此外，不透明的周边角膜也会遮挡周边虹膜。老年环、周边角膜溃疡、穿透性角膜移植等情况降低了下方虹膜的可视性。然而，第一针将虹膜和角膜的距离拉近后，可改善此类损伤引起的虹膜细节的清晰度。

使用单针技术抓取小部分松弛有褶皱的虹膜组织，是有一定挑战性的。利锋利的针和将虹膜组织拉紧可有助于缝针穿过松软的虹膜。在这种技术中，

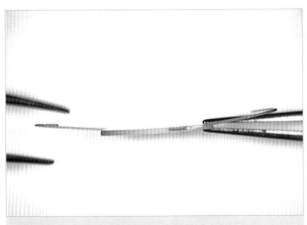

图19.7 人工晶状体包含光学部和襻。最前端的是襻由直向弯的过渡的部分

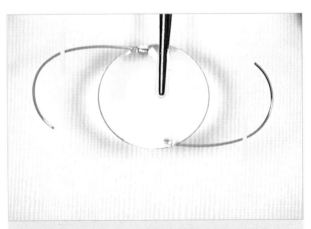

图19.8 缝线应置于人工晶状体襻直的部分末端，即黄色垂直线标记的部位

我们会用铲式针尖设计的 CTC-6L 缝合针（Ethicon 公司），这种针较锥式设计的 CIF-4（Ethicon 公司）缝合针更锋利[4, 5]。双针法人工晶状体虹膜内固定术的第一针不仅拉伸了虹膜也拉紧了周边虹膜。去除了周边虹膜的褶皱，使得第二根带线的针能抓取襻上更少、更周边的虹膜组织（图 19.5）。另外，虹膜就像一个帐篷似的遮盖在襻上，用第一根针提起襻，可使其位置更加明显。

19.3.1 何时打结？

当人工晶状体光学部位于虹膜前时，会导致虹膜和瞳孔明显变形（图 19.9），并掩盖缝线所致的瞳孔变形。为了避免此类情况，可以用两个防脱结将襻固定到虹膜上，再将光学部送到后房。这样可以消除光学部所致的变形，也可以更好地评估缝线所致的虹膜和瞳孔变形。如果光学部置于后房之后，瞳孔变形仍然存在，可抓住虹膜边缘向中央拉伸以松动未锁结内的虹膜组织。但若此前已锁结，则无法再通过结中松动弥补瞳孔变形。

当光学部位于虹膜前，由于襻的成角，周边虹膜被向上推，可能导致虹膜较紧而成束扎入结中。因此锁结前应先将光学部放入后房，再拉出虹膜，加深前房。这样可降低虹膜被固定在结中的可能性。打结时前房加深也更便于术中器械的使用。当光学部置于后房，虹膜上的固定点似乎在向角膜缘移动。这种光学错觉是由于虹膜和角膜之间增加的角度大于引起角膜全反射的临界角，从而降低了周边虹膜的可视性（图 19.9、图 19.10）。

19.3.2 技术运用时的注意事项

无论何时，将人工晶状体缝合在虹膜上，都要注意将缝线放置在襻直的部分，而不是末端弯曲部分。若缝线在襻末端弯曲部分，会导致晶状体居中性差，或因襻从缝线中滑落而造成人工晶状体脱位。

缝合周边虹膜时，一定要注意减小针和缝线对虹膜的张力，任何一处过大的张力都会导致虹膜根部明显的出血。

19.4 讨论

囊袋缺损时，医生可选择人工晶状体虹膜内固定术。传统的人工晶状体虹膜内固定术通常会引起虹膜和瞳孔变形。无论从功能性抑或是美观性来讲都难以接受。双针法人工晶状体虹膜内固定术可以让医生克服角膜的眼内全反射，从而改善周边虹膜

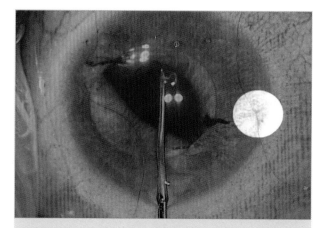

图 19.9 光学部嵌于虹膜表面时，光学部造成的虹膜和瞳孔损伤遮挡了缝合造成的损伤

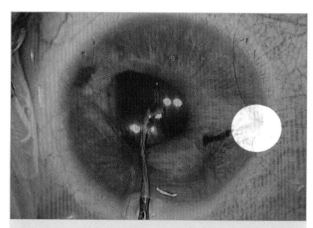

图 19.10 虹膜固定结向角膜缘移动时，是因为虹膜和角膜之间的角度增加产生的光学错觉，导致周虹膜可视性更低

和虹膜下襻的可视性。并且，随着虹膜可切性的改善，可抓取更小、更周边的虹膜组织进行人工晶状体固定，继而避免了虹膜和瞳孔变形。

参考文献

[1] McCannel MA. A retrievable suture idea for anterior uveal problems. Ophthalmic Surg 1976;7(2):98–103.

[2] Stark WJ, Michels RG, Bruner WE. Management of posteriorly dislocated intraocular lenses. Ophthalmic Surg 1980;11(8):495–497.

[3] Siepser SB. The closed chamber slipping suture technique for iris repair. Ann Ophthalmol 1994;26(3):71–72.

[4] Condon GP. Simplified small-incision peripheral iris fixation of an AcrySof intraocular lens in the absence of capsule support. J Cataract Refract Surg 2003;29(9):1663–1667.

[5] Chang DF. Siepser slipknot for McCannel iris-suture fixation of subluxated intraocular lenses. J Cataract Refract Surg 2004;30(6):1170–1176.

[6] Chang DF. Viscoelastic levitation of posteriorly dislocated intraocular lenses from the anterior vitreous. J Cataract Refract Surg 2002;28(9):1515–1519.

第二十章　胶合人工晶状体巩膜内固定术

Priya Narang, Amar Agarwal

苏金凤 / 译
魏　莉　范乔娇 / 校

概述

将眼内人工晶状体襻采用胶黏合固定于巩膜内（胶合人工晶状体），是一种二次固定人工晶状体的方法，也是一些联合手术中处理人工晶状体并发症所需的技巧。

关键词：胶合人工晶状体，人工晶状体襻巩膜内固定，三片式人工晶状体，玻璃体切割术，五联手术，垂直胶合人工晶状体，前部巩膜切开术，三联手术，PAL，改良PAL，人工晶状体支架，胶合人工晶状体支架，交握技术

20.1　前言

Gabor Scharioth 等第一次提出并演示了人工晶状体襻巩膜内固定[1]，随后 Agarwal 等提议制作巩膜瓣并将人工晶状体襻进行瓣下固定[2]。胶合人工晶状体襻巩膜内固定是现有的人工晶状体襻巩膜内固定中的一种。自 2007 年问世以来，它经历了多次改良，以在实际运用过程中更加符合术者的手术水平，提高术后视觉功能[3-6]。很多医生也对胶合人工晶状体手术过程中的技术进行了改良，用缝线替代胶，试图降低成本，并解决部分地区无法使用组织胶的问题。

20.2　术前评估

术前评估由以下几方面组成：
- 视力：常规评估项，含小孔矫正视力及最佳矫正视力，可由此预估术后视力情况。
- 光学相干断层扫描（OCT）和超声生物显微镜（UBM）分析：在复杂白内障术前，可借助 OCT 排除视网膜 / 黄斑区病变。UBM 作为一种非侵入性检查，对于不散瞳条件下筛查出后节问题有巨大帮助。
- 继发性青光眼：由于先前存在的继发性青光眼与手术操作及炎症相关，因而严格监测眼压至关重要。前房内玻璃体存在会导致显著的眼压升高，除此之外，在创伤相关病例中，经常需

要关注房角后退，需行抗青光眼手术解决高眼压问题。为保证二次人工晶状体固定可以安全有效开展，术前应使用降眼压药物及静脉输注甘露醇。
- 角膜内皮镜：复杂的白内障手术会引起角膜内皮细胞损伤，继而导致角膜内皮失代偿。严重角膜内皮失代偿患者需行角膜内皮移植联合胶合人工晶状体植入术。
- 白到白（WTW）测量：这一点非常重要，手术中巩膜瓣位置的选择需要参考白到白的距离，尽管术中也可以进行测量，但前期测量还可以辅助医生选择制作巩膜瓣的位置和术中所坐的方位。

20.3　手术技巧

胶合人工晶状体手术的基本步骤如下所示（视频 20.1~ 视频 20.3）：
- 巩膜瓣制作：首先进行 180° 轴标记。以标记处为中心做两个大约 2.5mm × 2.5mm 的部分厚度巩膜瓣，这两个巩膜瓣于 180° 径线位置相对称（图 20.1a，b）。巩膜瓣过大或过小均会增加手术难度。巩膜瓣太大，襻需要穿过更长的距离才能折叠在巩膜袋内。因此，在大眼睛中襻的外

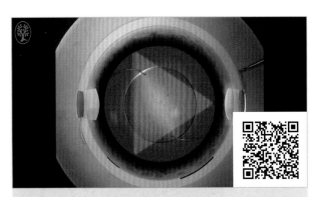

视频 20.1　胶合人工晶状体的交握技术
https://www.thieme.de/de/q.htm?p=opn/tp/311890101/9781684200979_video_20_01&t=video

163

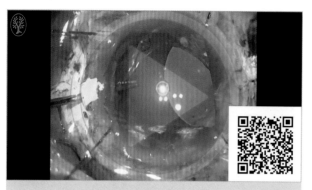

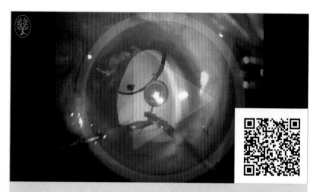

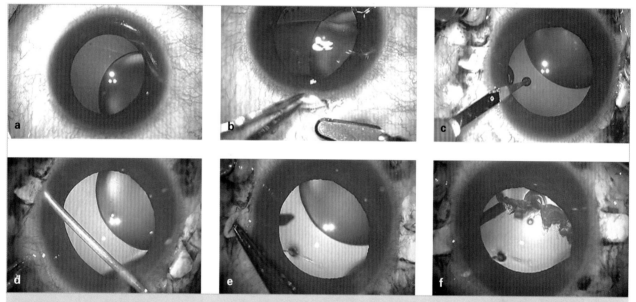

图 20.1 胶合人工晶状体技术（a）大范围晶状体半脱位。（b）6 点和 12 点位 180° 对称位置做两个部分厚度巩膜瓣。（c）术者坐于临时位置，方便两个巩膜瓣在同一水平线操作，安置前房灌注。（d）玻切头辅助在巩膜瓣处行周边虹膜切除术以避免虹膜并发症。（e）22G 针头从平滑的虹膜基底部穿过，将前部巩膜切开而不对虹膜造成任何牵拉。（f）行晶状体切除术

部露出会很少，大巩膜瓣会使得折叠在巩膜袋中的襻很小，可能导致人工晶状体半脱位。

太小的巩膜瓣会导致襻覆盖不全，暴露在结膜组织中，继而导致眼内炎，巩膜切开处则为微生物进入眼内提供了通路。

- 灌注液：手术一定要在灌注下进行。术中还会用到前房维持器、套管针或套管针维持器。
- 巩膜切开：在距角膜缘 0.5~1mm 处用 22G 针头在巩膜瓣下做巩膜切开，针直接倾斜插入玻璃体腔中心（图 20.1e）
- 玻璃体切除：23G 玻切头从巩膜切开处插入到

瞳孔区后和前房行玻切术彻底清除玻璃体丝条。设置切割速度高，负压中等。使用曲安奈德进行玻璃体染色，增强可视性。

- 人工晶状体襻的引出：做一个角膜隧道口，植入三片式可折叠人工晶状体。前襻尖端略伸出推注器前端，使其更易抓取。顶端开口的人工晶状体镊从对侧巩膜切开处进入，抓住前襻（图 20.2a）。将人工晶状体慢慢在前房展开，卡槽稍稍推出，推注头稍稍退出后，将后襻放置在角膜切口处。将前襻的末端拉出眼外（图 20.2b）。用眼内镊夹住后襻折叠放入前房（图

20.2c）。同时，助手要抓住前襻，防止其滑入前房。另一眼内镊从侧切口进入，术者将后襻从右手传递到左手（图20.2d）。右手人工晶状体镊从眼内撤出，重新从右侧巩膜切开处进入眼内。术者再次将后襻从左手传递到右手（图20.2e）。这种人工晶状体襻从一个手传递到另一个手的方式被称为交握技术[8]。最后抓住人工晶状体后襻的尖端，将其拉出眼外，完成襻的引出（图20.2f）。

• 巩膜内隐藏：用26G针头沿着巩膜瓣基底部做一个平行于角膜缘的巩膜隧道（图20.3a）。将襻折叠在巩膜隧道内，折叠区域2~3mm长（图20.3b，c）。再次行玻璃体切割术彻底清除玻璃体，防止玻璃体丝卡在切口处。

• 纤维蛋白胶辅助巩膜瓣封闭：停止灌注，将纤维蛋白胶涂在巩膜瓣下和环状切开的球结膜下进行封闭。

无助手辅助技术（No-Assistant Technique，NAT）

NAT是一种改良的外置襻方法，交握技术过程中不需要抓住前襻，因而无须助手参与[3]。这种技术

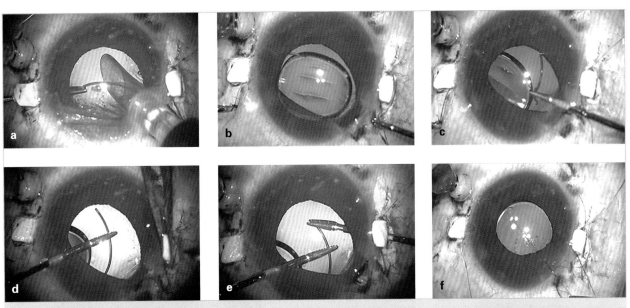

图20.2　胶合人工晶状体技术。（a）将三片式可折叠人工晶状体放置在卡槽上，用顶端开口的眼内镊从左侧巩膜切开处进入，抓住前襻。（b）抓住后襻，将前襻的末端拉出并放置在眼球外。（c）后襻在眼内向6点位方向折叠，从而穿过瞳孔中部平滑面。（d）眼内镊从左侧进入，将后襻传递到左手。注意前襻不要滑入前房，这就是无助手辅助技术。（e）进行交握操作技术。（f）两个襻均完成外置

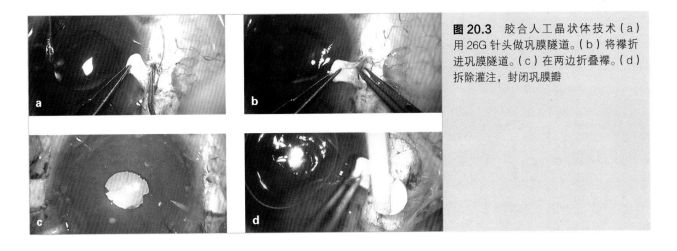

图20.3　胶合人工晶状体技术（a）用26G针头做巩膜隧道。（b）将襻折进巩膜隧道。（c）在两边折叠襻。（d）拆除灌注，封闭巩膜瓣

的原理是矢量方向力。一旦前襻被固定，术者抓住后襻向 6 点位方向弯曲。这时矢量方向力会使前襻伸出到巩膜切口处，没有了襻滑落的风险，也就无须助手辅助（图 20.2）。同时，术者运用交握技术，将后襻伸出眼外（视频 20.4）。

20.4 其他改良胶合人工晶状体手术

Beiko 和 Steinert 提出了一种技术，即用虹膜拉钩的头端钩住人工晶状体襻以防止其滑入眼内[5]。Ohta 等建议胶合人工晶状体术中巩膜瓣制成 Y 形和 T 形[6]。

20.5 联合手术

20.5.1 胶合人工晶状体支架

这种技术将胶合人工晶状体（视频 20.5）的同时将人工晶状体作为支架[9-11]。这种技术被用在没有囊膜支撑的胶合人工晶状体病例中，利用 IOL 光学部成为人工后囊膜支架，IOL 支架建成后可以在这个支架上超声乳化剩余核碎片。这种技术在处理 Soemmering 环相关的无晶状体眼和大范围晶状体脱位病例时很有帮助[11]。

20.5.2 胶合人工晶状体术联合后弹力层前膜角膜内皮移植术

对于大家很熟悉的无晶状体眼和人工工晶状体眼合并的大泡性角膜病变，临床会行 EK 来提高患者的视力[12]。PDEK 是我们首选的 EK 方式。另外，联合手术中也会运用四环复合单结瞳孔成形术，以阻止气泡进入后房，保持空气填塞的效果。

20.5.3 三联手术技术

这种技术经常被用在无囊膜支撑的核下沉病例中[13]，包括改良后路辅助悬浮术，IOL 支架和胶黏合 IOL。发生核下沉时，从巩膜切口处穿入一个铲状器械或一根手柄将核碎片托入到前房。改良后路辅助悬浮术的优点是可通过两处巩膜切开口进行核悬浮，切口于手术结束时被巩膜瓣覆盖，可避免另行巩膜扁平部切开术，也不会对周边视网膜造成任何损伤。一旦核碎片进入前房，需在前房内植入三片式人工晶状体，将襻放置在虹膜表面。用超声乳化针头乳化核碎块，然后将襻伸入到虹膜平后面，运用交握技术将襻从两侧的巩膜切口处拉出。将襻折叠，用纤维蛋白胶封闭巩膜瓣，完成胶合人工晶状体巩膜内固定术。

20.6 胶合人工晶状体手术中的改良方式

20.6.1 垂直胶合人工晶状体

一般情况下，角膜的垂直直径较水平直径短，白到白较大的病例中，需在 6 点和 12 点位制作巩膜瓣，以增加襻在眼外固定的长度[14]。

20.6.2 胶合人工晶状体中虹膜根部切除术

在植入胶合人工晶状体的眼睛中行玻切时[15]，需联合虹膜根切术，即在巩膜瓣下预计的切口处行玻切辅助的虹膜根切术[16]。这种技术可使 22G 针头及眼内镊子可顺利通过巩膜切口，使人工晶状体襻外置更易操作，从而减少对虹膜的损伤。

20.6.3 胶合人工晶状体五联手术

这种手术结合了 5 种不同的技术，即垂直胶合

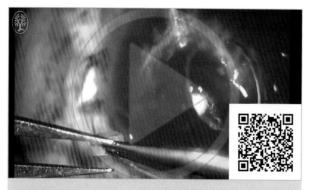

视频 20.4 无助手辅助人工晶状体胶合
https://www.thieme.de/de/q.htm?p=opn/tp/311890101/
9781684200979_video_20_04&t=video

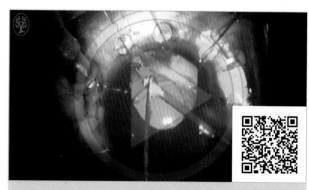

视频 20.5 Soemmering 环
https://www.thieme.de/de/q.htm?p=opn/tp/311890101/
9781684200979_video_20_05&t=video

人工晶状体、套管针前房维持器、虹膜根部切除术、前部巩膜切开术和瞳孔成形术[17]。胶合人工晶状体五联手术由这5种手术相互融合进行，对白到白较大的患者治疗非常有帮助。

20.7 讨论

Peer回顾性研究证实，胶合人工晶状体虹膜内固定术的短期、中期和远期术后效果和手术结果均令人满意[18-20]。然而，我们仍需了解更多的细节并加以重视，以求术后效果更佳（视频20.6）。因术者在运用交握技术时需保持最佳坐位，正确预测巩膜瓣的位置极其重要[21]。术者的位置应与巩膜瓣平面和襻平面相垂直[6]。手术应在灌注下操作，尽量减少黏弹剂使用。为防止术后人工晶状体偏心或半脱位，术中折叠襻时应尽量轻柔小心。胶合人工晶状体虹膜内固定术的适应证很广泛，如各类人工晶状体偏心（图20.4、图20.5）和人工晶状体-囊袋复合体脱位（需要调位，或去除后行胶合人工晶状体虹膜内固定术）（图20.6）。

胶合人工晶状体巩膜内固定术还有另一个优点，将人工晶状体襻固定于巩膜内，人工晶状体的震颤不易觉察，间接地减少了术后对玻璃体干扰[22]。因此，合理的胶合人工晶状体巩膜内固定术可提高患者的视力（图20.7），并可减少可能出现的意外情况和并发症。

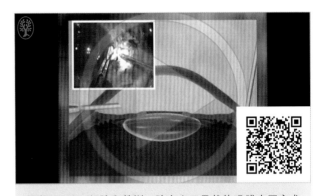

视频20.6 经验和教训：胶合人工晶状体巩膜内固定术并发症

https://www.thieme.de/de/q.htm?p=opn/tp/311890101/9781684200979_video_20_06&t=video

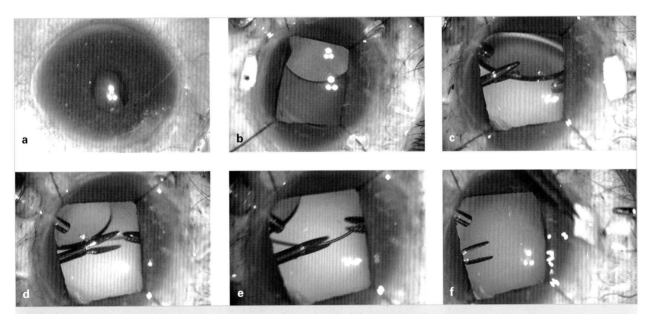

图20.4 偏心多焦人工晶状体再固定。(a)偏心的多焦人工晶状体。(b)制作巩膜瓣以植入胶合人工晶状体，用虹膜拉钩增强清晰度。(c)抓住人工晶状体，在人工晶状体下及人工晶状体周围行有限玻璃体切割术。(d)抓住后襻。(e)运用交握技术抓住襻的顶端。(f)拉出襻的顶端将其外置

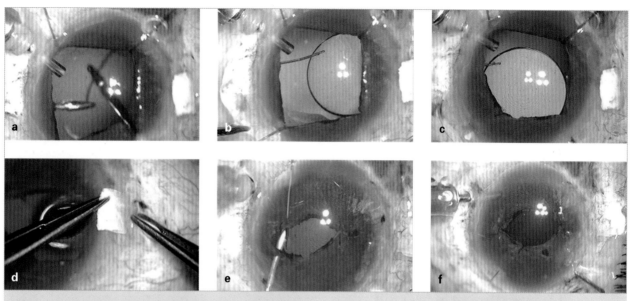

图 20.5　偏心多焦人工晶状体再固定。(a) 抓住襻的顶端,给另一襻定位。(b) 拉出襻的顶端并将其外置。(c) 两个襻均完成外置。(d) 两个襻折叠于巩膜隧道内。(e) 四环复合单结瞳孔成形,以阻止眩光。(f) 缝合关闭角膜切口

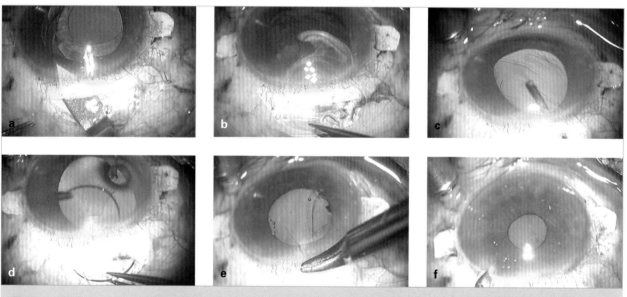

图 20.6　囊袋 – 人工晶状体复合体半脱位。(a) 在半脱位的囊袋 – 人工晶状体复合体中制作两个巩膜瓣,以植入胶合人工晶状体。(b) 囊袋 – 人工晶状体复合体被取出。(c) 在前房和瞳孔区行玻切术。(d) 植入三片式人工晶状体,抓住襻的顶端。(e) 外置两个襻。(f) 将两个襻折叠在巩膜隧道内,并用纤维蛋白胶封闭巩膜瓣

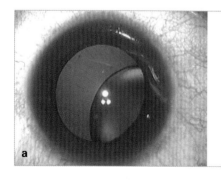

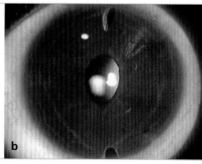

图 20.7　术前、术后照片。(a) 术前照片,透明晶状体偏位。(b) 术后照片,行胶合人工晶状体虹膜内固定术

参考文献

[1] Gabor SG, Pavlidis MM. Sutureless intrascleral posterior chamber intraocular lens fixation. J Cataract Refract Surg 2007;33(11):1851–1854.

[2] Agarwal A, Kumar DA, Jacob S, Baid C, Agarwal A, Srinivasan S. Fibrin glueassisted sutureless posterior chamber intraocular lens implantation in eyes with deficient posterior capsules. J Cataract Refract Surg 2008;34(9): 1433–1438.

[3] Narang P. Modified method of haptic externalization of posterior chamber intraocular lens in fibrin glue-assisted intrascleral fixation: no-assistant technique. J Cataract Refract Surg 2013;39(1):4–7.

[4] Narang P. Postoperative analysis of glued intrascleral fixation of intraocular lens and comparison of intraoperative parameters and visual outcome with 2 methods of haptic externalization. J Cataract Refract Surg 2013;39(7):1118–1119.

[5] Beiko G, Steinert R. Modification of externalized haptic support of glued intraocular lens technique. J Cataract Refract Surg 2013;39(3):323–325.

[6] Ohta T, Toshida H, Murakami A. Simplified and safe method of sutureless intrascleral posterior chamber intraocular lens fixation: Y-fixation technique. J Cataract Refract Surg 2014;40(1):2–7.

[7] Agarwal A, Narang P, Kumar DA, Agarwal A. Trocar anterior chamber maintainer: Improvised infusion technique. J Cataract Refract Surg 2016; 42(2):185–189.

[8] Agarwal A, Jacob S, Kumar DA, Agarwal A, Narasimhan S, Agarwal A. Handshake technique for glued intrascleral haptic fixation of a posterior chamber intraocular lens. J Cataract Refract Surg 2013;39(3):317–322.

[9] Agarwal A, Jacob S, Agarwal A, Narasimhan S, Kumar DA, Agarwal A. Glued intraocular lens scaffolding to create an artificial posterior capsule for nucleus removal in eyes with posterior capsule tear and insufficient iris and sulcus support. J Cataract Refract Surg 2013;39(3):326–333.

[10] Narang P, Agarwal A, Kumar DA, Agarwal A. Clinical outcomes of the glued intraocular lens scaffold. J Cataract Refract Surg 2015;41(9):1867–1874.

[11] Narang P, Agarwal A, Kumar DA. Glued intraocular lens scaffolding for Soemmerring ring removal in aphakia with posterior capsule defect. J Cataract Refract Surg 2015;41(4):708–713.

[12] Narang P, Agarwal A, Dua HS, Kumar DA, Jacob S, Agarwal A. Glued Intrascleral Fixation of Intraocular Lens With Pupilloplasty and Pre-Descemet Endothelial Keratoplasty: A Triple Procedure. Cornea 2015;34(12): 1627–1631.

[13] Narang P, Agarwal A. Modified posterior-assisted levitation with intraocular lens scaffold and glued IOL for sinking nucleus in eyes with inadequate sulcus support. J Cataract Refract Surg 2017;43(7):872–876.

[14] Ladi JS, Shah NA. Vertical fixation with fibrin glue-assisted secondary posterior chamber intraocular lens implantation in a case of surgical aphakia. Indian J Ophthalmol 2013;61(3):126–129.

[15] Narang P, Agarwal A. Peripheral iridectomy for atraumatic haptic externalization in large eyes having anterior sclerotomy for glued intraocular lens. J Cataract Refract Surg 2016;42(1):3–6.

[16] Jacob S, Agarwal A, Agarwal A, Narasimhan S. Closed-chamber haptic reexternalization for posteriorly displaced sclerotomy and inadequate haptic tuck in glued posterior chamber intraocular lenses. J Cataract Refract Surg 2015;41(2):268–271.

[17] Narang P, Agarwal A. Pupilloplasty for pupil size attenuation to prevent pupillary capture: Theory of quintet in glued IOL. J Cataract Refract Surg 2017;43(1):3–7.

[18] Kumar DA, Agarwal A, Packiyalakshmi S, Jacob S, Agarwal A. Complications and visual outcomes after glued foldable intraocular lens implantation in eyes with inadequate capsules. J Cataract Refract Surg 2013;39(8): 1211–1218.

[19] Kumar DA, Agarwal A. Glued intraocular lens: a major review on surgical technique and results. Curr Opin Ophthalmol 2013;24(1):21–29.

[20] Kumar DA, Agarwal A, Agarwal A, Chandrasekar R, Priyanka V. Long-term assessment of tilt of glued intraocular lenses: an optical coherence tomography analysis 5 years after surgery. Ophthalmology 2015;122(1):48–55.

[21] Narang P, Agarwal A. The "correct shake" for "handshake" in glued intrascleral fixation of intraocular lens. Indian J Ophthalmol 2016;64(11):854–856.

[22] Narang P, Agarwal A, Sanu AS. Detecting subtle intraocular movements: Enhanced frames per second recording (slow motion) using smartphones. J Cataract Refract Surg 2015;41(6):1321–1323.

第二十一章　双针技术的人工晶状体襻法兰巩膜内固定术

Shin Yamane

苏金凤 / 译　魏　莉　范乔娇 / 校

概述

　　人工晶状体襻法兰技术是一种简单的人工晶状体襻固定方式。将人工晶状体襻尖端烧灼成凸缘制成法兰，固定于 30G 针制作的巩膜隧道内。

　　关键词：法兰，双针技术，无缝合，裂伤修复

21.1 前言

　　Scharioth 和 Agarwal 提出了无须缝线的人工晶状体巩膜内固定术 [1, 2]。这种技术与传统的人工晶状体巩膜缝合相比有很多优势，已被广泛运用于临床 [3-7]。这种新型人工晶状体固定可以通过结膜实施，无须缝线或胶便可将人工晶状体襻牢牢地固定在巩膜内 [8]。这种技术简单但不易操作。术者需要掌握几个技术关键点（视频 21.1）。

21.2 手术技巧

- 扁平部或前部玻璃体切割术。
- 半脱位晶状体或脱位人工晶状体摘除。
- 三片式人工晶状体植入前房并外置后襻，防止其滑入玻璃体腔。
- 使用 30G 薄壁针头穿过结膜，在距角膜缘 2mm 处做成角的巩膜切开（图 21.1、图 21.2）。

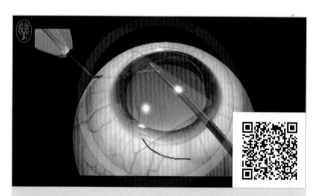

视频 21.1　Yamane 式无缝隙巩膜层间固定术
https://www.thieme.de/de/q.htm?p=opn/tp/311890101/9781684200979_video_21_01&t=video

- 用眼内镊将晶状体前襻插入针头的针芯内（图 21.3）。
- 在距第一次巩膜切口处 180° 的位置用 30G 薄壁

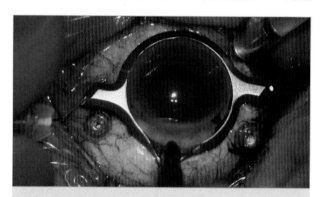

图 21.1　用针头固定的眼球上，角膜缘后 2.0mm 处插入一根 30G 薄壁针头

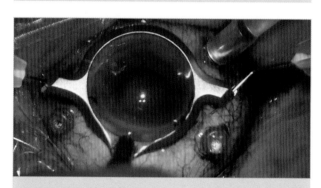

图 21.2　在第一根针相距 180° 的对侧插入第二根 30G 薄壁针头

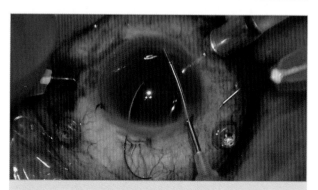

图 21.3　将人工晶状体前襻引入 30G 针头的针芯内

针做第二个巩膜切口。

- 将人工晶状体第二个襻插入第二根针的针芯内，这时第一根针放置在结膜上（双针技术，图21.4）。
- 用针将两个襻引出置于外面的结膜上（图21.5）。
- 用眼科烧灼器械（Accu–Temp Cautery，Beaver Visitec）烧灼人工晶状体襻的末端，做一个直径为0.3mm的法兰（图21.6）。
- 将襻的法兰固定在巩膜隧道内（图21.7）。
- 缩瞳后用玻切头切开周边虹膜。

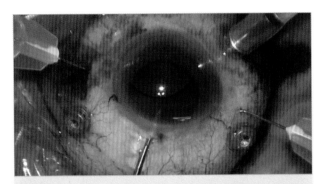

图21.4　使用双针技术，将人工晶状体后襻引入30G针头的针芯内

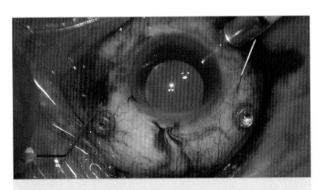

图21.5　用两根针将两个襻外置

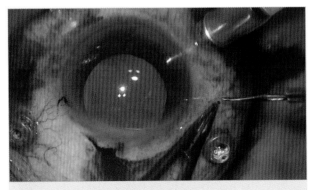

图21.6　烧灼人工晶状体襻末端制作法兰

21.3 关键点

- 一种30G薄壁针头（图21.8）。这种针（TSK超薄壁）在日本（Tochigi Seiko公司）、美国（Delasco Dermatologic Lab and Supply，Inc. 公司）和荷兰（TSK Laboratory Europe公司）都可以购买到。针头的内径需大于0.18mm，外径需小于人工晶状体襻末端法兰。如果法兰大于0.4mm可以用27G针头。
- 切口位置的关系：人工晶状体植入口和30G针头插入口的位置应呈90°（图21.9）。
- 双针技术：将前襻插入30G针头的针芯内，使得后襻与第二个30G针头保持合适的位置关系，以便插入第二个襻。如将前襻和30G针头一同拉出，人工晶状体将会逆时针转动，此时很难将后襻插入30G针头的针芯内（图21.10）。
- 30G针头的插入角度：为避免人工晶状体倾斜和

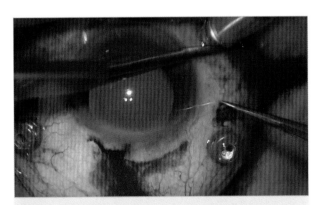

图21.7　送回两个襻将法兰固定在巩膜隧道内

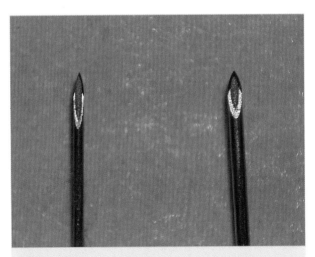

图21.8　薄壁针。30G薄壁针（左边）比普通30G针（右边）相比，内腔更大

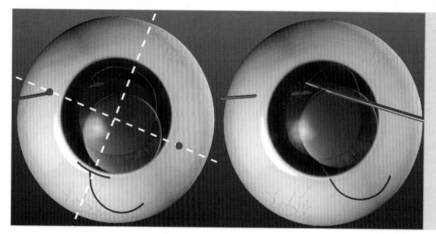

图 21.9 切口位置关系：两个切口的位置关系正确（左），前襻很容易插入针头的针芯里。如距离太远，襻容易碰到角膜

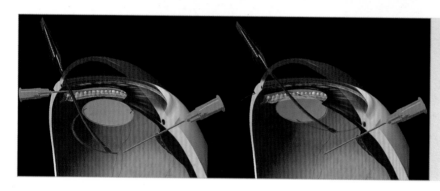

图 21.10 双针技术。正确的位置关系（左）。前襻在针头的针芯内。前襻从针芯内取出后，很难将后襻插入30G针头的针芯内（右）

脱位，必须将襻对称进行固定。我们发明了一种可以稳定针头位置的装置，这将有助于我们找准人工晶状体固定在最佳位置（未上市）。

- 制作和固定法兰：为了避免襻与烧灼器粘连，烧灼时应注意烧灼器不可触碰襻。烧灼后应晾干襻，以避免其法兰扭曲。烧灼长度应为0.5~1mm。如果法兰太大而不能插入巩膜隧道，则需使用30G针头扩大巩膜隧道入口（图21.11）。

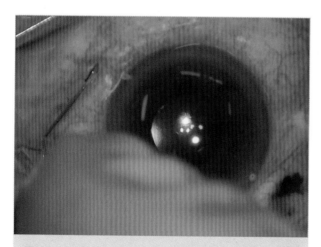

图 21.11 扩大巩膜隧道入口。用30G针头扩大巩膜隧道入口，更易于将法兰插入巩膜隧道

21.4 结论

工晶状体襻法兰虹膜内固定术简单、创伤小，且可牢固地固定人工晶状体襻。尽管手术过程简单，但仍需掌握一些手术的关键点。

参考文献

[1] Gabor SG, Pavlidis MM. Sutureless intrascleral posterior chamber intraocular lens fixation. J Cataract Refract Surg 2007;33(11):1851–1854.

[2] Agarwal A, Kumar DA, Jacob S, Baid C, Agarwal A, Srinivasan S. Fibrin glueassisted sutureless posterior chamber intraocular lens implantation in eyes with deficient posterior capsules. J Cataract Refract Surg 2008;34(9): 1433–1438.

[3] Yamane S, Inoue M, Arakawa A, Kadonosono K. Sutureless 27-gauge needle-guided intrascleral intraocular lens implantation with lamellar scleral dissection. Ophthalmology 2014;121(1):61–66.

[4] Kumar DA, Agarwal A, Prakash G, Jacob S, Saravanan Y, Agarwal A. Evaluation of intraocular lens tilt with anterior segment optical coherence tomography. Am J Ophthalmol 2011;151(3):406–412.e2.

[5] Hayashi K, Hayashi H, Nakao F, Hayashi F. Intraocular lens tilt and decentration, anterior chamber depth, and refractive error after trans-scleral suture fixation surgery. Ophthalmology 1999;106(5):878–882.

[6] Durak A, Oner HF, Koçak N, Kaynak S. Tilt and decentration after primary and secondary transsclerally sutured posterior chamber intraocular lens implantation. J Cataract Refract Surg 2001;27(2):227–232.

[7] Sinha R, Bansal M, Sharma N, Dada T, Tandon R, Titiyal JS. Transscleral suture-fixated versus intrascleral haptic-fixated intraocular lens: a comparative study. Eye Contact Lens 2017;43(6):389–393.

[8] Yamane S, Sato S, Maruyama-Inoue M, Kadonosono K. Flanged intrascleral intraocular lens fixation with double-needle technique. Ophthalmology 2017;124(8):1136–1142.

第二十二章　虹膜夹持型人工晶状体

Ravijit Singh, Kiranjit Singh, Indu Singh, Harmit Kaur

苏金凤 / 译
魏　莉　范乔娇 / 校

概述

矫正无晶状体眼的标准方法是在囊袋内植入人工晶状体。然而，当我们处理复杂情况，如前节重建和人工晶状体植入时，可能会发现囊袋不可用或不适合植入，或因其他临床情况导致后房型人工晶状体植入困难、不安全，或完全无法植入等情况；超乳过程中也可能发生囊膜破裂，或由于创伤、先天原因、无晶状体眼等情况损伤虹膜，或因其他条件导致囊袋半脱位，后囊膜支撑缺损。虽然前房型人工晶状体植入后会有长期风险，但因没有替代方法[1, 2]，这种手术方式一直在进行。人工晶状体巩膜内固定术不仅费时，还需要大量的器械辅助，对于术者的操作技术要求也很高[2, 3]。

针对以上这些情况，Artisan 人工晶状体，即我们所说的虹膜夹持型人工晶状体，可以解决此类困扰。虹膜夹持型人工晶状体需要可用的虹膜组织为人工晶状体夹提供两个固定点。晶状体被放置在虹膜的前表面（经典固定方式）或虹膜后表面，后者被称为瞳孔后植入[4, 5]。虹膜夹持型人工晶状体植入的远期效果不错，在后房型人工晶状体无法植入的情况下，植入虹膜夹持型人工晶状体是医生的不二备选方案。本章我们会对虹膜夹型这种独一无二的人工晶状体设计、器械原理及各种临床植入技术进行学习。

关键词：虹膜夹持型人工晶状体，瞳孔后，后囊膜缺损，无晶状体眼，外伤

22.1　前言

虹膜夹持型人工晶状体（Artisan 人工晶状体）是一种独一无二的人工晶状体类型，它不需要房角，睫状沟，巩膜或囊袋支撑，直接固定于虹膜前表面或后表面的肌肉上（瞳孔后固定）。一般情况下，我们会将此晶状体植入于虹膜前表面。在这一章里，我们会讨论虹膜夹持型人工晶状体的多样化植入，如何依据具体的情况来判断晶状体植入位置。

22.2　虹膜夹持型人工晶状体历史背景和设计

首先，我们对晶状体的历史进行简单的回顾。早在 20 世纪 70 年代，荷兰眼科医生 Dr.J.G.F.Worst 设计出了基础的虹膜夹持型人工晶状体，在之后的四五十年间这种设计未有所改变，它见证了白内障手术技术从原始人工晶状体设计到现代人工晶状体设计的重大变革。虹膜夹持型人工晶状体是由聚甲基丙烯酸甲酯材料制成的（图 22.1、图 22.2）平凸的一片式人工晶状体，光学部在中间，两侧有两个中

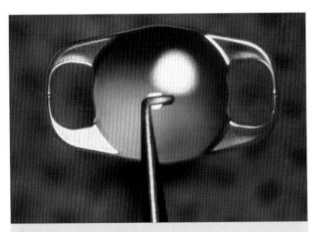

图 22.1　虹膜夹持型人工晶状体

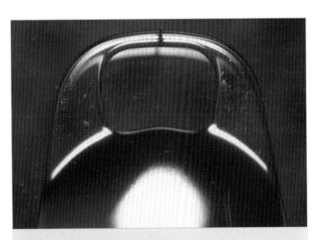

图 22.2　放大的人工晶状体夹

间椭圆形开口的襻，形成钳子/夹子样，术者用此将人工晶状体固定在虹膜组织上。印度医生 Daljit Singh 改良了这种设计，就是大家熟知的 Singh-Worst 设计，这种设计将夹子的位置由 180° 改为 45° 和 135°。本章中，我们主要探讨 180° 开口的初始虹膜夹持型人工晶状体。

22.3 虹膜夹持型人工晶状体的大小

虹膜夹持型人工晶状体与 Prof.Dr.J.G.F.Worst 设计的原始 Artisan 晶状体基本相同。荷兰 Ophtec 公司最初制作的（总长度 8.5mm，光学面直径 5mm）晶状体整体尺寸比现在的大很多。使用大型号晶状体进行虹膜固定，可以避免瞳孔损伤。但这样一来，晶状体襻与角膜内皮的距离会非常接近，术后永久的虹膜震颤和晶状体震颤会导致晶状体襻与内皮长期间断接触，继而造成持续的内皮细胞丢失。

然而，如果人工晶状体刚好固定在虹膜组织睫状区以外（前面和后面），既不会发生瞳孔损伤，也不会阻碍瞳孔扩大。因此，临床上我们会更多地选用小型号人工晶状体。

印度生产的虹膜夹持型人工晶状体（图 22.3）型号和可以使用的规格如下：

- 型号 1：总长度 7.25mm，光学面直径 4.2mm。
- 型号 2：总长度 6.4mm，光学面直径 4.0mm。
- 型号 3：总长度 5.5mm，光学面直径 3.5mm。
- 型号 4：总长度 4.0mm，光学面直径 2.0mm（特殊定制）。

由于虹膜夹持型人工晶状体固定时无须眼球内的额外支撑，所以在小眼睛中亦可植入，更进一步地讲，虹膜夹持型人工晶状体可以实现从小角膜到大角膜各种直径的眼内植入。

22.4 虹膜夹持型人工晶状体植入

所有的人工晶状体设计原理均源于其弹性襻的固定支撑，这个襻倚靠着前房角、睫状沟、囊袋或巩膜。虹膜夹持型人工晶状体是唯一一个使用虹膜组织来固定襻的设计。就像其名字所指，人工晶状体固定于虹膜上。依据虹膜组织的可用性、术者的可操作性及光学窗可视性等不同的临床情况，我们可以选择水平、垂直或倾斜地将晶状体植入于瞳孔上，居中或不居中均可，这也是其设计的独特之处。虹膜夹持型人工晶状体可被固定于虹膜前表面或后表面。

22.4.1 生物测量

人工晶状体屈光力是用标准公式计算的。在 SRK/T 公式中，虹膜夹持型人工晶状体虹膜前表面植入时用的常数是 115.5，在后表面植入时用的常数是 116.5。

22.4.2 虹膜夹持型人工晶状体植入器械

- 一套两个 Clayman 镊子（右手和左手）。
- 一个弯曲的 27G 连接于 1mm 注射器的 0.5 号钢针头。
- 0.6mm 的三面钻石角膜刀。

0.6mm 钻石角膜刀用于制作穿刺口。Clayman 镊子（图 22.4）用于稳定眼内的虹膜夹持型人工晶状体。27G 连接于 1mm 注射器的 0.5 号钢针头用于聚拢或推动虹膜组织穿入人工晶状体夹子，弯曲的 26G 或 27G 针头在虹膜前表面聚拢虹膜以固定人工晶状体。

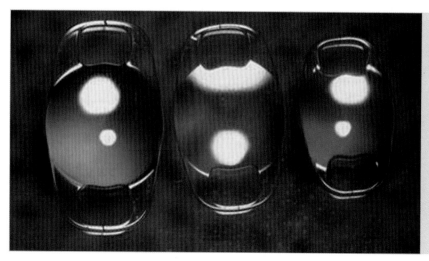

图 22.3 虹膜夹持型人工晶状体的可用型号

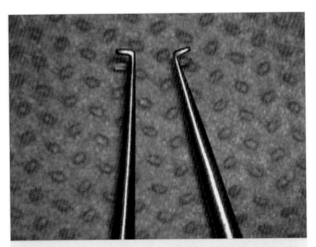

图22.4　一套两个固定左右爪的 Clayman 医用镊子

22.4.3 内皮细胞计数

在复杂病例中，如无更好的方式，我们可选择植入虹膜夹持型人工晶状体，术前必须确定角膜内皮细胞数是否足够，以便清楚了解患眼可承受的手术创伤程度。在临界病例中，必须向患者告知角膜内皮失代偿发生的可能性，若发生角膜内皮失代偿，需行穿透性角膜移植或后弹力层剥除角膜内皮移植术。

22.4.4 虹膜夹持型人工晶状体植入的训练

虽然虹膜夹持型人工晶状体植入的操作难度不高，但其变化多端，若想掌握此项技术，需要跟从经验丰富的医生，并在实验室中进行适当的训练。同时，使用合适的器械也可以帮助我们快速而准确地掌握此项技术。

22.4.5 麻醉

在角膜缘周边结膜下注射 2% 利多卡因麻醉，可比较容易地完成虹膜夹持型人工晶状体植入操作；然而，对于初学者应该考虑使用球周或球后阻滞麻醉。眼球震颤的患者必须使眼球固定。

22.5 虹膜夹持型人工晶状体的独特适应证

22.5.1 白内障手术中后囊膜撕裂

对于白内障手术医生来说，白内障术中发生后囊膜破裂是最令人紧张的。若晶状体碎屑未掉入玻璃体，且玻璃体已被适当处理，前囊膜完整可用，可在睫状沟植入一个三片式人工晶状体。然而，若囊膜不可用、不可靠或无传统的手术方式可以选择，

我们会建议患者处于无晶状体眼状态，而后计划二期植入前房型人工晶状体或巩膜固定人工晶状体。虹膜夹持型人工晶状体植入在这种情况下具有拯救意义，这时的虹膜夹持型人工晶状体植入过程会流畅、清晰、快速而且没有麻烦状况发生。植入一枚瞳孔后固定的虹膜夹持型人工晶状体后，期远期效果来说是非常安全的方案。

22.5.2 没有囊膜支撑的人工晶状体二期植入

也许唯一适合无晶状体眼患者二期植入的人工晶状体就是虹膜夹持型人工晶状体。这种晶状体可被植入虹膜前表面（图 22.5）或后表面（图 22.6），我们推荐优先选择瞳孔后固定（图 22.7），若为前表

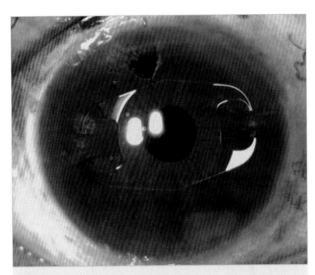

图22.5　虹膜表面二期虹膜夹持型人工晶状体的植入

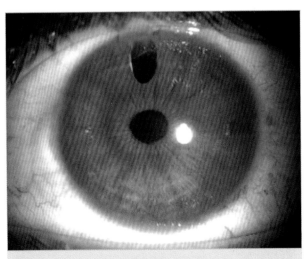

图22.6　瞳孔后固定虹膜夹持型人工晶状体二期植入

面固定，建议首选小型号人工晶状体。并且，与大量虹膜组织连锁可将人工晶状体牢牢地固定在原位。

22.5.3 虹膜夹持型人工晶状体在大角膜中的植入

对于大角膜患者，其他晶状体可能会因型号问题不适合植入。但虹膜夹持型人工晶状体固定于虹膜，因而对于此类患者，虹膜夹持型人工晶状体是唯一安全可植入的人工晶状体（图 22.8）。

22.5.4 虹膜夹持型人工晶状体在小角膜中的植入

因虹膜夹持型人工晶状体有更小型号可以选择，小角膜患者是其另一类临床适应证。大部分小角膜患者可选择总长度 5.5mm，光学部直径 3.5mm 的晶状体

（图 22.9、图 22.10）。极端的小角膜患者可选择总长度 4mm，光学部直径 2mm 的人工晶状体。若情况允许，人工晶状体可以植入在虹膜前表面或后表面。

22.5.5 虹膜夹持型人工晶状体在外伤病例中的植入

钝挫伤或穿通伤病例的情况各式各样，如：角膜损伤、虹膜撕裂或丢失、不规则瞳孔、外伤性白内障、外伤性散瞳、虹膜根部离断、晶状体半脱位、晶状体脱位到玻璃体腔等等。每一种情况都以它独特的方式对人工晶状体植入后的视力恢复提出了挑战。而虹膜夹持型人工晶状体恰好可应对各类复杂

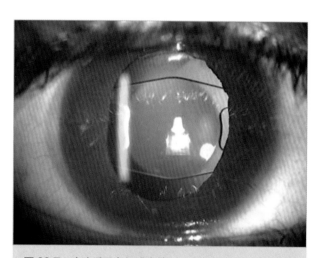

图 22.7 瞳孔后固定虹膜夹持型人工晶状体术后散大瞳孔

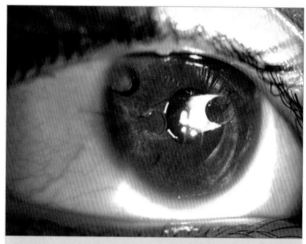

图 22.9 小角膜眼前房内植入虹膜夹持型人工晶状体（4.0mm×2.0mm）

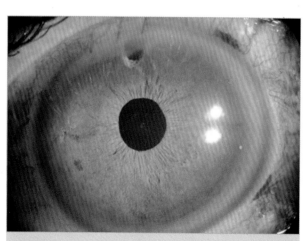

图 22.8 大角膜中二期植入瞳孔后固定虹膜夹持型人工晶状体

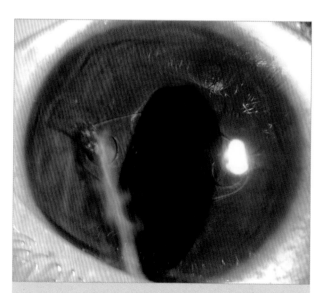

图 22.10 伴虹膜缺损的小角膜眼植入虹膜夹持型人工晶状体

情况，如外伤后二期前表面固定虹膜夹持型人工晶状体（图 22.11）、外伤后二期瞳孔后固定虹膜夹持型人工晶状体（图 22.12）、合并外伤性瞳孔散大的瞳孔成形术（图 22.13），合并半脱位的晶状体摘除联合前部玻璃体切割术（图 22.14）、虹膜根部离断修复。

22.5.6 穿透性角膜移植或后弹力层剥除角膜内皮移植联合术中虹膜夹持型人工晶状体植入

　　穿透性角膜移植或后弹力层剥除角膜内皮移植时瞳孔后植入虹膜夹持型人工晶状体是解决无晶状体眼最便捷的方法（图 22.15）。将一个中等大小的人工晶状体植入虹膜前表面或瞳孔后并固定，只要操作恰当，不会妨碍后续 DSEK 包括气泡定位植片等步骤。相对于房角支撑型人工晶状体和巩膜固定型人工晶状体，虹膜夹持型人工晶状体是更加简单且安全的可选手术方式。

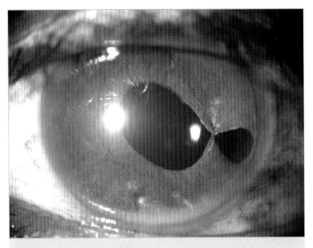

图 22.13　外伤性瞳孔散大行瞳孔成形术联合二期瞳孔后固定虹膜夹持型人工晶状体

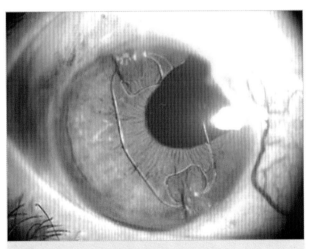

图 22.11　外伤后二期前表面固定虹膜夹持型人工晶状体

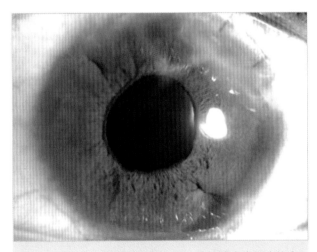

图 22.14　晶状体半脱位摘除联合前部玻璃体切除的瞳孔后固定虹膜夹持型人工晶状体

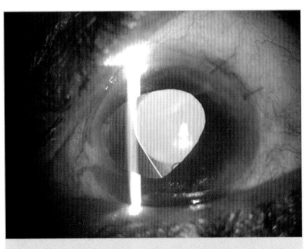

图 22.12　外伤后二期瞳孔后固定虹膜夹持型人工晶状体

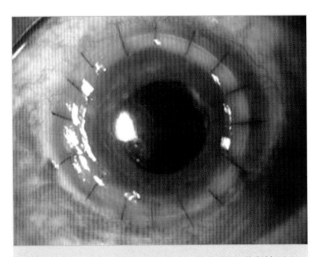

图 22.15　穿透性角膜移植中瞳孔后固定虹膜夹持型人工晶状体

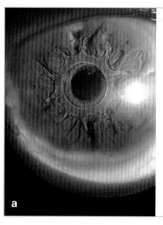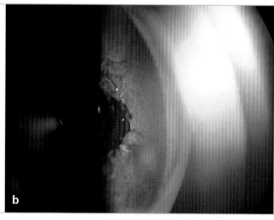

图22.16 （a，b）阻止虹膜根部堵塞前房角的虹膜夹型装置

22.5.7 虹膜夹概念处理持续性前房角关闭

通常情况下，外伤、炎症或玻璃体视网膜手术后，周边虹膜与前房角粘连会引发青光眼，这种青光眼用抗青光眼药物或传统的抗青光眼手术无法控制。手术分离广泛粘连的周边虹膜可使眼压暂时降低，但几天后这些粘连便会再次形成，青光眼再次复发。是否有一种方法可以阻止周边前粘连再次形成？考虑到这个问题，我们发明了一种5~6个夹子的前房内植入装置。这种装置没有光学部，主要用于处理上面提到的青光眼复发问题。运用这个装置对痛感明显的无视力眼进行抗青光眼试验性治疗的研究已初步完成。首先我们会分离房角周围的粘连组织，然后将虹膜组织夹进夹子内以防止它再次向周边堆集到前房角处（图22.16a，b）。此项试验的初期效果及反应均令人鼓舞。

22.5.8 角膜不透明病例中植入虹膜夹持型人工晶状体

这是唯一一种可用于偏中心植入的人工晶状体，可以避开不透明角膜，使得患者可通过部分透明角膜获得一些视力。

22.6 虹膜夹持型人工晶状体并发症

这种晶状体的耐受时间很长，30多年前手术的患者到现在还享受着清晰的视力。然而，这种晶状体也有一些问题，最值得注意的就是人工晶状体大疱性角膜病变。这类并发症是由于前房和人工晶状体总长度的型号不匹配，我们已通过更小型号的人工晶状体运用解决了这个风险。早期的人工晶状体设计总长度约8.5mm，希望以此固定于周边虹膜而不影响瞳孔活动。但这样会导致晶状体与角膜内皮距离过近，数十年的间断摩擦会使角膜内皮细胞持续

丢失，最终诱发人工晶状体大疱性角膜病变。如今我们会选用小型号，甚至更小型号的晶状体，将睫状区外的虹膜包埋在晶状体夹中，既不会阻碍瞳孔的正常功能，也可以实现良好的药物性散瞳。更小型号的晶状体和瞳孔后固定也确保了内皮细胞的健康。极少情况下，如前期没有固定好或受到外伤后，晶状体夹可能发生半脱位。必要时可将晶状体重新固定、取出或更换。综上所述，虹膜夹持型人工晶状体可用于处理各类复杂情况，甚至是之前被认为"无法治疗"的病例，且术后效果很好。

22.7 结论

虹膜夹持型人工晶状体是一种非常出色的、经得起时间考验的装置。设计更小型号的虹膜夹持型人工晶状体使其无论用于前房植入或瞳孔后植入都更加安全，术者可根据患者实际情况选择植入位置。这种晶状体可帮助医生应对各类状况，尤其是那些远超预期的复杂病例。因此，虹膜夹持型人工晶状体在每一个眼科手术室都应该是必不可少的。

参考文献

[1] Dadeya S, Kamlesh, Kumari Sodhi P. Secondary intraocular lens (IOL) implantation: anterior chamber versus scleral fixation long-term comparative evaluation. Eur J Ophthalmol 2003;13(7):627–633.

[2] Wagoner MD, Cox TA, Ariyasu RG, Jacobs DS, Karp CL; American Academy of Ophthalmology. Intraocular lens implantation in the absence of capsular support: a report by the American Academy of Ophthalmology. Ophthalmology 2003;110(4):840–859.

[3] Sindal MD, Nakhwa CP, Sengupta S. Comparison of sutured versus sutureless scleral-fixated intraocular lenses. J Cataract Refract Surg 2016;42(1):27–34.

[4] De Silva SR, Arun K, Anandan M, Glover N, Patel CK, Rosen P. Iris-claw intraocular lenses to correct aphakia in the absence of capsule support. J Cataract Refract Surg 2011;37(9):1667–1672.

[5] Gonnermann J, Klamann MK, Maier AK, et al. Visual outcome and complications after posterior iris-claw aphakic intraocular lens implantation. J Cataract Refract Surg 2012;38(12):2139–2143.

第二十三章　浦肯野图像追踪人工晶状体混浊

Dhivya Ashok Kumar, Athiya Agarwal, Ashvin Agarwal, Ashar Agarwal, Amar Agarwal

苏金凤 / 译
魏　莉　范乔娇 / 校

概述

临床上通过观察浦肯野图像在人工晶状体上的移动可以看到人工晶状体混浊情况。本章对囊袋内的和无囊袋的二期固定人工晶状体混浊进行了观察比较，包含各类不同类型的人工晶状体：前房型人工晶状体、虹膜夹持型人工晶状体、巩膜固定的人工晶状体、后房型人工晶状体、和胶合人工晶状体。在无囊膜固定的人工晶状体中，虹膜夹持型人工晶状体发生混浊的概率最高。以现有技术，所有人工晶状体的混浊都可以通过使用简单的图像进行分析识别，而无须复杂的仪器去量化和记录。

关键词：人工晶状体混浊，浦肯野图像，囊袋内人工晶状体，无囊袋的二期固定的人工晶状体，图像分析软件

23.1　前言

浦肯野图像是由眼部不同结构表面反射的光线形成图像。总的来说有 4 个，被命名为 P I ~PIV。P I 是第一个反射，是从角膜外表面反射的光线；P II 从角膜内表面反射的光线；P III 从晶状体前表面反射的光线；PIV 从晶状体后表面反射的光线。在这 4 个图像当中，因 PIV 是从晶状体后表面反射的，它是唯一一个倒像。浦肯野 Sanson 图像有独特的临床应用，比如临床的 Hirschberg 测试、角膜曲率计、角膜地形图、双浦肯野追踪和生物分析[1-11]。浦肯野图像也被用于人工晶状体定位和倾斜测量。随着技术的进步，我们可以使用新型人工晶状体处理复杂的眼病状况，但同时也要求我们对位置相关人工晶状体震颤可能造成的影响及其对光学效果的影响有更深的了解。文献中极少对扫视眼球运动中植入人工晶状体振动的浦肯野图像定量研究[12-14]。

23.2　用浦肯野图像检测人工晶状体混浊

浦肯野图像是由一个检测器（DAK）通过数码裂隙灯照相和录像（Topcon，DC-3，Tokyo，Japan）观察到的。浦肯野图像 1（P I）和图像 2（P II）是重叠、清晰且明亮的。而人工晶状体后反射的浦肯野图像 4（PIV）较弱，是倒置、弥散的。当固视一个固定的发光目标 30s 后跟一个水平扫视运动，浦肯野图像的运动就以每秒固定的帧数被连续记录下来了（视频 23.1）。

随后将视频传输到 Windows XP 的录像编辑软件中（Pinnacle，Studio 15，Corporation），我们可以看到 PIV 和 P I 的图像帧已被抓取（图 23.1）。将其储存为 JPEG 的格式，通过 ImageJ 分析软件（Http://rsb.info.nih.gov/ij）可看到 PIV 与 P I 的相对位置。通过几何畸变矫正和初步边缘检测，我们可以看到 30s 内抓取的三帧图像（图 23.2），设置 200 像素进行 1mm 等比缩放（图 23.3），之后用线段工具测量 P I 和 PIV 的相对位置。在三帧图像（TF）内每只眼睛的 P I 和 PIV 距离测量是固定的，诱导扫视后的震动抑制时间也是固定的。

我们对 127 只各式各样的人工晶状体眼进行了测试，包含有囊袋固定后房（PC）型人工晶状体、前房（AC）型人工晶状体、瞳孔后虹膜固定人工晶状体、巩膜内固定胶合人工晶状体和巩膜内固定（SF）缝合人工晶状体，但针对这 4 种人工晶状体，不同时间点抓取到的 PIV 位置没有显著性差异。然而，我们对虹膜夹持型人工晶状体眼也进行了不同帧的抓取的 PIV 位置有显著性差异，$F_{(2,38)} = 3.80$，

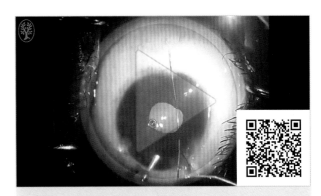

视频 23.1　浦肯野图像
https://www.thieme.de/de/q.htm?p=opn/tp/311890101/9781684200979_video_23_01&t=video

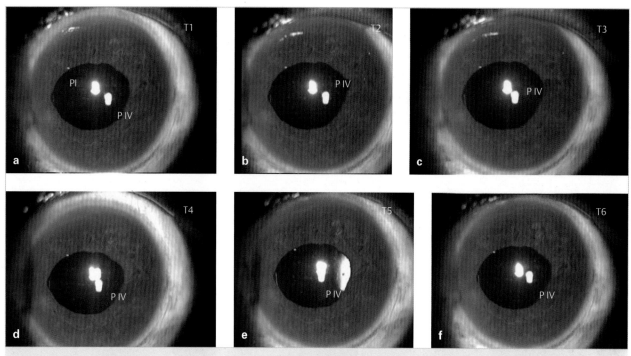

图 23.1 （a~f）30s 内不同时间帧数内抓取的浦肯野Ⅳ像相与浦肯野Ⅰ像的相对位置

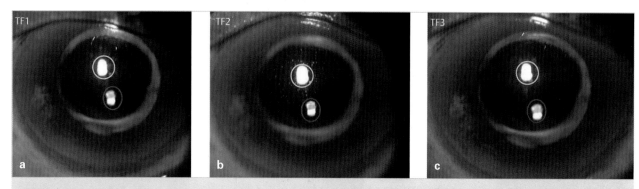

图 23.2 （a~c）临床图片，系统随机时间帧数内抓取的 PIV（红圈）与 PI（黄圈）的相对位置

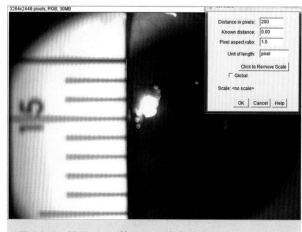

图 23.3 设置 1mm 等于 200 像素用于测量

P=0.0418（图 23.4）。

PIV 移动范围的中位数差异在虹膜夹持型人工晶状体较高，在后房型人工晶状体最少（图 23.5）。对这 5 组不同人工晶状体的 PIV 移动差异序列进行比较，PIV 位置的中位数显著性差异，Chi-Square=25.863，P=0.0001。

在随后的 Bonferroni 校正 Dunne 检验分析中，后房型人工晶状体和虹膜夹持型人工晶状体有显著性差异（P=0.0001），胶合人工晶状体和虹膜夹持型人工晶状体有显著性差异（P=0.0020），前房型人工晶状体和虹膜夹持型人工晶状体有显著性差异（P=0.0302）（图 23.6）。在静止和运动时，我们对 PIV 的移动差异进行了对比，虹膜夹持型人工晶状

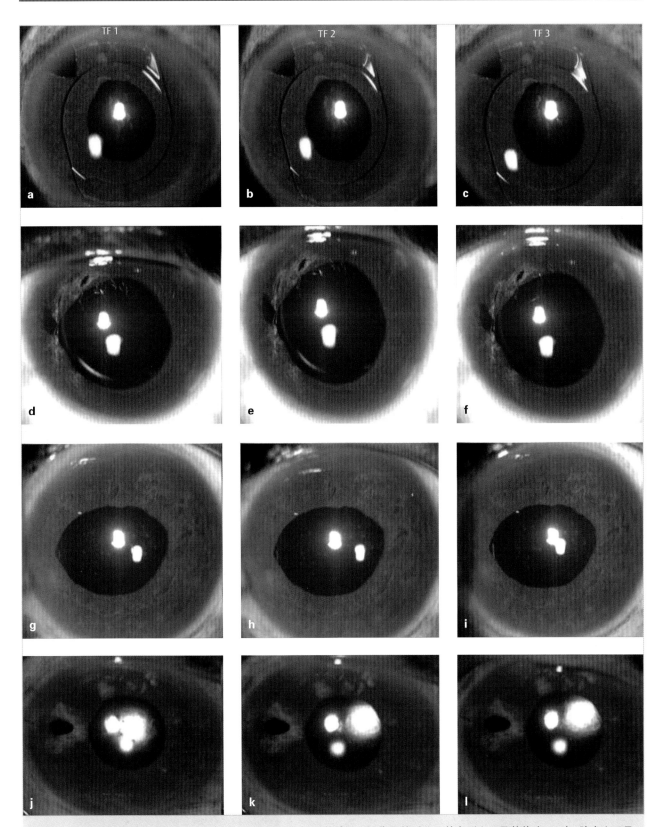

图23.4　在随机时帧数内（TF1、TF2和TF3）不同人工晶状体眼PIV位置的对比。前房型人工晶状体（a~c），胶合人工晶状体（d~f），虹膜夹持型人工晶状体（g~i），巩膜内固定缝合人工晶状体（j~l）

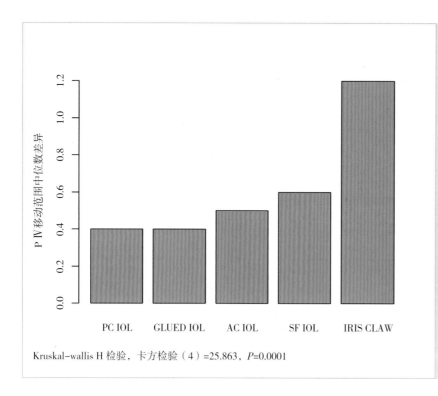

图 23.5 柱状图，显示不同人工晶状体中 PIV 的不同运动范围。AC IOL. 前房型人工晶状体；IOL. 人工晶状体；PIV. 浦肯野 IV 像；PC IOL. 后房型人工晶状体；SF IOL. 巩膜内缝合固定人工晶状体；IRIS CLAW. 虹膜夹持型人工晶状体；GLUED IOL. 胶合人工晶状体

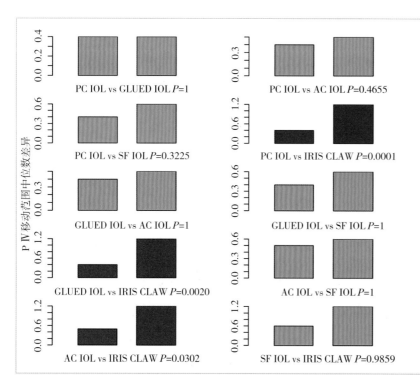

图 23.6 后期进行的 5 组不同人工晶状体中 PIV 位置变化的对比。AC IOL. 前房型人工晶状体；PIV. 浦肯野图像 4；PC IOL. 后房型人工晶状体；SF IOL. 巩膜内固定缝合人工晶状体；IRIS CLAW. 虹膜夹持型人工晶状体；GLUED IOL. 胶合人工晶状体

体的 PIV 的位置有一个明显的扩大（$P=0.0395$）。然而，后房型人工晶状体、胶合人工晶状体、前房型人工晶状体、巩膜内固定人工晶状体间并未有显著性差异。后房型人工晶状体、胶合人工晶状体、前房型人工晶状体有自然的震动抑制；虹膜夹持型

人工晶状体和巩膜内固定人工晶状体显示轻度的延迟（1~2s）。根据 < 0.5mm（低频），0.5~1mm（中频），和 > 1mm（高频）的规则对人工晶状体震荡相关 PIV 位置差异进行区分，约 68% 的后房型人工晶状体移动（$n=34$）< 0.5mm；2% 的后房型人工晶

状体移动（n=1）≥ 1mm。55% 的虹膜夹持型人工晶状体移动 ≥ 1mm，30% 的虹膜夹持型人工晶状体移动 0.5~1mm。

23.3 人工晶状体震荡及眼部临床变化

对不同人工晶状体眼的矫正视力进行比较，经 Kruskal–Wallis H 检验有显著性差异（P=0.0001）。不同人工晶状体眼的矫正视力和 PIV 移动之间并没有统计学意义的相关性（图 23.7）。通常情况下，后房型人工晶状体矫正视力更高。对平均内皮细胞计数进行比较，最高的是后房型人工晶状体（2090.7 ± 398.6 个 /mm²），其次是巩膜内固定人工晶状体（1847.6 ± 490.5 个 /mm²）和胶合人工晶状体（1716.4 ± 459.7 个 /mm²）。临床上，前房型人工晶状体中央角膜厚度最厚，达 566.8 ± 53.1μm。而巩膜内固定人工晶状体黄斑中心凹厚度最厚，为 325.3 ± 61.7μm。不同人工晶状体眼的眼压差异无统计学意义（P=0.0801）。

23.4 临床意义

Monestam 等指出，一般的超声乳化人工晶状体囊袋内植入术后，会有 0.7%~1.4% 的概率发生严重或中等的人工晶状体震荡[15]，异常位置的囊袋内人

工晶状体植入术后，由于存在囊膜和玻璃体前界膜破裂，总有不正常震荡产生的倾向。与后囊膜完整的植入相比，眼内液体直接相关的植入震荡的风险更高[16, 17]。因此，瞳孔后虹膜夹持型人工晶状体植入术后发生震荡的概率更大，并且，术后人工晶状体会与上方虹膜接触，色素层频繁损伤，长此以往会造成虹膜基质丢失，可致握持力丢失，偶有人工晶状体脱落情况发生[18-20]。

人工晶状体半脱位的早期临床症状可通过震荡的程度表现[15, 18, 19]，我们可以通过多种方式记录人工晶状体震荡[4-10, 20-22]。显著的人工晶状体震荡会产生短暂的微小倾斜和像差，导致视觉质量下降。而在衰减震荡中，如人工晶状体回到原来的位置时微小的倾斜会恢复正常，可以根据此症状对二者进行区分。如 PIV 的差异 < 0.5mm，我们将其定义为轻度或低频率震荡，但对于后房型人工晶状体，这种 PIV 差异被归为高频率震荡。这也可以表明，低频率的振荡可能不会影响视觉效果，也不会引起结构异常。然而，55% 的虹膜夹持型人工晶状体眼高频率振动（≥ 1mm 更多），这意味着人工晶状体的震荡幅度与矫正视力密切相关。

胶合人工晶状体的震荡与前房和后房型人工晶状体相似，与其他人工晶状体相比，矫正视力并无明显差异。瞳孔前或瞳孔后虹膜夹持型人工晶状体植入术已在临床上运用了 20 余年。已知的虹膜夹持

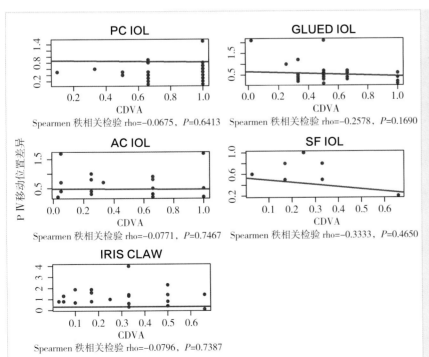

图 23.7 CDVA 和 PIV 平均位置差异的相关性。AC IOL. 前房型人工晶状体；CDVA. 最佳矫正视力；PIV. 浦肯野图像4；PC IOL. 后房型人工晶状体；SF IOL. 巩膜内固定缝合人工晶状体；IRIS CLAW. 虹膜夹持型人工晶状体；GLUED IOL. 胶合人工晶状体

型人工晶状体并发症是虹膜纹理模糊、后期萎缩和炎症。虹膜夹持型人工晶状体震荡也是慢性虹膜基质丢失和炎症的危险因素。

23.5 结论

与相对静止的 P I 相比，PIV 反应的震荡更加明显，因此在临床上通常使用 PIV 监测人工晶状体震荡的情况。虽然不是所有的医生都有人工晶状体震荡追踪器，但患者随诊时使用图像追踪方法计算晶状体震荡也是有可能的。在未来，我们也会对二期人工晶状体固定患者进行晶状体震荡与视网膜图像运动相关影响的研究。

参考文献

[1] Tabernero J, Benito A, Nourrit V, Artal P. Instrument for measuring the misalignments of ocular surfaces. Opt Express 2006;14(22):10945–10956.

[2] Guyton DL, Uozato H, Wisnicki HJ. Rapid determination of intraocular lens tilt and decentration through the undilated pupil. Ophthalmology 1990;97(10):1259–1264.

[3] Korynta J, Cendelin J, Bok J. [Relation between postoperative refraction errors and decentration of the intraocular lens] Cesk Oftalmol 1994;50(4):219–225.

[4] Mester U, Sauer T, Kaymak H. Decentration and tilt of a single-piece aspheric intraocular lens compared with the lens position in young phakic eyes. J CataractRefract Surg 2009;35(3):485–490.

[5] Mutlu FM, Erdurman C, Sobaci G, Bayraktar MZ. Comparison of tilt and decentration of 1-piece and 3-piece hydrophobic acrylic intraocular lenses. J Cataract Refract Surg 2005;31(2):343–347.

[6] Nishi Y, Hirnschall N, Crnej A, et al. Reproducibility of intraocular lens decentration and tilt measurement using a clinical Purkinje meter. J Cataract Refract Surg 2010;36(9):1529–1535.

[7] Phillips P, Pérez-Emmanuelli J, Rosskothen HD, Koester CJ. Measurement of intraocular lens decentration and tilt in vivo. J Cataract Refract Surg 1988;14(2):129–135.

[8] Auran JD, Koester CJ, Donn A. In vivo measurement of posterior chamber intraocular lens decentration and tilt. Arch Ophthalmol 1990;108(1):75–79.

[9] Kirschkamp T, Dunne M, Barry J-C. Phakometric measurement of ocular surface radii of curvature, axial separations and alignment in relaxed and accommodated human eyes. Ophthalmic Physiol Opt 2004;24(2):65–73.

[10] Dunne MCM, Davies LN, Mallen EAH, Kirschkamp T, Barry JC. Non-invasive phakometric measurement of corneal and crystalline lens alignment in human eyes. Ophthalmic Physiol Opt 2005;25(2):143–152.

[11] Belin MW, Khachikian SS. An introduction to understanding elevation-based topography: how elevation data are displayed - a review. Clin Exp Ophthalmol 2009;37(1):14–29.

[12] de Castro A, Rosales P, Marcos S. Tilt and decentration of intraocular lenses in vivo from Purkinje and Scheimpflug imaging. Validation study. J Cataract Refract Surg 2007;33(3):418–429.

[13] Tabernero J, Artal P. Lens oscillations in the human eye. Implications for post-saccadic suppression of vision. PLoS One 2014;9(4):e95764.

[14] Rosales P, De Castro A, Jiménez-Alfaro I, Marcos S. Intraocular lens alignment from Purkinje and Scheimpflug imaging. Clin Exp Optom 2010;93(6): 400–408.

[15] Mönestam EI. Incidence of dislocation of intraocular lenses and pseudophakodonesis 10 years after cataract surgery. Ophthalmology 2009;116(12): 2315–2320.

[16] Jagger WS, Jacobi KW. An analysis of pseudophakodonesis and iridodonesis. J Am Intraocul Implant Soc 1979;5(3):203–206.

[17] Jacobs PM, Cheng H, Price NC. Pseudophakodonesis and corneal endothelial contact: direct observations by high-speed cinematography. Br J Ophthalmol 1983;67(10):650–654.

[18] Jing W, Guanlu L, Qianyin Z, et al. Iris-claw intraocular lens and scleral-fixated posterior chamber intraocular lens implantations in correcting aphakia: a meta-analysis. Invest Ophthalmol Vis Sci 2017;58(9):3530–3536.

[19] Moran S, Kirwan C, O'Keefe M, Leccisotti A, Moore T. Incidence of dislocated and subluxed iris-fixated phakic intraocular lens and outcomes following re-enclavation. Clin Exp Ophthalmol 2014;42(7):623–628.

[20] Shen C, Elbaz U, Chan CC. Late spontaneous dislocation of a silicone iris-claw phakic intraocular lens. Can J Ophthalmol 2014;49(4):e92–e94.

[21] Narang P, Agarwal A, Sanu AS. Detecting subtle intraocular movements: enhanced frames per second recording (slow motion) using smartphones. J Cataract Refract Surg 2015;41(6):1321–1323.

[22] Kumar DA, Agarwal A, Packialakshmi S, Agarwal A. In vivo analysis of glued intraocular lens position with ultrasound biomicroscopy. J Cataract Refract Surg 2013;39(7):1017–1022.

第二十四章　后囊膜屏障重建

Priya Narang, Amar Agarwal

李睿婵 / 译
戴　超 / 校

概述

后囊膜隔离眼前后节结构，形成保护屏障。后囊膜破裂（Posterior Capsular Rupture，PCR）是一种可怕的白内障手术并发症，常伴有非乳化核碎片和核下沉，如果处理不当，可能会发展成核坠落。本章强调了控制 PCR 发展的方法和手术技巧及人工晶体的有效植入方式。

关键词：偏心，胶黏 IOL，IOL 置换，半脱位，复位，囊袋-IOL 复合体，IOL 移植，后囊膜破裂，玻璃体切割术，三片式 IOL，三联手术技术，IOL 支架，后辅助悬浮，改良 PAL，戳卡前房保持器

24.1 前言

后囊膜破裂（Posterior Capsular Rupture，PCR）是一种少见但著名的白内障手术并发症，在玻璃体视网膜手术中也可能发生医源性 PCR[1-3]。如果处理不当，PCR 可能诱发严重的眼损伤，甚至导致永久性视力丧失。尽早识别术中 PCR 对于限制其并发症发展，防止其诱发严重并发症是极其重要的。

核碎片跟随性丧失、前房（Anterior Chamber，AC）突然加深伴瞳孔扩大，或突然出现红光是 PCR 的早期表现之一。在这个阶段，术者应该调低设备参数，并对当前情况做好评估。退出超声乳化手柄之前，从侧切口将黏弹剂（Ophthalmic Viscosurgerical Device，OVD）注入前房，防止前房突然塌陷造成 PCR 进一步加重。发生 PCR 后，首先是要安全彻底地清除前房内的玻璃体和晶状体碎片，其次才是稳定地植入人工晶状体（Intraocular Lens，IOL），以获得最佳的屈光效果。

发生 PCR 时，可利用新的技巧来同时处理前节和后节问题，即术者可以在处理核碎片的同时放置 IOL，IOL 是支架，同时也是瞳孔屏障，防止超乳玻切过程中核碎片落入玻璃体腔内（视频 24.1~ 视频 24.9）。

24.2 PCR 的处理

PCR 的处理方式取决于 PCR 发生的阶段及后囊

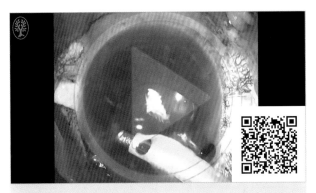

视频 24.1　人工晶状体支架
https://www.thieme.de/de/q.htm?p=opn/tp/311890101/9781684200979_video_24_01&t=video

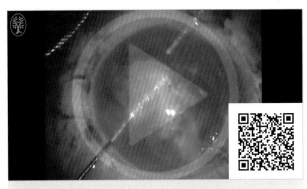

视频 24.2　人工晶状体支架：虹膜根部离断和脱位
https://www.thieme.de/de/q.htm?p=opn/tp/311890101/9781684200979_video_24_02&t=video

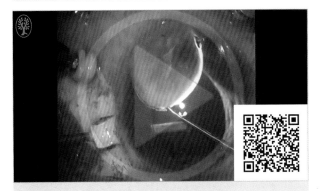

视频 24.3　胶黏 IOL 支架
https://www.thieme.de/de/q.htm?p=opn/tp/311890101/9781684200979_video_24_03&t=video

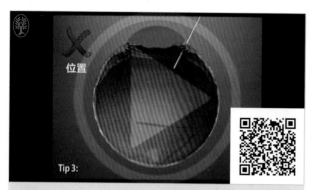

视频 24.4 挤压导管辅助眼内晶状体抬升术
https://www.thieme.de/de/q.htm?p=opn/tp/311890101/
9781684200979_video_24_04&t=video

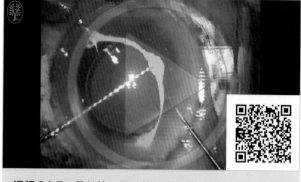

视频 24.7 最长的一天 第 10 部分
https://www.thieme.de/de/q.htm?p=opn/tp/311890101/
9781684200979_video_24_07&t=video

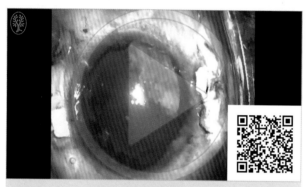

视频 24.5 外伤性半脱位白内障
https://www.thieme.de/de/q.htm?p=opn/tp/311890101/
9781684200979_video_24_05&t=video

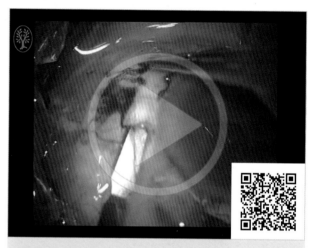

视频 24.8 最长的一天 第 11 部分
https://www.thieme.de/de/q.htm?p=opn/tp/311890101/
9781684200979_video_24_08&t=video

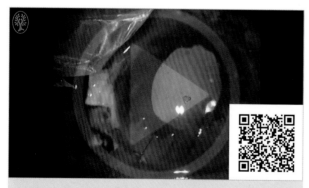

视频 24.6 最长的一天
https://www.thieme.de/de/q.htm?p=opn/tp/311890101/
9781684200979_video_24_06&t=video

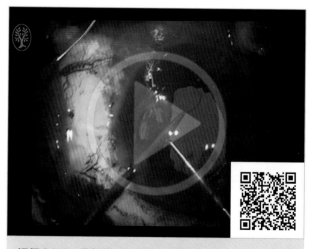

视频 24.9 最长的一天 第 12 部分
https://www.thieme.de/de/q.htm?p=opn/tp/311890101/
9781684200979_video_24_09&t=video

膜破裂的程度。如果手术初期发生 PCR，可将整个晶状体核取出或核碎片清除，并处理玻璃体及囊膜裂口；如果 PCR 发生在手术后期，则需对皮质物质及脱出玻璃体进行处理（图 24.1）。如果后囊膜裂口较大，可能有晶状体核坠脱落发生，此时则需要玻璃体视网膜外科的医生协助处理。

24.3　玻璃体切割术及其重要性

前部玻璃体视网膜屏障的破坏可导致眼内炎、视网膜脱离和黄斑囊性水肿（Cystoid Macular Edema，CME）等术后并发症发病率增加[4, 5]。同时，彻底摘除前房内玻璃体也非常重要，玻璃体会发生牵拉，随着眼压升高玻璃体牵拉还会损害角膜内皮。对透明玻璃体进行染色以便于术者观察玻璃体丝带，可使术中操作更易，增强对玻璃体的可视性[6-8]。

曲安奈德染色（图24.2）是用来增强玻璃体脱出可视性最常用的方法[9, 10]。曲安奈德附着在玻璃体的胶原基质上，增强对透明玻璃体可视性[11, 12]。前段玻璃体切割术前，向前房内注射曲安奈德，增强玻璃体的可视性，从而准确判断玻璃体牵拉所在位点，确保用玻璃体切割机对玻璃体进行充分切除。

玻璃体切割术前进行眼内灌注非常必要（图24.3、图24.4）。玻璃体切割术应遵循"切割多于抽吸"的基本原则。换而言之，即在玻璃体切割术中，玻切刀设置为高速，吸力保持适度水平。若不遵循此原则，抽吸比切割速度更快，玻璃体丝条在尚未完全切断之前就会被吸住，继而导致玻璃体牵拉，诱发后续并发症。

24.4　后部辅助抬升技术

Packard 和 Kinnear 提出一种拭子抬升下沉晶状体核的技术[13]，后来 Kelman 将该技术命名为后部辅助抬升技术（Posterior Assisted Levitation，PAL）[14, 15]。

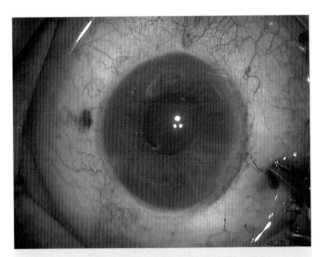

图 24.1　后囊膜破裂伴皮质残留

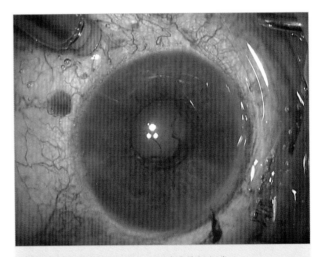

图 24.3　放置眼内灌注，行玻璃体切割术

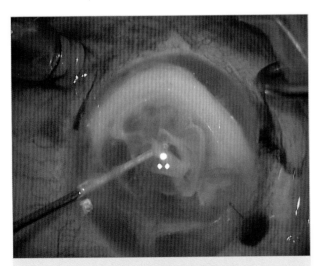

图 24.2　曲安奈德染色检测前房玻璃体丝条

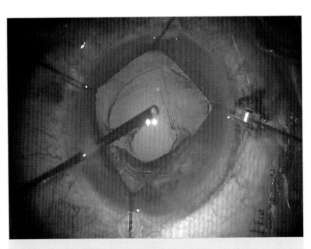

图 24.4　虹膜钩辅助扩张瞳孔后行玻璃体切割术

Chang 等 [16] 采用黏弹剂辅助 PAL，从睫状体扁平部插入套管，通过该套管将黏弹剂注入晶状体核的下方，从而形成晶状体核碎块衬垫层，当注射器向套管内推注黏弹剂，晶状体被抬起进入前房。

发生 PCR 后，缝合角膜隧道切口对于保证伤口安全是非常必要的。在角膜缘后 3~3.5mm 的睫状体扁平部，用微型玻璃体视网膜（Microvitreoretinal，MVR）刀或戳卡（Trocar）切开巩膜进行 PAL，利用戳卡的优点是切口可以自行闭合且无须行结膜切开。

经戳卡进入的玻璃体切除手柄将晶状体核碎片顶入前房并进行处理，辅助器械从白内障辅助切口进入前房帮助固定晶状体核碎片（图 24.5a，b），防止其重新坠入玻璃体腔内（图 24.5c，d），进入前房后的晶状体核碎片，需使其停留在虹膜组织前表面。

24.5 人工晶体支架

支架（Scaffold）这个词来源于中世纪拉丁语的古法语词源"脚手架（Scaffoldus）"，意思是"一个临时平台"。顾名思义，用 IOL 作为支架，通过放置 IOL 封闭后囊膜撕裂口，将眼球内分成前后段 [17, 18]。

PCR 一旦发生，必须立即停止手术，并从侧切口注入黏弹剂以稳定前房，然后退出超声乳化手柄，使所有核碎片悬浮到前房中（图 24.6）。将戳卡或前房保持器插入眼内，小心地打开灌注开关，以确保灌注液不会将核碎片冲入玻璃体腔。将玻璃体切除设备设置为中速进行有限的玻璃体切除后，将三

片式可折叠 IOL 植入核碎片下方。将 IOL 襻置于虹膜的前表面或在囊膜撕开边缘上方的睫状沟内。然后使用超声乳化手柄，用超声乳化机在低参数设置下对剩余的核碎片进行乳化吸除（图 24.7）。

核碎片乳化吸除后（图 24.8），如果 IOL 置于虹膜表面，需将其襻拨入睫状沟内。植入的 IOL 在前房与后房间形成屏障，防止晶状体核片坠落，还可以作为支架，使超声乳化过程操作更易。IOL 支架可在不扩大角膜切口的情况下处理 PCR，从而保持了在密闭前房下手术的所有优点。

该技术不能用于硬核白内障。晶状体核乳化过程在角膜内皮附近的前房内进行的，如进行硬核白内障操作，会导致角膜内皮细胞计数受损。因此 IOL 植入时应适当采取预防措施，建议用足够的黏弹剂覆盖内皮细胞。对于瞳孔扩张的患者，调节晶体光学部及襻的结合处，用晶体光学部堵住瞳孔，防止核碎片滑入玻璃体腔内。

24.6 三联手术

三联手术即改良 PAL、IOL 支架和胶黏 IOL 相结合的手术方式。图 24.9~ 图 24.11 显示了 PCR 发生后，囊膜支撑不足、核下沉、残余核片有待乳化 [19]。

PCR 发生后，胶黏 IOL 术时先制作两个巩膜瓣，在巩膜瓣下行巩膜切开，巩膜切开后插入玻璃体切除手柄，将其置于核碎片下方，使拉下沉的核片抬升。从对侧巩膜切开口（为胶黏 IOL 手术预留）插

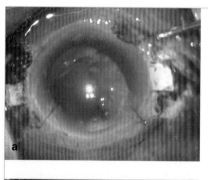
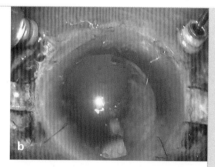
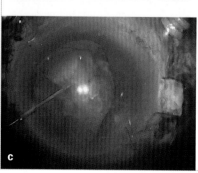
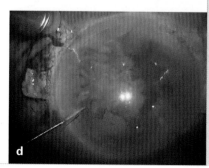

图 24.5　后部辅助抬升技术。（a）可见核碎片位于瞳孔区。（b）使用戳卡制作标准睫状体扁平部切口。通过戳卡插入玻璃体切除手柄顶起晶状体核块。（c）将玻璃体切除手柄置于核碎片之下，推动核碎块进入前房。另一辅助器械从侧切口插入以悬浮固定在前房中晶状体核碎块。（d）所有核碎片留在了前房

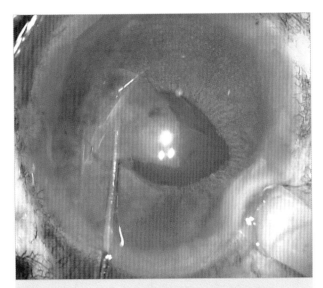

图 24.6　将核碎片悬浮到前房行人工晶状体支架植入

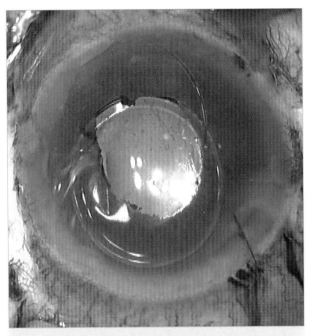

图 24.8　乳化核碎片，可见 IOL 附于虹膜前表面。调整 IOL 襻入睫状体沟。IOL. 人工晶状体

襻末端，然后将其拉出眼球外（图 24.11），塞入 26G 针头制成的巩膜隧道中。在巩膜切开处行玻璃体切割术，然后在巩膜瓣下方使用纤维蛋白胶封闭巩膜瓣和结膜切口。

在晶状体核坠落病例的处理中，三联手术包括无袖套超声乳化针头后部辅助抬升手术（SPAL）[20]、IOL 支架和胶黏 IOL。在 SPAL 中，无袖套超声乳化针头从睫状体扁平部巩膜切口中进入，利用超声乳化的负压将晶状体核从视网膜表面吸起，一旦核被成功悬浮于玻璃体腔中，行短暂的超声乳化使超声乳化针头嵌入核块内，将晶状体核抬升入瞳孔区，放置在虹膜表面，再采用 IOL 支架手术的方式，在下方植入三片式可折叠 IOL，胶原蛋白胶固定。

24.7　无袖挤压导管辅助脱落人工晶状体抬升技术

Agarwal 等率先采用这种技术，在处理脱落的 IOL 之前，先将挤压导管袖套取下（图 24.12），移除硅胶袖套可以有更宽的空间让导管进入眼内，从而在 IOL 周围形成更有效的吸力[21]。

行玻璃体切割术后，将无袖挤压导管连接玻切机，设定负压为 300mmHg，关闭切割功能。IOL 平落于视网膜上，将无袖套挤压导管对准 IOL 光学部中心位置，启动抽吸，使用脚踏板随时控制，以便

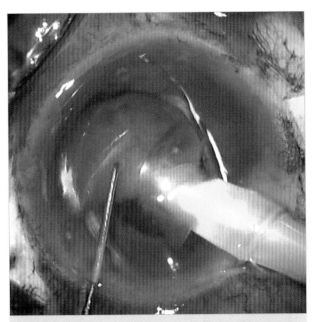

图 24.7　在核碎片下植入三片式折叠 IOL，襻置于虹膜表面，用超声乳化吸除核碎片。IOL. 人工晶状体

入另一辅助钩。玻璃体切除手柄与辅助钩对向操作，将下沉的核块抬升送回到前房，随后在核碎片下方植入三片式可折叠 IOL，IOL 襻置于虹膜表面（图 24.9），超声超乳针头伸入前房乳化晶状体核。超声乳化机器要设置中低速，确保所有核碎片均被超声乳化吸除，并防止核碎片从 IOL 边缘滑入玻璃体腔内（图 24.10）。

使用眼内镊夹住 IOL 襻，握手法传递并夹住 IOL

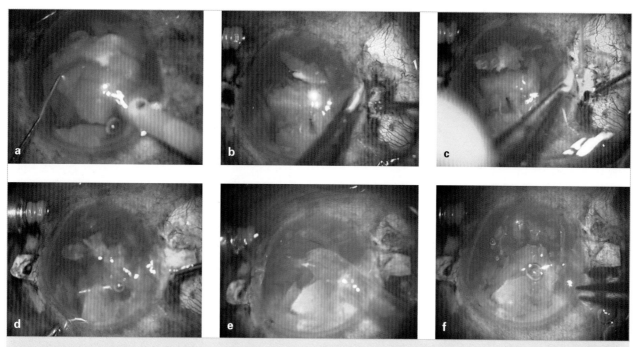

图 24.9 三联手术技术：改良 PAL+IOL 支架 + 胶黏 IOL。（a）超声乳化手术过程中发生 PCR。（b）采用胶黏 IOL 后巩膜切开术的方式制作 180° 方向的两个巩膜瓣。使用 22G 针在角膜缘后 1mm 巩膜瓣下巩膜切开。（c）在巩膜切开处插入玻璃体切除手柄。（d）采用改良性 PAL 技术将核碎片推入到前房中。（e）在核碎片下植入三片式可折叠 IOL。（f）IOL 位于虹膜组织前表面，核碎片位于前房。IOL. 人工晶状体；PAL. 后部辅助抬升技术；PCR. 后囊膜破裂

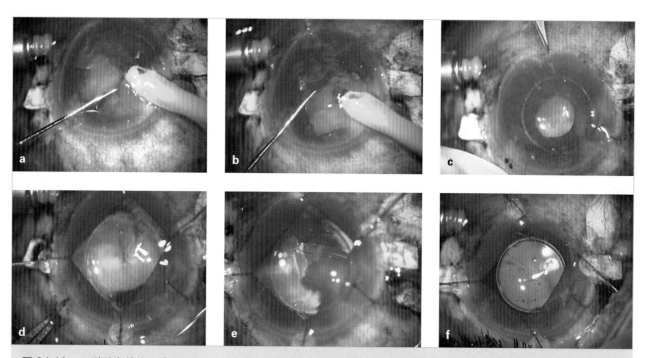

图 24.10 三联手术技术：改良 PAL+IOL 支架 + 胶黏 IOL。（a）进行的核碎片超声乳化。（b）超声乳化所有核碎片。（c）缝合角膜切口；前房中 IOL 及晶状体皮质物均位于瞳孔区。（d）虹膜拉钩以增强可视区。（e）巩膜切开口伸入玻璃体切除手柄清除晶状体皮质。（f）彻底清除残留晶状体皮质。IOL. 人工晶状体；PAL. 后部辅助抬升技术

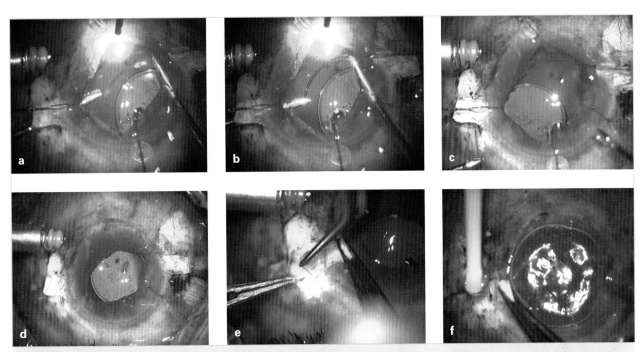

图 24.11 三联手术技术：改良 PAL+IOL 支架 + 胶黏 IOL。（a）从左侧巩膜切开处引入眼内镊，另一个眼内镊夹住 IOL 襻。（b）左手眼内镊夹紧 IOL 末端便于拉出眼外。（c）IOL 前襻拉出眼球外。（d）IOL 两个襻均被拉出眼球外。（e）将 IOL 襻塞入巩膜袋。（f）在巩膜瓣下使用纤维蛋白胶黏合。IOL. 人工晶状体；PAL. 后部辅助抬升技术

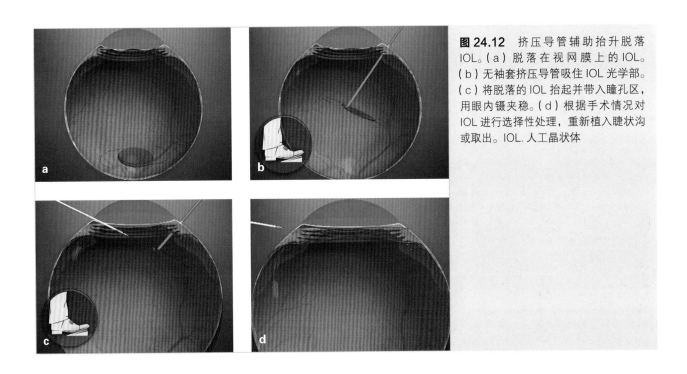

图 24.12 挤压导管辅助抬升脱落 IOL。（a）脱落在视网膜上的 IOL。（b）无袖套挤压导管吸住 IOL 光学部。（c）将脱落的 IOL 抬起并带入瞳孔区，用眼内镊夹稳。（d）根据手术情况对 IOL 进行选择性处理，重新植入睫状沟或取出。IOL. 人工晶状体

在 IOL 抬升过程中必要时加大吸力，当导管管腔与 IOL 表面无效贴合时会导致负压消失。将 IOL 从视网膜表面提起，进入前部玻璃体中心瞳孔区域，在显微镜直视下，从角膜切口伸入眼内镊，夹住 IOL 后取出挤压导管。根据手术情况选择 IOL 的处理方式——替换、重新植入睫状沟或取出。

该技术的优点是安全、可靠、可重复。此外，它可以用于处理任何类型的 IOL，包括通常用视网膜

镊子难以夹住的光学部扁平的 IOL。

24.8 无袖套超声乳化针头辅助抬升脱落晶状体核技术

晶状体核碎片脱位进入玻璃体腔是白内障手术的严重并发症，可导致明显的眼内炎症、诱发 CME、青光眼和视网膜脱离。多种技术为脱落晶状体核的处理提供了术后视力效果更好、并发症更少的新方法。成功处理脱落晶状体核后，需要植入 IOL 辅助视力恢复。术后视力恢复是评估手术效果的重要指标，术者会面临双重挑战，一是处理晶状体核脱落等并发症的困扰，二是要努力达到白内障术后患者的预期目标。

1999 年，我们提出了一种名为 FAVIT 的技术，意思是"跌入玻璃体"，用来辅助脱落晶状体核抬升。而后，我们对该技术进行了多次改进，目前将其命名为脱落晶状体核 SPAL（图 24.13~ 图 24.15）。

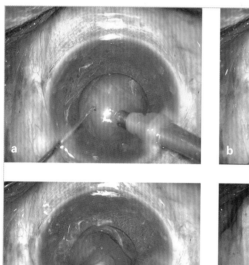
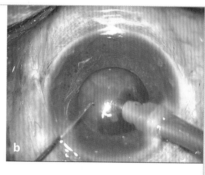

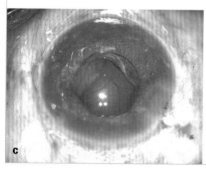
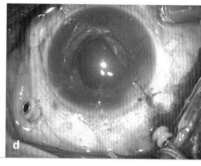

图 24.13 无袖套超声乳化针头辅助抬升脱落晶状体核手术步骤。（a）正在进行的白内障超声乳化手术。（b）后囊膜破裂。（c）晶状体核脱落。（d）创建标准睫状体扁平部三通道玻璃体切除切口

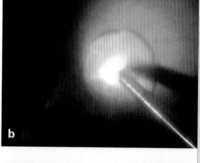
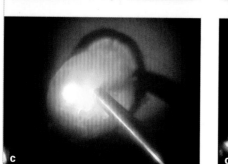
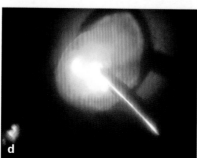

图 24.14 SPAL 处理脱落晶状体核的手术步骤。（a）行玻璃休切割术，去除脱落晶状体核周围所有粘连。（b）伸入无袖套超声乳化针头，使其靠近脱落的晶状体核碎片。（c）从视网膜表面提起脱落的晶状体核入玻璃体腔。（d）用短脉冲低超声乳化能量吃住晶状体核，防止晶状体核落回视网膜表面。SPAL. 无袖套超声乳化针头辅助抬升技术

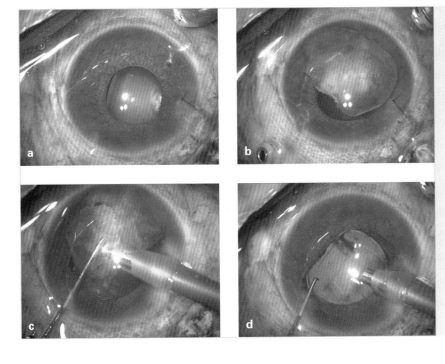

图 24.15 SPAL 联合 IOL 支架术治疗脱落晶状体核的手术步骤。(a) 将晶状体核抬升并带入瞳孔区。(b) 将晶状体核引入前房。(c) 植入三片式可折叠 IOL 至核下，置于睫状沟。晶状体核碎片超声乳化。(d) 晶状体核超声乳化完成。IOL. 人工晶状体；SPAL. 无袖套超声乳化针头辅助抬升术

SPAL 联合 IOL 支架和胶黏 IOL 技术共同应用，可以在密闭条件下处理晶状体核脱落，并植入 IOL，从而可以无须任何手术辅助，实现小切口白内障手术的所有优点。

手术时，先在睫状体扁平部创建标准的三通道玻璃体切除切口，行玻璃体切除彻底清除瞳孔区皮质，以增强可视性，而后行后房玻璃体切除，彻底去除玻璃体与晶状体的粘连。术中可辅助导光纤维或吊光系统增强后房视野照明（视频 24.10）。拔出

优势手侧戳卡套管，使用 MVR 刀扩大切口，以方便 20G 无袖套超声乳化针头伸入。

超声乳化针头靠近脱落晶状体核时，开启抽吸模式，将脱落晶状体核从视网膜表面提起，抬高至玻璃体腔中央，随即开启能量模式，使超声乳化针头插进晶状体核中，抬升晶体核至前房，置于虹膜表面。将三片式可折叠 IOL 植入晶状体核碎片之下，搭成 IOL 支架。在睫状沟支持充足的情况下，可将 IOL 放置在撕开的前囊口上方；若沟槽支持不足，可行胶黏 IOL 辅助固定。处理完毕后，仔细检查视网膜周围是否有裂伤，如果有皮质残留，使用玻璃体切除手柄将其清除。角膜伤口基质注水，水密角膜伤口。使用 4-0 尼龙线缝合因伸入超声乳化针头而扩开的巩膜切口。

SPAL 技术有许多优点，例如最大限度地减少了传递至玻璃体腔内的超声乳化能量。将脱落晶状体核抬升，然后在前房中进行超声乳化，这是一个理想的手术方案。这种手术无须使用白内障碎核器等任何特殊手术器械，也无须使用如全氟碳液体等手术辅助剂，对患者的安全不会造成任何损伤。

此外，当超声乳化针头与脱落晶状体核距离较近时会产生负压吸力，因玻璃体腔内液体流动较缓，较大的超声乳化针头孔偶尔会吸入残留玻璃体凝胶，取核前应行适当的玻璃体切除可确保玻璃体腔液体充盈。SPAL 与 IOL 支架术联合使用时，为晶状体核乳化提供了良好的手术解决方案；SPAL 与胶黏 IOL

视频 24.10 惊险的手术
https://www.thieme.de/de/q.htm?p=opn/tp/311890101/9781684200979_video_24_10&t=video

术联合使用时，为睫状沟支持不足的 IOL 固定提供
了理想的解决方案。除此之外，即使在处理复杂手
术的过程中，它也可以同时保持小切口、实现闭合
性眼内手术的所有优点。

参考文献

[1] Asaria RHY, Wong SC, Sullivan PM. Risk for posterior capsule rupture after vitreoretinal surgery. J Cataract Refract Surg 2006;32(6):1068–1069.

[2] Novak MA, Rice TA, Michels RG, Auer C. The crystalline lens after vitrectomy for diabetic retinopathy. Ophthalmology 1984;91(12):1480–1484.

[3] Faulborn J, Conway BP, Machemer R. Surgical complications of pars plana vitreous surgery. Ophthalmology 1978;85(2):116–125.

[4] Gimbel HV. Posterior capsule tears using phacoemulsification causes, prevention and management. Eur J Implant Refract Surg 1990;2:63–69.

[5] Arbisser LB, Charles S, Howcroft M, Werner L. Management of vitreous loss and dropped nucleus during cataract surgery. Ophthalmol Clin North Am 2006;19(4):495–506.

[6] Angunawela RI, Liyanage SE, Wong SC, Little BC. Intraocular pressure and visual outcomes following intracameral triamcinolone assisted anterior vitrectomy in complicated cataract surgery. Br J Ophthalmol 2009;93(12):1691–1692.

[7] Fine HF, Spaide RF. Visualization of the posterior precortical vitreous pocket in vivo with triamcinolone. Arch Ophthalmol 2006;124(11):1663.

[8] Gillies MC, Simpson JM, Billson FA, et al. Safety of an intravitreal injection of triamcinolone: results from a randomized clinical trial. Arch Ophthalmol 2004;122(3):336–340.

[9] Burk SE, Da Mata AP, Snyder ME, Schneider S, Osher RH, Cionni RJ. Visualizing vitreous using Kenalog suspension. J Cataract Refract Surg 2003;29(4):645–651.

[10] Kasbekar S, Prasad S, Kumar BV. Clinical outcomes of triamcinolone-assisted anterior vitrectomy after phacoemulsification complicated by posterior capsule rupture. J Cataract Refract Surg 2013;39(3):414–418.

[11] Peyman GA, Cheema R, Conway MD, Fang T. Triamcinolone acetonide as an aid to visualization of the vitreous and the posterior hyaloid during pars plana vitrectomy. Retina 2000;20(5):554–555.

[12] Enaida H, Hata Y, Ueno A, et al. Possible benefits of triamcinolone-assisted pars plana vitrectomy for retinal diseases. Retina 2003;23(6):764–770.

[13] Packard RBS, Kinnear FC. Manual of Cataract and Intraocular Lens Surgery. Edinburgh: Churchill Livingstone; 1991:47.

[14] Kelman C. Posterior capsular rupture: PAL technique. J Cataract Refract Surg 1996 ;12:30.

[15] Kelman CD. Posterior assisted levitation. In: Burrato L, ed. Phacoemulsification: principles and techniques. Thorofare: Slack Incorporated; 1998:511–512.

[16] Chang DF, Packard RB. Posterior assisted levitation for nucleus retrieval using Viscoat after posterior capsule rupture. J Cataract Refract Surg 2003;29(10):1860–1865.

[17] Kumar DA, Agarwal A, Prakash G, Jacob S, Sivagnanam S. IOL scaffold technique for posterior capsule rupture. J Refract Surg 2012;28(5):314–315.

[18] Narang P, Agarwal A, Kumar DA, Jacob S, Agarwal A, Agarwal A. Clinical outcomes of intraocular lens scaffold surgery: a one-year study. Ophthalmology 2013;120(12):2442–2448.

[19] Narang P, Agarwal A. Modified posterior-assisted levitation with intraocular lens scaffold and glued IOL for sinking nucleus in eyes with inadequate sulcus support. J Cataract Refract Surg 2017;43(7):872–876.

[20] Agarwal A, Narang P, Kumar DA, Agarwal A. Clinical outcomes of sleeveless phaco tip-assisted levitation of dropped nucleus. Br J Ophthalmol 2014;98(10):1429–1434.

[21] Agarwal A, Narang P, Agarwal A, Kumar DA. Sleeveless-extrusion cannula for levitation of dislocated intraocular lens. Br J Ophthalmol 2014;98(7):910–914.

第五部分
其他情况

V

第二十五章　外伤病例的眼前节修复与重建

Fasika A. Woreta, James T. Banta, Ferenc Kuhn, J. Fernando Arevalo

戴　超　高丽媛 / 译
张东昌 / 校

概述

眼外伤是全球单眼失明的主要原因之一。单纯的眼前节损伤较波及眼后节损伤的预后较好些。对开放性眼外伤进行精细的一期修复，对恢复眼球完整性、减少远期后遗症如角膜瘢痕和不规则散光等的发生至关重要。详细制订术前计划并严格遵守本章所述的角膜缝合的关键原则能够帮助实现手术成功。一期修复手术后，可能需要进行二期手术，以重建眼前节，具体取决于初始损伤的性质和严重程度。虹膜、前房角或晶状体外伤可导致后遗症，如外伤性瞳孔散大、虹膜根部离断、睫状体脱离、白内障、晶状体半脱位或脱位。本章将阐述眼前节重建的关键步骤，如角膜移植、外伤性白内障摘除、虹膜重建、房角分离、睫状体脱离修复，以及通过眼前节治疗玻璃体损伤；还将阐述严重化学损伤后的眼表重建，包括早期使用人羊膜以及角膜缘干细胞移植。最后，本章还将探讨小儿眼部损伤所需要特别注意的事项，如愈合反应、外伤性白内障摘除术以及弱视治疗。

关键词：眼前节创伤，眼前节重建，眼外伤，角膜裂伤修复

25.1 前言

眼外伤是全球致盲的重要原因之一，估计造成1900万人单眼失明，160万人双眼失明[1]。此外，眼外伤对年轻人的影响尤为严重，年轻人和男性青少年眼外伤发病率最高[2]。尽管眼外伤应该是以预防为主要目标，但外伤后优化手术修复与重建至关重要。局限于角膜和眼前节的损伤通常比波及眼后节损伤的预后更好[3]。

眼前节创伤的治疗可分为3个阶段：创伤急性期的初始处理、中期治疗与护理和最终的眼前节重建[4]。对于开放性眼外伤，制订详细的术前计划并留意一期修复手术过程中的显微外科缝合技术，可最大限度地减少二次手术。初始修复的主要目标是恢复眼球完整性并实现创伤眼水密闭合。中期治疗与护理应侧重于通过药物治疗来预防感染、控制炎症和稳定眼表。虽然在某些情况下可能需要进行早期

紧急手术干预，但非急需的眼前节重建病例通常可延迟手术，以留出足够的时间来控制炎症、愈合伤口和评估患者可能的视觉恢复状况。在某些情况下，可能需要实施一次或多次重建手术，以改善视力并预防继发的并发症。与一期修复手术一样，二期重建手术也需要制订详细的术前计划并进行精细的解剖修复，以取得良好的手术结果。

本章将重点阐述角膜和眼前节损伤一期修复和二期重建的原则。

25.2 一期修复

眼外伤分为开放性眼外伤和闭合性眼外伤。

"开放性眼外伤"通常由锋利物体的戳伤或钝物体作用使眼球破裂而引起的眼球壁全层伤口。创伤后初期应立即进行一期手术修复，因为延迟手术可能会导致预后视力较差。手术的主要目标是恢复眼球完整性并实现创伤眼水密闭合，次要目标是恢复正常的解剖结构和保留活体组织，最大限度地减少角膜瘢痕和散光，并防止并发症发生。

表25.1总结了眼前节修复与重建所需要的缝线。用于显微外科手术的铲针是角膜水密缝合的理想针型，因为铲针可通过缝线且对组织的损害最小。

进行撕裂伤的伤口缝合时，第一步要确定伤口边缘。一般情况下清创所清除的组织极少，必须避免去除任何可使伤口闭合困难的活体角膜或巩膜。

表 25.1　各种眼前节手术所需的缝线

组织	缝线类型
结膜	7-0 或 8-0 Vicryl
角膜	10-0 尼龙
角膜缘	9-0 尼龙
巩膜	8-0 或 9-0 尼龙
虹膜修复和虹膜缝合型 IOL	9-0 或 10-0 聚丙烯
巩膜缝合型 IOL	9-0 或 10-0 聚丙烯 7-0 聚四氟乙烯
羊膜	10-0 Vicryl 或 10-0 尼龙

缩写：IOL. 人工晶状体

在伤口的对侧进行穿刺，注入所须最小剂量的黏弹剂，并对虹膜嵌顿进行复位，虹膜组织要仔细保留，以备将来重建，只有在坏死、感染或上皮化时才予以切除，作为解剖标志的如角膜缘或伤口的一个角应首先对位缝合。

角膜缝合应遵循以下原则[5]：

- 进针和出针应垂直于角膜表面。
- 缝线的深度应该达基质厚度的90%，全厚度也可接受。
- 伤口两侧缝线的边距和缝合深度应该相同。
- 缝线应沿伤口轴线进行放射状缝合。

如果伤口横贯整个角膜，则应从周边到中央进行缝合。在角膜缘附近进行边距较长且较紧的缝合，在角膜中央附近进行边距较短的缝合，将有助于角膜保持自然形状，同时还要避免在视轴中心进行缝合，所有缝线结都应该埋入角膜内并远离视轴。恰当的缝合对于最大限度减少角膜散光和实现良好的伤口闭合至关重要（图25.1）。分次逐步拆除缝线可能有助于减少角膜散光发生。

对于多角状伤口，每个角均应单独缝合。星状裂伤可能难以修复时，可联合进行缝合、生物胶组织黏合和角膜绷带镜，还可以考虑使用Akkin所报道的星形缝合技术[6]。

如果撕脱的角膜活组织仍然存在，则应将其缝合回原位；在角膜组织大面积丢失区域可使用异体全层角膜组织植片进行修复或使用γ射线照射处理的板层角膜植片进行修复[7]。穿透性角膜移植术（Penetrating Keratoplasty，PK）很少用于眼外伤的一期修复，却可能是二期眼前节重建所必需的。

角膜撕裂伤常常伴有虹膜和晶状体损伤。嵌于伤口中的虹膜应小心回纳入眼球内，一期修复期间应避免过度操作虹膜，以最大限度地减轻伤眼的炎症反应。如果没有累及晶状体前囊和后囊，则可以推迟白内障手术，直到角膜愈合并且与创伤初期相关的炎症消退，可考虑行白内障手术。

如果前房中的晶状体前囊受到损伤，则在一期修复时要摘除晶状体。如果角膜裂伤较大，在摘除晶状体的过程中可能难以保持前房稳定。在这种情况下，应在一期修复时将游离的晶状体从前房取出，并在角膜裂伤足够稳定后（通常在≥5天以后）制订白内障摘除手术计划。如果前房中的晶状体后囊受到损伤，可通过前入路或后入路摘除白内障。后入路的优点是前房稳定性得到改善。若情况允许，应尽量保留睫状沟以备将来进行人工晶状体（Intraocular Lens，IOL）植入。

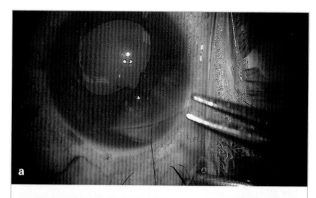

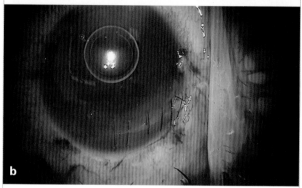

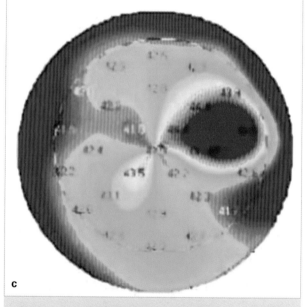

图25.1 （a）树枝戳伤所致全层角膜裂伤。（b）修复手术后1个月，裸眼视力达到20/30。（c）Pentacam轴向/矢状位图显示角膜受伤区域变陡

25.3 眼前节重建

直至初始创伤完全愈合、眼部炎症已经消退且眼表得到最大限度的治疗后，眼前节重建才予以实施。评估患者的视力，以确定患者是否需要进一步手

术治疗。如果视神经或视网膜受损导致视力恢复有限时，推迟进行任何手术治疗可能是更合适的选择。

继发于严重眼外伤的并发症可能与初始创伤一样破坏性极大，这些并发症包括[8]：

- 眼睑的解剖结构损毁。
- 结膜瘢痕伴有眼表损伤和睑球粘连。
- 角膜瘢痕形成和新生血管形成。
- 眼内纤维化。
- 上皮下行性生长。
- 瞳孔或睫状体膜。
- 晶状体相关性损伤，如外伤性白内障、晶状体溶解性青光眼和晶状体半脱位。
- 周边虹膜前粘连（Peripheral Anterior Synechiae，PAS）或房角后退继发的青光眼。
- 眼部伤口内玻璃体嵌顿导致慢性炎症、黄斑囊样水肿或视网膜脱离。
- 感染，如角膜溃疡或眼内炎。

表 25.2 总结了可能需要重建的眼外伤后遗症。硬性透气性角膜接触镜（Rigid Gas Permeable，RGP）可用于处理角膜不规则散光或无晶状体导致的视力下降，这两种情况在眼节损伤患者中可能同时存在。如果仅凭保守治疗无法恢复视力，则可能需要进行其他眼前节重建，包括实施以下几种手术：

- 穿透性角膜移植（PK）。
- 去除眼前节的增生性膜。
- 白内障摘除。
- IOL 植入。
- 房角分离。
- 虹膜重建。
- 睫状体脱离修复。
- 眼前节玻璃体切除。

表 25.2 需进行眼前节重建的眼外伤后遗症

角膜	不规则散光 瘢痕 持续水肿 角膜后膜
虹膜	瞳孔膜 虹膜括约肌撕裂 外伤性瞳孔散大 虹膜根部离断
房角	睫状体脱离 睫状体膜
晶状体	外伤性白内障 无晶状体 半脱位或脱位

25.3.1 穿透性角膜移植

尽管板层角膜移植手术实施频率更高，但穿透性角膜移植（PK）在眼前节创伤的治疗方面仍然不可或缺。不规则散光通常可以通过 RGP 来解决，如果由于明显的角膜瘢痕形成或持续角膜水肿，通过 RGP 未能改善视力，则考虑进行角膜移植。如果损伤发生在角膜全层并且角膜瘢痕累及视轴中心，则有必要施行 PK。部分厚度角膜损伤可施行前部深板层角膜移植术。为了尽可能提高植片存活率，施行角膜移植手术时机应延迟，直到无眼内和眼外炎症并且眼压得到良好控制的情况下。

角膜移植的供体植片的尺寸应该足够大，以消除任何角膜中央瘢痕，通常约 7.5mm 就足够[8]。供体角膜植片应比受体角膜床大 0.5mm，以帮助保持前房深度并预防术后发生 PAS 和青光眼[9, 10]。对于前房浅或 PAS 范围宽的眼睛，用环钻钻取植床时需要非常小心，应使用干的纤维素海绵和光滑的镊子将瘢痕角膜和角膜后粘连轻轻分开，要谨慎地使用 Vannas 剪刀，小心操作以免损坏或切除以后可用于虹膜重建的组织[4]。

如果需要，可以实施 PK 联合其他眼前节重建手术。图 25.2 所示病例为对有外伤史的患者施行 PK 联合虹膜和前房重建手术。在施行 PK 前，应最大限度地保证眼表健康。在受体眼仍然有新生血管形成的病例中，有时会使用烧灼法来切除血管，以期减少发生排斥反应的风险；如果受体角膜已经血管化，应采用 16 针以上的间断缝合而非连续缝合来缝合角膜植片。

如果 PAS 大量存在，可施行开天窗式房角分离术。在虹膜前表面、前房角和角膜后可能会形成机化的纤维血管膜或玻璃纸状膜[4]，可使用干的纤维素海绵棒或 0.12mm 顿头的镊子来分离机化膜的边缘，并从虹膜和前房角上将机化膜剥离，以免发生虹膜粘连并累及缩窄前房角。所有玻璃体需使用干纤维素海绵棒和 Westcott 剪刀手动剪除，或通过自动玻璃体切除机器去除。

如果计划施行 PK 联合白内障摘除后房型人工晶状体（Posterior Chamber IOL，PCIOL）植入术，可通过静脉滴注甘露醇和 Honan 球囊压迫来降低眼球后部压力。Flieringa 环也可用于维持巩膜张力强度并防止爆发性脉络膜出血。如果在手术开始时可透过角膜看到晶状体囊膜，可在闭合状态下进行撕囊，以最大限度减少晶状体前囊口放射状撕裂的可能性和减少"开天窗"式白内障手术的实施。在测算 IOL 方面，可按平均角膜曲率 45D 来估算 PK 术后的角膜

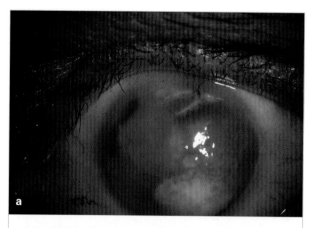

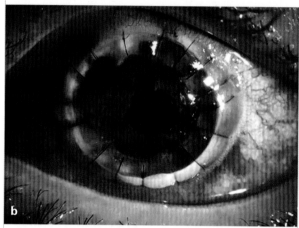

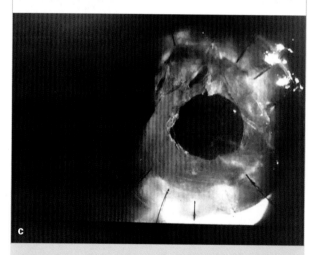

图 25.2 对陈旧性眼外伤患者施行的眼前节重建术。（a）术前患者视力为手动，伴有角膜混浊和严重前房损伤。（b，c）在施行开天窗式 PK、白内障摘除、睫状沟人工晶状体植入术和虹膜重建术后第一天，患者的视力为 20/70

曲率。

对无晶状体后囊支撑的患者施行 PK 时，可考虑在移植时将 PCIOL 缝合至虹膜或巩膜。

对于严重眼前节和后节外伤的病例，可临时使用人工角膜进行玻璃体视网膜手术[11]。根据眼后节的具体情况，基于预期的预后来决定在玻璃体切割术后角膜修复方式：可选择缝合异体角膜植片，或者将术中环钻取下的自体角膜片原位缝合[12]。

在对 39 例 PK 联合眼前节重建治疗严重眼外伤患者进行回顾分析后得出，平均随访 23 个月时，视力 ≥ 20/100 的病例提高到 49%，而在术前该比例仅为 10%，80% 的植片保持透明[8]。需要值得关注的是：术后有 46% 的患者 IOP 慢性升高，在术前有青光眼和持续存在 PAS 的患眼中更为常见，因此，在眼前节重建手术实施的术前和术后都有必要关注和治疗青光眼。

25.3.2 外伤性白内障摘除与人工晶状体植入

在顿挫性眼外伤或穿通性眼外伤时都可能发生晶状体损伤。在发生眼球顿挫伤时，最常见的是晶状体囊下星状混浊，白内障范围可能仍然较小而且是局灶性的，但在某些情况下可能迅速发展并且变得膨大（图 25.3）。受外伤之后还可能发生晶状体半脱位或脱位，需始终仔细检查患者是否有晶状体震颤和悬韧带脆弱。

术前评估包括仔细检查前房玻璃体、悬韧带损伤，以及是否累及晶状体前囊和后囊。如果未累及晶状体前囊，应延迟实施白内障手术，直至角膜稳定并且无任何前房炎症。如果累及晶状体前囊，晶状体皮质通常会脱入前房，需要在开放性眼外伤的一期修复中摘除晶状体，以免出现 IOP 升高和炎症，并可以推迟植入 IOL，直到角膜透明度有所改善、前房更加稳定并且无感染迹象。将 IOL 植入外伤后发生炎症的眼内可能会导致葡萄膜炎加重、出现瞳孔膜形成或虹膜后粘连。此外，角膜创伤不利于准确测量角膜曲率，从而无法准确测算 IOL 度数[13]。等到角膜愈合去除缝线后再进行角膜地形图测量，结果会更加准确。在有严重角膜不规则散光的情况下，使用 RGP 来矫正无晶状体眼散光和不规则散光也是一种明智的选择。

如果无晶状体囊膜损伤，可实现连续环形撕囊（Continuous Curvilinear Capsulorhexis，CCC），手术过程中需重视出现的任何悬韧带断裂迹象，如晶状体囊膜褶皱或晶状体移位。在年轻的单纯外伤性白内障患者中，白内障通常能通过抽吸清除，如无悬韧带断裂迹象，可将 IOL 植入囊袋。

如果累及晶状体前囊但后囊完整，术前可通过台盼蓝染色来观察前囊损伤情况，如果累及前囊范围较小，在某些情况下，可通过进行常规 CCC。然而，囊袋纤维化常使 CCC 富有挑战性，弯曲的显微剪是在损伤和纤维化区域进行撕囊口的绝佳器械（图 25.4），在黏弹剂下剥离有助于晶状体脱出囊袋进入前房，然后根据囊袋的稳定性将 IOL 植入囊袋或睫状沟。

如果累及后囊且部分玻璃体进入前房，可通过双手操作自动玻璃体切割系统来处理脱出玻璃体，如果晶状体较软，可采用玻璃体切除手柄去除白内障，粘弹剂用于填充和分离玻璃体脱出，并从囊袋中分离出晶状体。如果白内障过于致密坚硬无法通过玻璃体切除器去除，可采用低流速（低输注压力、低真空和低流量抽吸）超声乳化术去除。如果后囊缺损较大且伴有明显的玻璃体脱出，可能需要玻璃体视网膜专家行玻璃体切除联合晶状体切除术。

眼球顿挫伤时很容易发生晶状体悬韧带损伤。在部分悬韧带断裂的情况下（少于 3~4 个钟点位），可通过囊袋张力环植入（Capsular Tension Ring，CTR）来稳定晶状体囊袋，并重新对完好的悬韧带施予压力以支撑悬韧带缺失区来发挥作用（图 25.5）。值得注意的是，如果非连续撕囊或后囊有缺陷时，不能使用 CTR。

在无足够后囊膜支撑的情况下，二期 IOL 植入包括前房型 IOL（Anterior Chamber IOL，ACIOL）植入或将 PCIOL 固定在虹膜或巩膜上。

由于存在 PAS 或瞳孔不规则，外伤后进行 ACIOL 植入通常效果不理想。如果未来有可能进行角膜移植，也要避免 ACIOL 植入。虹膜固定可通过虹膜夹持型 IOL 或三片式可折叠 IOL 的缝线固定来实现，但如果存在严重的虹膜萎缩或大范围的虹膜

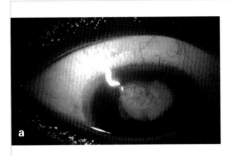
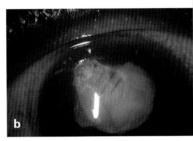

图 25.3　（a，b）一名 10 岁儿童右眼被飞镖击中。使用 10-0 尼龙线和氰基丙烯酸盐黏合剂对该角膜裂伤进行了修复。修复后 1 周，观察到白内障膨胀期晶状体皮质进入前房。进行撕囊，使前囊形成缺损区。通过双手灌注和抽吸去除柔软的晶状体，并将 IOL 植入睫状沟。术后 1 个月随访时，最佳矫正视力为 20/20。IOL. 人工晶状体

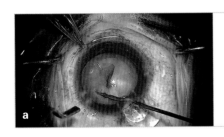
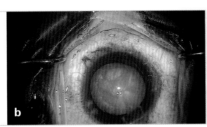

图 25.4　（a）外伤性白内障，必须用 23G 显微弯剪剪除晶状体前囊机化斑块。（b）用显微弯剪完成连续环形撕囊

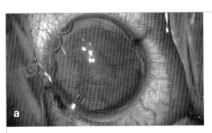
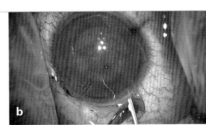
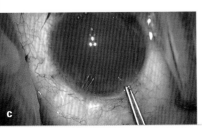
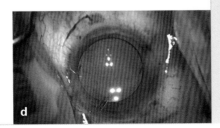

图 25.5　（a）有较长外伤史的患者因外伤性白内障视力下降，曾接受过青光眼阀管植入术。注意外伤性瞳孔散大和前囊褶皱，患者躺下时可见 3 个钟点位的晶状体悬韧带松弛。（b）完成 CCC。（c）可见 3 个钟点位晶状体悬韧带松弛，囊袋内植入囊袋张力环，然后推注植入三片式 IOL。（d）术后第一天，IOL 居中稳定，视力 20/30。CCC. 连续环形撕囊；IOL. 人工晶状体

透照缺陷，应避免进行虹膜固定。在缝线固定方面，使用 9-0 或 10-0 聚丙烯缝线以及 McCannel 法或 Siepser 滑结法将支撑襻固定到虹膜上。

当虹膜组织不足时，可进行巩膜固定，但对于巩膜严重损伤的患者应避免进行巩膜固定。巩膜固定的方法很多，且通常联合玻璃体切割术。

CZ70BD（Alcon 公司，美国）这种单片式、襻处有缝线固定孔的聚甲基丙烯酸甲酯（简称 PMMA）IOL，过去曾广泛用于巩膜固定。在巩膜固定术中，将长直针上的双针 9-0 或 10-0 聚丙烯缝线缝扎在缝线固定孔周围，使针头穿过睫状沟，并从巩膜瓣或巩膜槽下方出针。该手术的主要缺点是 7mm 的大切口、IOL 不可折叠，以及 2 点固定有时发生的术后 IOL 倾斜或偏位。

更为新颖的较小切口折叠式 IOL 植入术广为流行，无缝合技术依靠巩膜内隧道术来固定三片式 IOL，如 CT Lucia 602（Carl Zeiss 公司，德国）的支撑襻[14]。

Akreos AO60（Bausch & Lomb 公司，美国）是一种襻脚有 4 个孔的单片可折叠 IOL。如图 25.6 所示，将 7-0 聚四氟乙烯（Gore-Tex 公司，美国）缝线穿过襻脚的 4 个孔进行固定，以最大限度地减少倾斜并咬合全层巩膜。值得注意的是，眼科使用 Gore-Tex 缝线仍未通过 FDA（美国食品和药品监督管理局）批准，但这种缝线是心脏外科手术中经常使用的弹性缝线，并且研究已表明其在眼内的短期安全性和有效性良好[15]。Akreos IOL 的主要缺点是亲水性材料，据报道，气体填充后会发生 IOL 混浊[16]。

白内障摘除时可能还需要其他眼前节重建方法，如前房角粘连分离术、瞳孔成形术或虹膜根部离断修复术，我们将在下文讨论。

25.3.3 前房角粘连分离和虹膜重建

虹膜修复的主要目标是提供一个居中和大小适当的瞳孔，同时尽量减少眩光和单眼复视。开放前房角和提供更好的美观性是次要目标。

分离周边虹膜粘连可以促进房水流出，降低术后青光眼的风险以及重建游离虹膜组织。用黏弹剂可轻柔地对粘连虹膜进行钝性剥离，而用虹膜镊可以牵拉虹膜以分离前房角，除非其粘连嵌顿的程度不允许行钝性剥离，否则应尽量避免使用眼内剪。如果虹膜出血，可以短暂提高眼压以止血，如果此方法未能成功止血，可前房内注入 1:10000 稀释的无防腐剂肾上腺素，以帮助止血。如果正在进行开天窗式手术，可以考虑用笔式烧灼电凝器直接烧灼止血。

眼外伤后的虹膜损伤在很常见，可出现外伤性瞳孔散大、虹膜瞳孔括约肌撕裂或虹膜根部离断。虹膜损伤也可导致长期炎症、黄斑囊样水肿和粘连形成。如果患者有眩光、畏光，或外观毁容时，必须进行手术干预，必要时可联合其他重建手术同步进行（图 25.7）。虹膜节段性缺损可用 9-0 或 10-0 聚

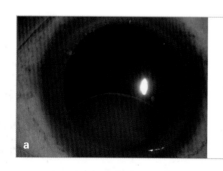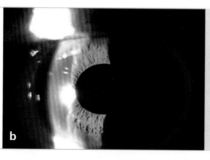

图 25.6（a）眼球顿挫伤后晶状体半脱位。（b）Akreos 人工晶状体巩膜 4 点固定术后 1 个月，视力 20/20

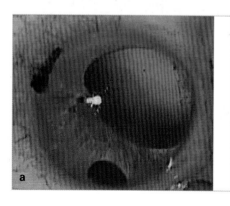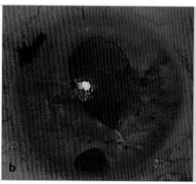

图 25.7（a）钝挫伤眼球破裂患者，摘除了晶状体，已行玻璃体切除硅油填充，6 点位见虹膜切除孔，虹膜向颞上方的巩膜伤口处牵拉。（b）同一只眼的术后照片，术中取出了硅油，用有齿视网膜镊轻轻地将虹膜从伤口处剥离，10-0 聚丙烯缝线行瞳孔成形术，使瞳孔大小适中，可避免畏光情况，且可满足后期眼底检查需要

丙烯缝线采用 McCannel 技术或 Siepser 滑动结技术修复；弥漫性松弛、萎缩的虹膜固定难度更高，可能需要进行缝线重建或虹膜环扎术。在外伤性无虹膜时，可采用彩色隐形眼镜（美瞳）或植入人工虹膜装置进行治疗。目前，人工虹膜装置的主要制造商有 Morcher（德国 Stuttgart）、Ophtec（荷兰 Groningen）和 HumanOptics（德国 Erlangen）。Morcher 和 Ophtec 公司基于囊袋张力环的人工虹膜装置可以在超声乳化手术中植入囊袋内，HumanOptics 的 CustomFlex 人工虹膜可植入晶状体囊袋或缝线固定在巩膜上，并可为根据每位患者虹膜的大小和颜色进行匹配[10]。这 3 种人工虹膜装置均可在美国境外提供，但是 CustomFlex 人工虹膜是第一个也是唯一一个被 FDA 批准在美国使用的人工虹膜。

虹膜根部离断或虹膜从其附着的睫状体分离，常造成眩光和单眼复视，需要手术修复（图 25.8）。用 9-0 或 10-0 聚丙烯缝线将虹膜行双臂褥式缝合固定到巩膜壁，可采用不同的手术技巧，将缝线固定于全层巩膜、巩膜瓣下或 Hoffman 袖带内。缝线应在垂直于巩膜面以低张力方式结扎，防止瞳孔变形。

在某些严重的病例中，纤维化和瘢痕组织会覆盖视轴，在这种情况下，中央瞳孔可以用小 Vannas 剪刀剪开成形。

25.3.4 睫状体脱离修补术

外伤性睫状体脱离是由于外伤导致睫状体与巩膜分离，使房水直接进入脉络膜上腔间隙，从而发生低眼压。在前房角镜检查时，巩膜和睫状体之间可见明显的间隙；超声生物显微镜（UBM）检查可以用来确定和定位离断口。初步治疗应用阿托品使睫状体旋转和松弛使其更接近巩膜突，以促进脱离口关闭。如果保守治疗 4~6 周后仍无明显效果、眼压＜ 4mmHg 并伴有低眼压黄斑病变和脉络膜皱襞，可在巩膜侧应用氩激光促进睫状体脱离闭合。如果激光治疗失败，可以直接在巩膜瓣下行睫状体缝合以闭合睫状体下间隙[17]。缝合睫状体通常会导致眼压的急性短暂升高，建议缝合后要密切监测眼压。

25.3.5 前段玻璃体切割术

进入前房内的玻璃体可引起多种并发症，必须清除嵌在伤口中的任何玻璃体并减轻玻璃体的前后牵引力，玻璃体激惹或牵引力可能导致感染、黄斑囊样水肿或视网膜脱离。理想情况下，应行自动玻璃体切割术将玻璃体切割至虹膜隔膜水平。如果没有自动玻璃体切割机，可以用 Wescott 剪刀和干纤维素海绵手动剪除脱出玻璃体，并确保操作中不会对玻璃体施加牵引力。必要时，可用无防腐剂曲安奈德进行房内注射，直接观察玻璃体，在手术结束时，前房内使用缩瞳剂以缩小散大的瞳孔，如有玻璃体残留，应继续剪除。

25.4 眼表重建

眼部的化学损伤可导致眼表的广泛损伤，并伴有角膜瘢痕和视力丧失。碱烧伤会导致细胞膜中的脂肪酸皂化，可能渗透到眼球的深层结构，故而碱烧伤是最危险的眼化学伤。角膜缘缺血的程度直接关系到患者的预后，图 25.9 显示氢氧化钠引起的眼部严重碱损伤，伴有严重的角膜缘缺血。眼化学伤初始救治的最关键处理是立即使用大量清水冲洗，以清除碱性化合物。急性期治疗的重点是减轻炎症、促进上皮化和预防瘢痕并发症。

在损伤后的早期阶段，羊膜移植（AMT）在抑制炎症、促进再上皮化和防止睑球粘连形成方面是非常有帮助的。早期治疗中使用无须缝线的环形的羊膜（ProKera、Bio-Tissue、Miami、FL）非常有效，但通常需要每隔几天更换一次，并直到发生再上皮化[18]，睑裂缝合也可以促进愈合。在损伤后期，可能需要用 AMT 或颊黏膜移植使结膜重建，从而重建穹隆。

严重的化学损伤后可发生角膜缘干细胞缺乏，导致角膜新生血管和混浊。此时必需施行角膜缘干细胞移植（LSCT）来实现眼表重建。最新的 LSCT 技术，如单纯角膜缘上皮移植，已显示出良好的疗效[19]，一旦眼表恢复稳定，穿透性角膜移植（PK）可能是

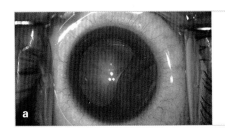
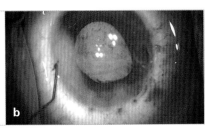

图 25.8（a）BB 玩具枪伤后虹膜根部离断。（b）白内障术中修复离断虹膜，使用长直针行 Hoffman 袖带缝合

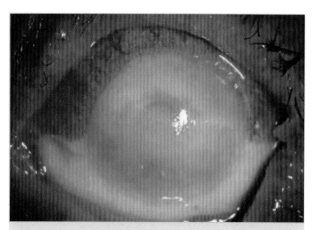

图 25.9 氢氧化钠意外溅洒所致的碱性化学烧伤，可见 3~9 点位角膜缘缺血和血管漂白

视觉康复的必要条件。

25.5 儿童眼外伤的特殊考虑

非常年幼的严重眼外伤患者有发生弱视和侵蚀性伤口愈合的风险，如果不予以特别注意，会导致视力预后极差。考虑到儿童伤口愈合反应过重，一期修复中使用的缝线应尽早拆除，通常在最初受伤后 4~8 周内拆除，以避免血管化和瘢痕形成（图 25.10）。

儿童外伤性白内障手术具有独特的挑战性。儿童晶状体囊袋具有很高的弹性，更容易发生放射状撕裂。为避免此类情况的发生，适当改变撕囊技巧。采用更高分子量的黏弹剂，如 Healon 5，可以更好地帮助压平晶状体前囊的圆顶，用台盼蓝染色可以更好地观察晶状体前囊撕开的形态，此两种方法都会对撕囊有一定的辅助作用，用撕囊镊夹起前囊并尽量缓慢多次换手可撕除尽可能圆大小适中的前囊口。或者，可以使用玻璃体切割头咬切形成圆形前囊开

口，一些外伤患者会有前囊破裂口。有趣的是，这种前囊破口往往形成一个稳定的、椭圆形的并伴明显纤维化的前囊孔，常常需要用锋利的器械打开这个纤维机化的前囊口，在这种情况下，即使是一个小的缺口也会导致前囊口放射状撕裂、致撕囊口太大或偏心，此时可以使用剪刀剪开一个小口形成一块前囊膜瓣，再撕开或者剪除形成一个圆形的前囊膜开口，这样的操作行为往往不会产生放射状撕裂。儿童患者的晶状体是均匀柔软的，完全可以通过抽吸取出。在某些情况下，可以通过本已存在的晶状体囊膜裂口来抽吸整个外伤的晶状体，然后用黏弹剂填充晶状体囊袋，创建一个适当的前囊膜开口作为手术的最后一步。儿童透明角膜切口应采用可吸收缝线缝合。为了帮助视力恢复和预防弱视，应考虑一期植入丙烯酸折叠人工晶状体。在儿童人群中，术后几乎都发生明显的后囊均匀混浊，对于年龄太小而不能配合激光后囊切开术的患者（通常为 7 岁以下儿童），一期后囊撕除术或用玻璃体切割咬切形成后囊开口至关重要[20]。

儿童角膜移植被认为是高风险的，因此改进儿童眼角膜移植手术技术是非常必要的[21]。这些改进包括使用 Flieringa 环提供巩膜支持，通过适当按压或 Honan 球囊降低眼后段后压力，静脉注射甘露醇，以及尽量避免环钻钻开角膜后的暴露时间。儿童患者愈合速度快，角膜拆线应提前，一般情况下应在术后 2 个月内完成拆线。

10 岁以下儿童需采取遮盖治疗等方式进行积极的弱视治疗，以确保儿童获得良好的治疗效果，此时应协同小儿眼科医生共同参与治疗。

25.6 结论

视力丧失是眼外伤最严重的后果之一。通过安全预防措施和持续使用护目镜进行预防应该是一项

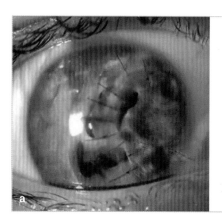

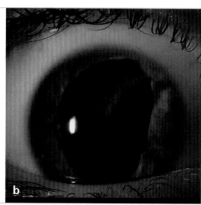

图 25.10（a）一名 6 岁儿童被玩具箭所致穿通性眼外伤，受伤一期缝合角膜时已摘除晶状体。（b）伤后 1 个月，患儿再次被推入手术室，拆除了角膜缝线并分离虹膜角膜粘连，术后图片显示角膜瘢痕明显减轻

世界性的公共卫生工作。在损伤发生的初期，必须尽快进行细致的一期手术修复，以提供良好的眼球闭合。显微外科技术的进步促进了严重外伤眼的修复。在眼科亚专科进行及时的二次重建手术可以尽可能恢复视力和防止受伤眼晚期并发症的发生。

参考文献

[1] Négrel AD, Thylefors B. The global impact of eye injuries. Ophthalmic Epidemiol 1998;5(3):143–169.

[2] Klopfer J, Tielsch JM, Vitale S, See LC, Canner JK. Ocular trauma in the United States. Eye injuries resulting in hospitalization, 1984 through 1987. Arch Ophthalmol 1992;110(6):838–842.

[3] Schmidt GW, Broman AT, Hindman HB, Grant MP. Vision survival after open globe injury predicted by classification and regression tree analysis. Ophthalmology 2008;115(1):202–209.

[4] Hersh PS, Kenyon KR. Anterior segment reconstruction following ocular trauma. Int Ophthalmol Clin 1988;28(1):57–68.

[5] Macsai MS. Ophthalmic microsurgical suturing techniques. Berlin; New York: Springer; 2007.

[6] Akkin C, Kayikcioglu O, Erakgun T. A novel suture technique in stellate corneal lacerations. Ophthalmic Surg Lasers 2001;32(5):436–437.

[7] Chae JJ, Choi JS, Lee JD, et al. Physical and biological characterization of the gamma-irradiated human cornea. Cornea 2015;34(10):1287–1294.

[8] Kenyon KR, Starck T, Hersh PS. Penetrating keratoplasty and anterior segment reconstruction for severe ocular trauma. Ophthalmology 1992;99(3): 396–402.

[9] Heidemann DG, Sugar A, Meyer RF, Musch DC. Oversized donor grafts in penetrating keratoplasty. A randomized trial. Arch Ophthalmol 1985; 103(12):1807–1811.

[10] Zimmerman T, Olson R, Waltman S, Kaufman H. Transplant size and elevated intraocular pressure. Postkeratoplasty. Arch Ophthalmol 1978;96(12):2231–2233.

[11] Nowomiejska K, Haszcz D, Forlini C, et al. Wide-field landers temporary keratoprosthesis in severe ocular trauma: functional and anatomical results after one year. J Ophthalmol 2015;2015:163675.

[12] Chen HJ, Wang CG, Dou HL, et al. Anatomical outcome of vitreoretinal surgery using temporary keratoprosthesis and replacement of the trephined corneal button for severe open globe injuries: one-year result. J Ophthalmol 2014;2014:794039.

[13] Chuang LH, Lai CC. Secondary intraocular lens implantation of traumatic cataract in open-globe injury. Can J Ophthalmol 2005;40(4):454–459.

[14] Nudleman E, Yonekawa Y, Prenner JL. Sutureless transscleral fixation of secondary intraocular lenses. Curr Opin Ophthalmol 2018;29(3):210–216.

[15] Terveen DC, Fram NR, Ayres B, Berdahl JP. Small-incision 4-point scleral suture fixation of a foldable hydrophilic acrylic intraocular lens in the absence of capsule support. J Cataract Refract Surg 2016;42(2):211–216.

[16] Kalevar A, Dollin M, Gupta RR. Opacification of Scleral-Sutured Akreos Ao60 intraocular lens after vitrectomy with gas tamponade: case series. Retin Cases Brief Rep 2017.

[17] Wang C, Peng XY, You QS, et al. Internal cyclopexy for complicated traumatic cyclodialysis cleft. Acta Ophthalmol 2017;95(6):639–642.

[18] Kheirkhah A, Johnson DA, Paranjpe DR, Raju VK, Casas V, Tseng SC. Temporary sutureless amniotic membrane patch for acute alkaline burns. Arch Ophthalmol 2008;126(8):1059–1066.

[19] Borroni D, Wowra B, Romano V, et al. Simple limbal epithelial transplantation: a review on current approach and future directions. Surv Ophthalmol 2018;63(6):869–874.

[20] Jinagal J, Gupta G, Gupta PC, et al. Visual outcomes of pediatric traumatic cataracts. Eur J Ophthalmol 2019;29(1):23–27.

[21] Trief D, Marquezan MC, Rapuano CJ, Prescott CR. Pediatric corneal transplants. Curr Opin Ophthalmol 2017;28(5):477–484.

第二十六章　晶状体脱出和人工晶状体脱出

Priya Narang, Amar Agarwal

戴　超 / 译
张东昌 / 校

概述

　　晶状体脱出和人工晶状体脱出分别用于表述晶状体和人工晶状体被强力挤压到结膜下空间。本章重点介绍了这种急症情况的检查和处置方法，如果未得到及时准确的治疗，将导致严重的视力不良预后。

　　关键词：晶状体脱出，人工晶状体脱出，玻璃体切割术，眼外伤，巩膜撕裂，葡萄膜裂伤，巩膜破裂

26.1 前言

　　眼外伤是视力损害的原因之一，常见于参加体育和娱乐活动较多的年轻人。老年人常常由于步态障碍、神经功能缺损或意外事故发生眼外伤。眼外伤可大致分为钝挫伤和穿通性眼外伤，也可分为闭合性和开放性眼外伤。钝挫性眼外伤后，巩膜破裂最常见于鼻上和颞侧象限。由于眶上缘和鼻梁的存在使颞侧和下象限更容易受到外伤[1-3]。因此，外伤后巩膜破裂多见于鼻上和颞侧象限。

　　作为眼外伤的后遗症，眼组织的 7 个环形结构容易受损，即瞳孔括约肌、虹膜基底部、睫状体前部、睫状体从巩膜突脱离、小梁网、晶状体悬韧带断裂和视网膜脱离[4]。根据损伤类型和创伤的影响，其临床表现和预后各不相同。术语晶状体脱出（Phacocele）和人工晶状体脱出（Pseudophacocele）分别表述有晶状体眼中的天然晶状体和人工晶状体眼中的人工晶状体被挤出结膜下空间（视频 26.1，视频 26.2）。

26.2 晶状体脱出

　　钝性创伤引起的冲击力破坏了晶状体悬韧带的完整性，并将晶状体通过破裂的巩膜壁伤口[5]推入结膜下间隙（图 26.1）。或者，也可以将晶状体推入玻璃体腔。患者通常有钝性外伤史，伴有疼痛和视力模糊。在白内障患者中，裂隙灯检查显示无晶状体伴结膜下或 Tenon's 囊下包块，可能是被挤压出的晶状体。仔细检查前房常常因前房积血和玻璃体积血而模糊不清。

26.3 人工晶状体脱出

　　Biedner 等[6]首次报道了钝性眼外伤后眼球破裂使人工晶状体被挤压脱位到结膜下（图 26.2），并提出了"人工晶状体脱出"的术语。有报道在白内障手术 12 年后，眼球破裂性外伤时手术伤口裂开。手术伤口愈合过程缓慢，且常因相关疾病而愈

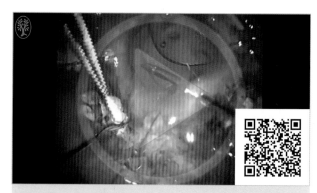

视频 26.1　牛角所致晶状体脱出
https://www.thieme.de/de/q.htm?p=o-pn/tp/311890101/9781684200979_video_26_01&t=video

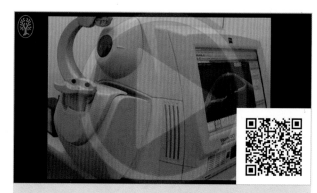

视频 26.2　人工晶状体脱入结膜下。这个视频展示人工晶状体脱出的发病因素、影响因素、治疗和简要而精细的处置方案
https://www.thieme.de/de/q.ht-m?p=opn/tp/311890101/9781684200979_video_26_02&t=video

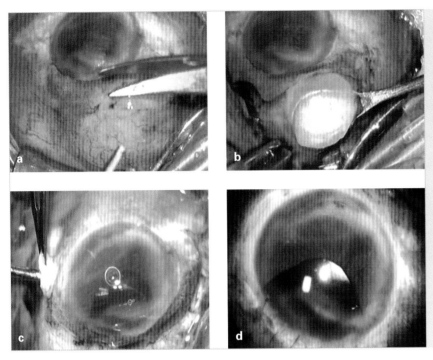

图 26.1　晶状体脱出。(a)周边结膜切开后见晶状体脱出1例，晶状体脱出到结膜下间隙。(b)手术探查巩膜破裂伤和晶状体取出。(c)伤口闭合后二期人工晶状体植入用胶黏固定的步骤。(d)用该方法安全固定人工晶状体的术后

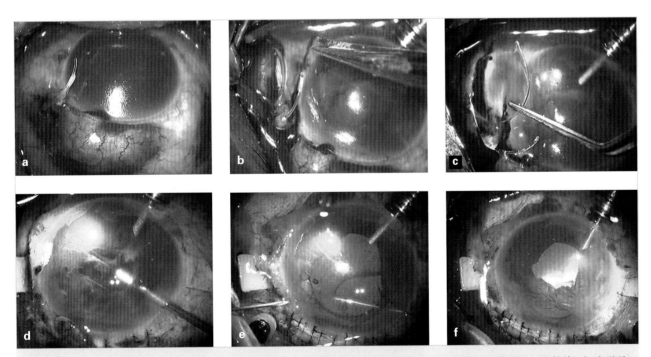

图 26.2　人工晶状体脱出。(a)人工晶状体及其襻伴葡萄膜组织突入结膜下。(b)球结膜切口探见人工晶状体。(c)移除人工晶状体并探见断裂的人工晶状体襻。(d)用胶固定人工晶状体襻于180°方位两巩膜瓣下，缝合巩膜伤口，前段玻璃体切除清除前房积血。(e)用胶固定人工晶状体并行 SFT 瞳孔成形术。(f)手术结束时患者的眼部照片

合延迟[7-10]，白内障摘除术后伤口愈合时间长，外伤性致伤口破裂并不少见。

26.4 诊断程序和检查

26.4.1 裂隙灯检查

裂隙灯检查广泛地用于评估眼前节结构及其相互位置关系。为进一步检查提供主要信息，并对视力预后评估具有重要意义。

26.4.2 超声生物显微镜

超声生物显微镜（UBM）成像检查可为严重眼外伤致眼内结构不清楚时提供最有价值的信息。检查时需要格外小心，应避免对已经受伤的眼球施加压力。

26.4.3 眼前节 OCT

眼前节 OCT（AS-OCT）检查是一种非接触式检查，常常可用于穿通性眼外伤，可以评估巩膜连续性，还可评估角膜、前房角结构和葡萄膜组织。AS-OCT 在结膜下间隙[11]检查其不均匀反射状况以判断晶状体脱出还是人工晶状体脱出（图 26.3）。

26.4.4 眼眶 X 线检查

眼眶正侧位 X 线片有助于严重眼外伤时眶顶、眶底、眶骨质结构变形或可疑骨折诊断。

26.4.5 其他

计算机断层扫描（CT）和磁共振成像（MRI）也可以用于检查眼外伤的细节，尤其是伴异物穿通伤。

但是，如果怀疑有磁性异物，使用 MRI 时一定要非常谨慎。

26.5 手术技术

手术在全身麻醉下进行，并对伤口进行探查。首先放置好眼内灌注。常规前房维持器（Anterior Chamber Maintainer，ACM）或戳卡套管针 ACM 可用于眼内灌注（图 26.4a，b）。剪球结膜以暴露伤口，并在伤口处显露被挤压出的晶状体或 IOL，取出脱位人工晶状体（图 26.4c，d）。巩膜伤口用 8-0 尼龙线缝合，闭合眼球。

作一个角膜穿刺切口并进行一定的的前部玻璃体切除，以清除前房内璃体和积血（图 26.4e）。在 180° 方位制作两个 2mm×2mm 巩膜瓣，用 22G 针在巩膜瓣下行深层巩膜切开，用 23G 玻璃体切除手柄从深层巩膜切开处伸入行瞳孔区玻璃体切除。然后进行眼后段检查，并根据玻璃体和视网膜的受伤情况进行相应的术中处理（图 26.4f）。

将一个三片折叠式 IOL 植入前房内，从深层巩膜切开处伸入末端开口镊（眼内膜镊）抓住 IOL 襻尖端（图 26.5a）。IOL 完全展开后，将 IOL 两襻的尖端自深层巩膜切开口分别拉出到眼球外。IOL 后襻在前房内向 6 点位方向展开，此时无须辅助技巧，将前襻轻轻地往外拉，避免其滑向眼球内。左手用眼内镊自深层巩膜切开口伸入眼球内将 IOL 后襻夹住拉出，放开右手固定 IOL 前襻的镊子。将 IOL 前、后襻引出到眼球外的这种技巧被称为"交握法"（图 26.5b）。

然后将 IOL 襻尖端塞入 26G 针形成的巩膜隧道

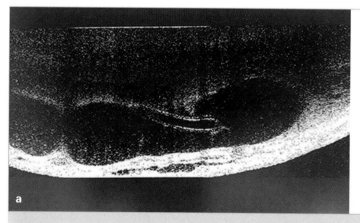
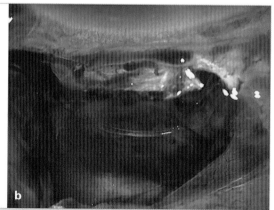

图 26.3 人工晶状体脱出的 AS-OCT 图像。（a）AS-OCT 显示 IOL 突入巩膜壁使巩膜连续性中断。（b）IOL 的光学区突入巩膜伤口。AS-OCT. 眼前节 OCT；IOL. 人工晶状体

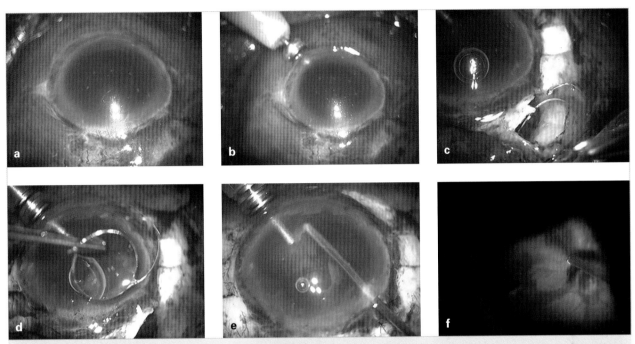

图 26.4 人工晶状体脱出手术操作步骤。（a）一例眼球钝挫伤伴前房积血、球结膜水肿和可疑人工晶状体脱出。（b）用套管针穿刺放置前房维持器并进行眼内灌注。（c）球结膜剪开探查伤口，确诊 IOL 脱出。（d）脱出的 IOL，并见 IOL 襻断裂。（e）用 8-0 尼龙线缝合巩膜伤口。角膜穿刺切口行玻璃体切除清除前房内积血和玻璃体。（f）检查眼后节，并行玻璃体切除充分清除玻璃体积血。IOL. 人工晶状体

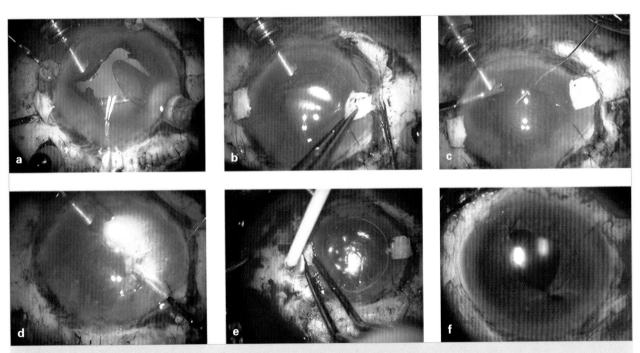

图 26.5 人工晶状体脱出的手术处理步骤。（a）在 180°方位做两个巩膜瓣，将一枚三片可折叠式 IOL 装载入植入器，将 IOL 前襻尖端对准张开的眼内镊。（b）IOL 的前襻和后襻均被引出到眼球外，巩膜瓣下用 26G 针头平行巩膜面刺入形成 IOL 襻尖端固定隧道。（c）IOL 襻的尖端插入固定的巩膜隧道，10-0 缝线的长针刺入远端虹膜的近瞳孔缘区。（d）长针继续前行刺入远端虹膜的近瞳孔缘区，行 SFT 瞳孔成形术。缝线打结后用剪刀剪断。（e）取出 ACM 导管，巩膜瓣下涂用纤维蛋白胶复位巩膜瓣。（f）患者术后 1 周前节照片。ACM. 前房维持器；IOL. 人工晶状体；SFT. 四环复合单结

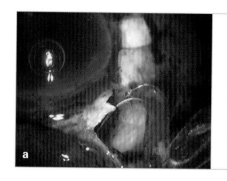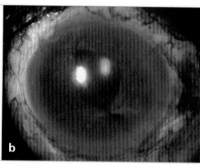

图 26.6 人工晶状体脱出 1 例患者的术前和术后眼前节照相。(a) IOL 脱出的术前照相。(b) 用纤维蛋白胶固定 IOL、SFT 瞳孔成形和玻璃体切割术后的前节照相。IOL. 人工晶状体；SFT. 四环复合单结

中，在巩膜切开处进行玻璃体切除。瞳孔形状异常和虹膜根部损伤常常被视为需要进行虹膜修复的指征。瞳孔成形术是针对瞳孔形状而设计的，我们首选的瞳孔成形术是 SFT 瞳孔成形术（图 26.5c，d）。当完整修复眼内结构后，停止眼内灌注，在巩膜瓣下涂抹纤维蛋白胶复位巩膜瓣以密闭眼球（图 26.5e，f）。

术后标准的治疗方案包括，术后最初 2 个月内用莫西沙星眼液点眼 4 次 /d；用 1% 醋酸泼尼松龙眼液点眼：最初 2 周 1 次 /2h，2 周至 1 个月 4 次 /d，1~2 个月 2 次 /d，2~3 个月 1 次 /d。

26.6 讨论

晶状体脱出发生时的巩膜破裂口常常位于角膜缘和 Tillaux 螺旋之间[1, 2]。眼球的颞下象限区域是最容易受到损伤的部位，鼻梁和眶上缘的存在保护着眼球的其他象限。被挤压脱出到结膜下的晶状体可在数月内被吸收[12]，然而，巩膜伤口需要修复，同时还需要修复眼内的其他解剖结构。

与晶状体脱出相比，人工晶状体脱出的巩膜破裂部位通常是白内障手术的切口部位。人工晶状体脱出的发生率在白内障囊外摘出术和小切口白内障摘出术后人工晶状体眼远高于超声乳化术人工晶状体眼。其可能的原因是巩膜或角膜缘切口尺寸较大，且该部位先天性易受损。

手术方式的选择是一期完成还是分二期来完成，取决于手术医生的偏好以及伤眼的特征和并发症的发生情况。通过及时和适当的手术治疗[13]，这种破坏性大的眼球破裂伤可在术后获得良好治疗效果（图 26.6）。

参考文献

[1] Cherry PMH. Rupture of the globe. Arch Ophthalmol 1972;88(5):498–507.

[2] Cherry PM. Indirect traumatic rupture of the globe. Arch Ophthalmol 1978;96(2):252–256.

[3] Fuchs A. Spontaneous internal scleral ruptures and the splitting of the corneasclera. Am J Ophthalmol 1958;46(6):855–864.

[4] Feldman B, Tripathy K. American Academy of Ophthalmology. EyeWiki. http://drkoushik.blogspot.in/2010/11/seven-rings-of-blunt-trauma-to-eye.html.

[5] Duke-Elder A, MacFaul PA. Injuries: mechanical injuries. In: Duke-Elder S, ed. System of Ophthalmology. Vol. 14, Pt. 1. London: Henry Kimpton; 1972:147.

[6] Biedner B, Rothkoff L, Blumenthal M. Subconjunctival dislocation of intraocular lens implant. Am J Ophthalmol 1977;84(2):265–266.

[7] Gliedman ML, Karlson KE. Wound healing and wound strength of sutured limbal wounds. Am J Ophthalmol 1955;39(6):859–866.

[8] Flaxel JT, Swan K. C: Limbal wound healing after cataract extraction. Arch Ophthalmol 1969;81:653.

[9] Flaxel JT. Histology of cataract extractions. Arch Ophthalmol 1970;83(4):436–444.

[10] Heller MD, Irvine SR, Straatsma BR, Foos RY. Wound healing after cataract extraction and position of the vitreous in aphakic eyes as studied postmortem. Trans Am Ophthalmol Soc 1971;69:245–262.

[11] Prakash G, Ashokumar D, Jacob S, Kumar KS, Agarwal A, Agarwal A. Anterior segment optical coherence tomography-aided diagnosis and primary posterior chamber intraocular lens implantation with fibrin glue in traumatic phacocele with scleral perforation. J Cataract Refract Surg 2009;35(4):782–784.

[12] Yurdakul NS, Uğurlu S, Yilmaz A, Maden A. Traumatic subconjunctival crystalline lens dislocation. J Cataract Refract Surg 2003;29(12):2407–2410.

[13] Narang P, Agarwal A. Clinical outcomes in traumatic pseudophacocele: a rare clinical entity. Indian J Ophthalmol 2017;65(12):1465–1469.

第二十七章　前房维持器

Priya Narang, Amar Agarwal

戴　超 / 译
张东昌 / 校

概述

　　戳卡套管针前房维持器（Anterior Chamber Maintainer, ACM）用于灌注以维持前房空间。作为常规使用方法，简易地插入 ACM 对手术有很多帮助，套管针穿刺系统可以有效避免漏水和眼内容物的突出。

　　关键词：套管针 ACM，前房维持器，灌注，戳卡套管针，睫状体扁平部灌注，角膜缘灌注

27.1　前言

　　在内眼手术的整个过程中，采用闭合的眼内灌注系统以维持眼压的稳定，其优点是毋庸置疑的。维持前房深度是内眼手术安全、顺畅进行的先决条件，有助于预防并发症的发生，以及角膜内皮和其他结构的损伤。这与透明质酸钠被广泛用于眼前节的内眼手术如出一辙[1-3]。尽管黏弹剂的作用不容低估，但在角膜手术、特别是角膜内皮移植时需要非常谨慎地使用。

　　Blumenthal 设计了一款简单实用的前房维持装置，并将其命名为前房维持器（Anterior Chamber Maintainer, ACM），此装置由 21G 翼状输液装置改造而成。自从 ACM 问世以来，各种改良 ACM 层出不穷，以满足不同情况下的眼科手术需要（视频 27.1~视频 27.3）。

27.2　基本概念

　　液体是眼球内的自然环境，持续的眼内液体灌注有助于维持眼球的形态和防止眼球塌陷。眼科医生常常使用 ACM 维持前房，简单的使用方法是前房穿刺后放置 ACM。前房穿刺放置 ACM 可能因放置时用力过大导致后弹力层脱离，也可能因稍稍过大的穿刺口致 ACM 脱出，导致眼球突然塌陷。

　　眼后节医生使用套管针在睫状体平部放置灌注，其优势是容易稳定维持。最初，我们发表的套管针 ACM 是将套管针在距角膜缘 0.5mm 穿刺进行灌注[4]（图 27.1~ 图 27.3）。常规采用这种套管针插入方法时，手术医生需要非常小心，否则套管针的尖端可能损伤角膜内皮，造成不必要的风险。

　　为此，我们设计了一种 ACM 专用套管针，并将其命名为套管针 ACM（图 27.4a）。这种新设计的套管针 ACM 有一个较短的刀片，外壁有一层铝粉涂

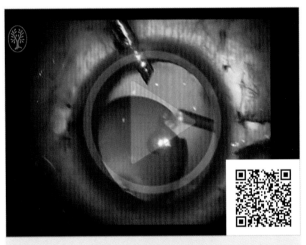

视频 27.1　套管针前房维持器
https://www.thieme.de/de/q.htm?p=opn/tp/311890101/
9781684200979_video_27_01&t=video

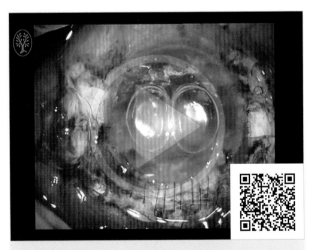

视频 27.2　套管针前房维持器和纤维胶固定 IOL 后弹力层角膜内皮移植
https://www.thieme.de/de/q.htm?p=opn/tp/311890101/
9781684200979_video_27_02&t=video

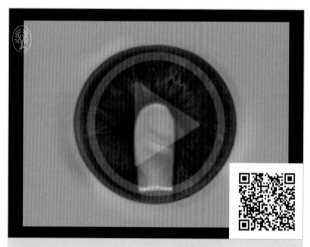

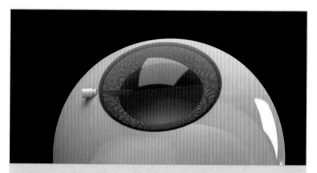

图 27.3 套管针 ACM 放置动画，从距角膜缘 0.5mm 进针在虹膜上方进入前房。ACM. 前房维持器

视频 27.3 玻璃体切除辅助的白内障超声乳化
https://www.thieme.de/de/q.htm?=opn/tp/311890101/
9781684200979_video_27_03&t=video

层，可防止其从穿刺口滑脱。

27.3 装置

27.3.1 套管针刀刃

套管针刀刃用不锈钢材质制成，长 6mm、外径 0.51mm，刀刃为斜面、切割缘 2mm，外形细长、锥形顶部和底部刀刃。

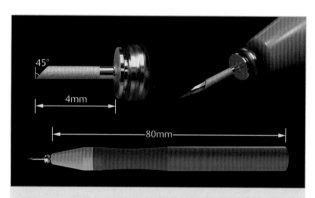

图 27.1 套管针前房维持器——25G 不锈钢套管针和套管，美国 Mastel 公司制造

27.3.2 套管

套管是由聚酰胺钢制成的，套管底座斜面成 45° 角，内径和外径分别为 0.54mm 和 0.64mm。这个角度使得套管能够准确地插入前房，斜面与角膜内皮表面平齐。套管的最长侧为 4mm，斜面顶端最短侧为 3.36mm。套管表面覆盖有铝粉涂层，以便于套管黏附在巩膜穿刺口，从而消除自发挤压脱出的风险。

27.3.3 灌注管

灌注管长 185mm，外径为 3.2mm、内径为 0.89mm，管壁厚 1.15mm。

27.4 手术技术

打开角膜缘球结膜后，距角膜缘 0.5mm 处将套管针沿半透明角膜组织斜行向前房插入（图 27.4b，c）。拔出套管针留置套管，冲洗巩膜面套管口（图 27.4d），将灌注管连接到套管口（图 27.4e，f）。手术结束时，停止灌注并将套管从眼球壁拔出。

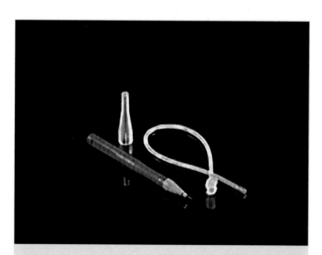

图 27.2 套管针 ACM 外科套包，套包内有套管针针头和套管、保护套和灌注管

27.5 讨论

维持深的前房是眼前段手术安全的先决条件。在人工晶状体植入、人工晶状体植入术后操作、玻

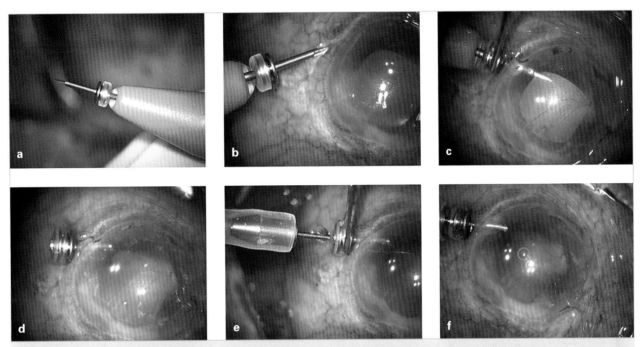

图 27.4　套管针 ACM 临床使用演示。（a）25G 套管针 ACM。（b）套管针 ACM 从角膜缘后 0.5mm 进针，平行于角膜缘达一半巩膜厚度。（c）套管针 ACM 穿刺形成一斜行线状切口，在虹膜上方进入前房。（d）取出套管针、留下套管。（e）灌注管连接到套管上。（f）放置好套管针，根据手术医生的需求，灌注液和空气可以进入前房。ACM. 前房维持器

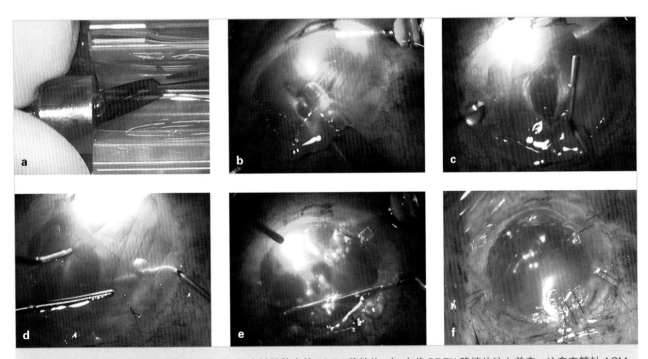

图 27.5　PDEK 手术中的套管针 ACM。（a）注射器筒中的 PDEK 移植片。（b）将 PDEK 移植片注入前房，注意套管针 ACM 已固定好。（c）PDEK 移植片展开。此时，没有空气通过套管针 ACM。（d）将移植片展开，并在移植片下方注入空气。（e）打开气泵，使空气连续通过套管针 ACM 进入眼内。（f）取出套管针 ACM，移植片完全贴附。ACM. 前房维持器；PDEK. 角膜后弹力层内皮移植术

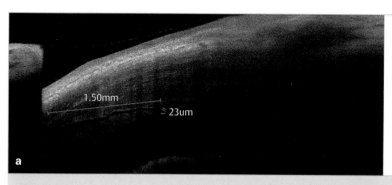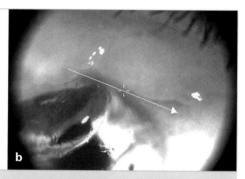

图 27.6 （a，b）眼前节 OCT 扫描术后 1 天套管针 ACM 伤口。可见这个 25G 的套管针 ACM 在术后 1 天内口仅 23μm，1 周后完全闭合。ACM. 前房维持器

璃体切割术或二期人工晶状体植入术中，使用套管针 ACM 有助于防止前房塌陷，术中应尽量避免使用眼科用粘弹剂。眼前节在自然状态进行液体填充，手术中使用液体不会对眼球内解剖结构产生扰动。术中利用从角膜周边进行前房穿刺切口植入 ACM 以确保手术安全。ACM 的大小与角膜穿刺切口要相适应，穿刺刀须沿入路取出，其入路和取出过程中一旦有任何侧向移动都会造成切口过大，继而导致 ACM 伤口泄漏。通常需要缝合切口，以防止术后低眼压，并尽量减少术后持续渗漏和术后引起的散光。所有这些并发症都可以通过使用套管针避免。

在角膜后弹力层内皮移植手术中，预置好套管针 ACM，并且连接上一个空气泵（图 27.5）。通过 ACM 向眼内持续注入空气，有利于在患者受体眼的植床制备过程中剥除病变的角膜内皮后弹力层。供体后弹力层内皮植片推注入眼内后，再轻轻地拧开

空气泵，空气灌注有利于供体植片很好地贴附于植床。当供体植片在前房内展开时，应注意确保 ACM 的尖端不要接触供体植片，这将损伤内皮并影响术后视力。

总之，套管针 ACM 有助于眼前节医生维持前房的稳定性和精确深度（图 27.6），手术医生能高效地随时实现空气和液体灌注间自由切换，维持良好的手术操作空间以完成精细的眼内手术。

参考文献

[1] Pape LG, Balazs EA. The use of sodium hyaluronate (Healon) in human anterior segment surgery. Ophthalmology 1980;87(7):699–705.

[2] Pape LG. Intracapsular and extracapsular technique of lens implantation with Healon R. J Am Intraocul Implant Soc 1980;6(4):342–343.

[3] Miller D, Stegmann R. Use of sodium hyaluronate in human IOL implantation. Ann Ophthalmol 1981;13(7):811–815.

[4] Agarwal A, Narang P, Kumar DA, Agarwal A. Trocar anterior chamber maintainer (T-ACM): improvised technique of infusion. J Cataract Refract Surg 2016;42:185–189.

索引